齐安甜 著

我心光明

「道德经」与 心理健康

上海远东出版社

图书在版编目(CIP)数据

我心光明：《道德经》与心理健康／齐安甜著. ——
上海：上海远东出版社，2019
ISBN 978-7-5476-1445-7

Ⅰ.①我… Ⅱ.①齐… Ⅲ.①《道德经》—应用—心
理健康 Ⅳ.①R395.6

中国版本图书馆 CIP 数据核字(2019)第 017525 号

策　　划　曹　建
责任编辑　王　萍　王　杰
特约编辑　袁春玉
封面设计　李　廉

我心光明：《道德经》与心理健康

齐安甜　著

出　　版　**上海远东出版社**
　　　　　（200235　中国上海市钦州南路 81 号）
发　　行　上海人民出版社发行中心
印　　刷　昆山亭林印刷有限责任公司
开　　本　710×1000　1/16
印　　张　22.5
字　　数　334,000
版　　次　2019 年 3 月第 1 版
印　　次　2019 年 3 月第 1 次印刷
ISBN 978-7-5476-1445-7/G·918

定　　价　96.00 元

总　序

《老子》——中华民族取之不尽的思想宝藏

2018 年金秋，一个秋风吹落叶、满地皆金黄的日子，我来到北京西北郊苏家沱镇大觉寺的村庄，访问张顺江先生的故居。

之前，我对张先生一无所知，他作为中国决策科学的第一位教授，有什么著作和研究，竟然无所闻，真是隔行如隔山。及至看到张先生故居的《老子治世系统纲要》和《老子德经发挥与管理科学系统图》，我才发现，这位先生虽然与我研究的领域和路径不同（他研究的是决策学，我研究的是政治学），但最后殊途同归，都走到了同一个原点：原来我们研究的，竟然是同一本书，而且他使用的图案，在太极图中有"人民"二字，完全与我的《以百姓心为心——老子政治哲学》一样。显然，他的系统决策，主要说的是政治系统的决策。我像找到了一位知心朋友，一位良师益友，隔着时空，在心灵信息中进行了沟通交流。他的研究，很富有逻辑性，把老子的五千言，进行了系统性的解读，从"道生一，一生二，二生三"的玄元开始，进而玄德、玄同，再到治世之道、治世之经、治国、信息分析、目标分解、以民心为核心的决策模式，最后到实践中的顺道而行，进入大治境界，以及违道而行出现乱象的修正返朴，回归大治，完成了他对老子政治决策的系统分析，真可谓画龙点睛、一气呵成、逻辑严整、论证有据，可以说是《老子》研究领域中的一个佳作，值得人们细细品味。

读到这里，读者们会问，你研究《老子》（也称作《道德经》），并把《老子》说成是政治学巨著，张先生研究《老子》，把《老子》说成是决策学，那么《老子》到底是什么书?

可以说,老子的著作一问世,人们对他的理解就是多元化的。这从老子后学的思想特征中可以窥见一二。杨朱、列子、庄子、黄老、道教都是以老子思想为基础形成的不同学派,但在他们的论述中,除了都认同老子的"道法自然""无为而治"的核心思想外,对什么是老子之道的论述也是各有千秋。杨朱主为我,列子贵虚无,庄子倡放任,黄老述南面之术,道教求成仙不老,这些学派,各有各的主张,各有各的精彩,都是得其一,未能得其全,但又都对传承弘扬老子思想的不同内容发挥了独特的作用,构成了老子思想研究中的丰富多彩的百花园地。

这也正是《老子》粉丝们的最大乐趣所在。正如德国哲学家尼采所说,《道德经》像一个永不枯竭的井泉,满载宝藏,唾手可得。人们从这一宝藏中,仁者见仁,智者见智,各有各的出发点和体悟,结合自己的切身体验与人生实践,有的述老子的本体论、认识论、科学论、逻辑论,有的写老子的养生思想、教育思想、军事思想、政治思想、美学思想,写出了千姿百态的老子智慧。

齐安甜博士即将出版的《无为而治:〈道德经〉与管理》《我心光明:〈道德经〉与心理健康》《安心立命:〈道德经〉与心理咨询》就是老子研究这块百花园地中新开的三朵花蕾。

齐安甜博士长期从事的工作是银行与证券管理,可以说与专业的老子哲学研究并不沾边,但齐安甜博士在工作中广泛涉猎人文社会科学领域。在工作之余,他阅读了大量的人文社会科学著作,积累了相当丰厚的学养学识,并从管理学、心理学、健康学角度对《道德经》进行了专业解读,写出了三本学习老子智慧的心得体会,为人们理解老子增加了新的视角。

作者在《无为而治:〈道德经〉与管理》一书中,认为博大精深的老子管理哲学思想对现代管理理论和实践有着重要的启示。挖掘老子管理思想的深层内涵,分析老子管理思想的现代价值,科学地运用老子管理思想和管理方式中的积极合理要素,对于加强和提升现代管理具有重要的实践价值和借鉴意义。要在学习和借鉴西方亨利·法约尔、马克斯·韦伯、彼得·德鲁克、迈克尔·波特和杰克·韦尔奇等人管理思想的基础上,对老子管理思想进行探讨,使其适应中国的国情。

比如,西方管理学重在"管",是硬功夫,而老子倡导上善若水,水则是软变化,治理就是顺势而为、"无为而治",管理者应将重点放在"理"上,而非"管"上。所谓"理",是指创造有利的环境使所有的人能够发挥其能力,"自然"地达成组织目标。"管"则是对下属进行规定和控制,通过贯彻管理者的意志实现组织的目标。要把企业从管变理,又需要领导者采用老子的不言而教、有无相生、绝圣弃智、处下不争、知止不殆、柔弱胜刚强、以百姓心为心、治大国若烹小鲜、以正治国、以奇用兵、治人事天莫若啬、善战者不怒、不敢为天下先。《道德经》处处闪耀着管理智慧的光芒。

在《我心光明:〈道德经〉与心理健康》一书中,作者认为,道法自然、不折腾才是好的养生策略。养生贵在养心,心静如水才能气血自然。老子思想与心理健康有天然的、紧密的联系,《道德经》本身就是一部心理缓释的著作。例如,许多人的心理问题来源于不能接受挫折、失败与痛苦。但从老子的角度,把顺境看为阳,逆境看为阴,那么,人生的挫折与痛苦本就是人的有机组成,有阴有阳方为太极,仅有阳而无阴则不能称之为圆满的人生。因此,我们应直面挫折与困境,看着它、迎接它、接受它,因为这些挫折与困境就是人生本身。明白此理,许多绝对化的心理问题便可迎刃而解。

在《安心立命:〈道德经〉与心理咨询》一书中,作者指出,心理咨询的研究对象是人,而人离不开生存的文化环境。建构中国心理咨询的理论框架,必须根植于中国传统文化。这样不但可以找到影响中国人心理与行为的主要社会文化历史因素,而且可以避免简单套用西方心理咨询理论使用的思维模式和价值取向,有针对性地进行有效的咨询和指导。《道德经》中蕴含的丰富心理治疗思想,心理咨询的最高境界,就是老子所说的"功成事遂,百姓皆谓我自然"的咨询效果。

这几本书的优点就是,作者是老子思想的研究者,又是担任一定管理职务的领导者,具有相关的实践经验,能把实践与理论很好地结合起来。相信读者能够从齐安甜博士学习《道德经》的体会中,汲取到管理、心理、健康方面的知识和智慧,对自己的工作和身心健康有所裨益。

当然,这三本书也有一些待加强的地方。比如,作者提出,老子思想中也有一些不合时宜的内容,但没有具体进行分析,如能举出一些具体内容,可能对读者帮助更大。再比如,既然要谈健康,老子思想当然是有丰富内容的,但如果能稍稍扩展到《黄帝内经》《庄子》,有可能会更好地说明心理健康的方法,比如《庄子·杂篇·庚桑楚》中,就明确地使用了"卫生之经"的健康,十分明确地提到了人们如何保持心理健康的方法等。这些都是需要作者进一步努力提高充实的。

《老子》的思想博大精深,尽管已经被人们研究了千百年,已经有了无数的成果,但后人还是会有新的发现,老子思想研究的领域并没有穷尽,人们结合不同的时代和不同的人生,总有说不完的话、道不尽的理。它就像一口永不枯竭的甘泉,永远源源不断地为人们提供着宝贵的智慧。这真的如《老子》开篇所说"道可道,非常道",道,是永远可以被人们不断言说,但又是人们永远说不尽、道不透的。老子的思想极有生命力,有很强的适应性,而且有些思想可能比老子当时提出这些思想更有现实性,比如,老子主张的以百姓心为心,主张无事取天下,主张知止不殆,主张上善若水,主张损补抑举,主张人类效法天地自然等思想,在我们当下不是有很强的针对性吗?

《老子》,一部道不尽的思想巨著,一部中华民族永远的精神丰碑,将永远是中华民族砥砺前行的力量与智慧的源泉。

愿有更多人研究、学习、践行、传播老子的思想。

是为序。

北京大学中国战略研究中心主任　叶自成

2018 年 10 月 31 日

自　序

伦敦的大英图书馆，又称不列颠图书馆，是英国的国家图书馆，享誉世界，为世间藏书的权威地之一。该图书馆广场树立有世界十大思想家的塑像，全球闻名。

在这世界十大思想家中，有三人来自中国：老子、孔子、慧能，他们就是西方人眼中的"东方三圣"。正是这道、儒、释三圣塑造了中国文化。

老子姓李名耳，字聃，又被称为老聃，楚国苦县（今河南省周口市鹿邑县）人。老子生活在东周的春秋时期，曾在国都洛邑（今河南省洛阳市）任守藏史（相当于国家图书馆馆长）。他博学多才，孔子周游列国时曾到洛阳向老子问礼。

老子晚年乘青牛西去，并在函谷关（位于今河南省灵宝市）前写成了五千言的《道德经》（又名《老子》），最后不知所终。

《道德经》含有丰富的辩证法思想，老子哲学与古希腊哲学一起构成了人类哲学的两座高峰，老子也因其深邃的哲学思想而被尊为"中国哲学之父"。《道德经》的国外版本有一千多种，是被翻译语言最多的中国书籍。

《道德经》被海外学者视为至宝，不少诺贝尔奖金获得者和著名科学家把自己的科学发现归功于老子这个东方圣人的启示。

著名数学家陈省身说："1943年，我在美国认识爱因斯坦。他书架上的书并不多，但有一本很吸引我，是老子的《道德经》德文译本。西方有思想的科学家，大多喜欢老庄哲学，崇尚道法自然。"

那么，《道德经》究竟讲的是什么？什么是道？什么是德呢？

老子认为，道是一种不可言传的恍惚状态，先天地万物而生，乃天下万物之母；道是一种不可名状的神秘能量，滋养天地万物；道是天地万物必须遵循的规律，支配主宰天地万物，却从来都是顺其自然而不加干预。

德是大道在天地万物中的自然表现和流露;德是人人可以修而得的幸福人生的真正保障。

由此可见,道是自然和宇宙的规律,德是人生和社会的规律。

道是人类的自然观和世界观,一定要顺应宇宙的客观条件,合乎自然规律的生存。只有爱护宇宙并且与大自然融为一体,人类才能健康地生存下去。一旦我们破坏了大自然,违背了大自然的规律,那么一定会遭到残酷的报应和惩罚,甚至会面临灭顶之灾!

德是人类的人生观和社会观,我们要顺其自然地与人共处,合乎社会规律地生存。只有返璞归真地复归于婴儿的自然状态,统治者谦卑若谷,劳动者为而不争,社会才能正常发展。

随着社会的发展,人们享受现代文明所带来的快感,却同时不得不忍受着快感背后的负面痛苦。环境污染,水土流失,生态失衡,气候恶化……人与自然的矛盾日渐严重;精神空虚,缺乏信仰,道德沦丧,恶习流行……人与社会的矛盾与日俱增。此时,人们想到了《道德经》,希望从中找到解决人类面临的各种问题、医治人类身心疾病的良方。

《道德经》是善人的哲学,可以净化人的思想和灵魂,提高人的道德修养;《道德经》可以开启我们的智慧,教人如何为人处世;《道德经》有助于我们处理好人与自然、人与社会的关系。

老子说:大功告成,诸事办妥,老百姓都认为我本来就是这样自自然然的。也就是说,完成功业的过程没有受他人强制的感觉,是人们的本性使然。人有趋利避害的本性,有被习惯左右行为的本性,有依靠共通的文化习俗求生存的本性,有创新、适时改变自己的习惯和习俗以适应外界环境的本性。顺着这些本性去完成功业,人们会觉得原本就如此,很顺当,不会有牵强与被强迫的感觉和不满。完成功业也就自然而然。

从养生角度来说,我们每一个人都是生命王国的国王,每一个器官和细胞是臣民。道法自然、不折腾才是最好的养生策略。养生贵在养心,心静如水才能气血自然。《健康时报》2016 年 10 月 16 日的报道令人触目惊心:《世界精神卫生日:我国精神疾病患者人数超过 1 亿人》,抑郁症患者也逐年增多。因此,君子修身应以养心为大要。相反,乱吃补药、维生素,无助于养生,还可能导致严重后果。养生重在宁静致远、无为而治。

　　本书作者认为，老子思想与心理健康有天然的、紧密的联系，《道德经》本身就是一部心理缓释的著作。例如，许多人的心理问题来源于不能接受挫折、失败与痛苦。但从老子的角度，世界由无到有，"道生一，一生二，二生三，三生万物"，也即无极生太极，太极生万物，构成五彩缤纷的世界。太极是由阴阳构成，阴中有阳，阳中有阴，阳极生阴，阴极生阳，物极必反，福祸相依，阴阳对立而统一。如果把顺境看为阳，逆境看为阴，那么，人生的挫折与痛苦本就是人的有机组成部分，有阴有阳方为太极，仅有阳而无阴则不能称为圆满的人生。因此，我们应直面挫折与困境，看着它、迎接它、接受它，因为这些挫折与困境就是人生本身。明白此理，许多绝对化的心理问题便可迎刃而解。

　　作者研习《道德经》20 余年，深感老子哲学思想的博大精深。学以致用，方能致远。结合多年的心理咨询及企业管理实践，不思浅陋，历经数年时间撰写了《我心光明：〈道德经〉与心理健康》《安心立命：〈道德经〉与心理咨询》《无为而治：〈道德经〉与管理》系列作品，旨在从多个角度诠释《道德经》的应用。抛砖引玉，期待更多的国学大家、有志之士取得更多更好的《道德经》研究成果，将中华文化与文明发扬光大。

　　这本《我心光明：〈道德经〉与心理健康》，就是致力于将老子哲学思想应用于身心健康的一个尝试，书中错误在所难免，敬请方家不吝指正！

　　"大隐隐于朝，中隐隐于市，小隐隐于野"。真正的桃花源，不在别处，而在自己的心里。如果你的心不静，即使躲到天涯海角，也依然心浮气躁。与其千辛万苦求之于外，不如回过头来反观自己的心灵。只有与自己和谐相处，凡事顺其自然，遇事处之泰然，心无所系，随遇而安，这样才能得到真正的宁静。

　　　　菩提本无树，明镜亦非台；
　　　　本来无一物，何处惹尘埃？

　　　　竹影扫阶尘不动，月穿潭底水无痕。
　　　　须从根本求生死，莫向支流辩浊清。

　　　　　　　　　　　　　　　　　　　　　　齐安甜
　　　　　　　　　　　　　　　　　　　　　　2019 年 2 月

目　　录

一　道可道，非常道

道可道，非常道。名可名，非常名。无名，天地之始；有名，万物之母。故常无欲，以观其妙；常有欲，以观其徼。此两者同出而异名，同谓之玄。玄之又玄，众妙之门。

可以用言语描述的道，就不是恒久不变的道；可以叫得出的名，就不是恒久不变的名。无名的状态是天地的本始；有名的状态，是孕育万物的根源。如果一个人经常保持宁静无欲的心态，就可以深入观察到天地万物的本质和细微之处；如果常存欲望，就只能看到天地万物表层的东西。"无"与"有"同时存在、同时出现，却又有不同的称谓，它们都很神秘。那神秘又深远的极处，便是产生天地万物之所在。

"道"是《道德经》的核心范畴。可以说，老子的《道德经》就是围绕着"道"展开的。老子所言的"道"，可以称作是宇宙之起源、天地之本始，是生养万物的本体。它无形无象，无色无臭，无所不在，无所不备，充塞宇宙，遍满十方，不增不减，永恒常存。"道"原本无形而不可名，但却真实存在。老子为了使人承认它、研究它、掌握它、运用它，故用"道"这个字来命名。

在《道德经》中，"道"不仅是产生万物的最高存在，还是万物运动变化的规律。"道"是永恒不变的。

万事万物，因为有生，所以就会有发展和灭亡种种变化，不能永恒常存。这些可生可灭的万事万物，都属于"可道"的范围。因为它们有形质，处于变化之中，因此，老子把它们称为"非常道"。

道自身不生不灭，道没有变过，只是相在变。万物的根就是道，万物灭亡后，都要复归于道。老子用"道"来对它进行命名，这个"名"实际上为常名。

"可名"是指"可道"之名。"名"又从哪里开始的呢?"名"由实存事物而起。名至于实,有物才有名。宇宙间的事事物物,千差万别,各具特性,为了区别它们,才安名立字。由于这些名称概念所代表的事物可生可灭,因而标志它们的名称概念也必然是可生可灭的"可名"。由"可名"代表的万事万物生灭运化、变动不居,因此,所有的"可名"又都是"非常名"。

"无名"是指无形无象的混元大道,因为它无形无象,所以没有办法对它进行命名,老子命名为"道"实际上是强为之名。虚无的大道无形而无名,它早于天地而存在,因而为"天地之始"。

"有名"是指宇宙天地。天地是指有形有像的具体事物,是最早的实物,其名亦是最早的名。万物由天地而生,因此,有形有名的天地被称为"万物之母。"

"常无欲",是指未被后天情欲影响的先天体性,至清至静,在杳杳冥冥之中能洞观万物至微至妙的造化之机。

"常有欲",是指先天的虚无体性萌动,变为后天的情欲。心智可以思虑的,耳目可以见闻的,均属事物粗糙的形体和外壳。因此,老子说"常有欲,以观其徼"。

玄之又玄、深不可测的虚空之中含藏着生育之机、万化之妙,万事万物及其运行变化无不是由此而生出,故而称为"众妙之门"。

《道德经》的第一章阐述了"道"的基本内涵,凡人看来深奥难懂。老子说的是天地大道,对我们的人生又有什么启发呢?我们且看下面的一段对话。

一个行者问老和尚:"您得道前,做什么?"

老和尚:"砍柴,担水,做饭。"

行者问:"那得道后呢?"

老和尚:"砍柴,担水,做饭。"

行者又问:"那何谓得道?"

老和尚:"得道前,砍柴时惦记着挑水,挑水时惦记着做饭;得道后,砍柴即砍柴,担水即担水,做饭即做饭。"

专注于你所处的每一个时刻,大道至简,平常心即道。这便是天地大道对我们的人生的启示。

一天,佛陀看到弟子们乞食归来,便问:"弟子们,你们每天忙忙碌碌托钵乞食,究竟是为了什么呢?"

弟子们双手合十,恭声道:"为了滋养身体,以便长养色身,来求得生命的延续和解脱啊!"

佛陀环视弟子说:"你们说说肉体的生命究竟有多长久呢?"

"佛陀,有情众生的生命,平均起来有几十年的长度。"一位弟子充满自信地回答。

佛陀摇了摇头:"你并不了解生命的真相。"

另一位弟子见状,充满肃穆地说道:"人类的生命就像花草,春天萌芽发枝,灿烂似锦,冬天枯萎凋零,化为尘土。"

佛陀露出了赞许的微笑:"嗯,你能够体察到生命的短暂,但对佛法的了解仍然限于表面。"

又有一个无限悲怆的声音说道:"佛陀,我觉得生命就像蜉蝣,早晨才出来,晚上就死亡了,充其量只不过一昼夜的时间!"

"喔,你对生命朝生暮死的现象能够观察入微,对佛法已有了深入肌肉的认识,但还不够。"

在佛陀的不断否定、启发下,弟子们的灵性被激发出来。有一个弟子说:"其实我们的生命和露水没有两样。看起来不乏美丽,可只要阳光一照射,一眨眼的功夫它就消逝了。"

佛陀含笑不语,弟子们更加热烈地讨论起来。这时,只见一个弟子站起身,语惊四座地说:"佛陀,依弟子看来,生命只在一呼一吸之间。"

佛陀点头道:"不错,人生的长度就是一呼一吸,只有这样来认识生命,才能真正地体会到生命的精髓。你们要切记,不要以为生命很长,像露水有一瞬间,像蜉蝣有一昼夜,像花草有一季,生命只是一呼一吸!"

宇宙本来就是虚空,道生一,一生二,二生三,三生万物。人只是万物之一,自然符合万物生灭定律。因此,一方面,我们不必局限于自身的渺小,也完全没必要羡慕他人的成就和伟大。另一方面,我们再怎样孤独,也没必要感到寂寞,乃至为一事无成感到自卑。没有永远的失败,也没有永远的胜利。我们每个人生下来就是冠军,百万军中唯一的幸存者和胜利者,这,是我们的骄傲。

同时,每时每刻,上亿个细胞,同样也是有生命的个体在为你服务。你是你的生命王国的最高王者,又何必妄自菲薄呢?

珍惜自己,珍惜存在于世间的每一时刻,遵从自己的内心,更好地做自己,而不是委屈自己去寻找那个更好的自己。对人生而言,这就是"道"。

在宇宙大道中,人来到这个世界上,只有两件事:生和死。一件事已经做完了,另一件您还急什么呢?

人只能活一次! 千万别活得太累! 天地万物之间,人生再长,不过百年。这一生的岁月只是我们在这个空间的一抹亮色,甚或是一场梦幻。不论如何活着,快乐着或是痛苦着,其实都是有意义的一生,是值得自豪和珍惜的一生。

秋尽冬来,春天总会重回人间。没有永远的圆满,也没有永远的失望,这便是宇宙间之"道"。很多时候,悲伤很难熬,但终归会过去,就像快乐也留不住。不勇敢地走下去,又怎知道我不会过得比现在好?

大道无言,大道无际,它孕育了天地万物,并使天地万物感受到了它的存在和巨大威力,但却无法对其加以准确的描述。任何概念和范畴都是牵强的,都没有适当地概括出大道的真义,正是因为这种不准确、不完全、不真实的概念直接影响了我们对大道的领悟,所以也就无法真正融入大道无忧愁、无烦恼、自由自在的境界中去。

道,只可意会,不可言传,就好比那一次的回眸,又像是迦叶尊者的拈花一笑,只有说者明,听者懂,彼此心领神会。

二 圣人处无为之事,行不言之教

天下皆知美之为美,斯恶已;皆知善之为善,斯不善矣。故有无相生,难易相成,长短相形,高下相倾,音声相和,前后相随。是以圣人处无为之事,行不言之教。万物作焉而不辞。生而不有,为而不恃,功成而弗居。夫唯弗居,是以不去。

如果世间的人都明了美的东西是美的,那么丑恶的东西就暴露出来了;都知道善良的行为是善的,那么不善良的行为就显露出来了。有和无产生于相互对立,难和易形成于相互对应。长和短显现于相互比较,高和下存在于相互依赖,音和声和谐于相互应和,前和后出现于相互对比。因此,圣人所做的事就是顺其自然,不主张人为,圣人的教育就是顺应人心而不倡导言语教化。任由万物生长而不加以限制,孕育了万物而不占为己有,帮助了万物而不依赖它们,建立了功劳而不倨傲。正因为不居功,所以也不会失去什么。

通过对常见的自然现象和社会现象的观察与研究,老子得出一个普遍真理:世间万事万物都是相互依存、相互联系、相互作用的。他由此提出了朴素的辩证法思想,即"对立统一"这个永恒的、根本性的哲学法则。

为了进一步形象地说明这一理论,老子举出了一些相互对立的概念。天下事物,在表观上总是分为真、善、美和假、恶、丑两个对立的方面。然而,任何事物或善或美、或恶或丑都具有两重性和可变性,都是相对的而不是绝对的,它们可以"正复为奇,善复为妖"。美的可以造成恶的结果,善的会造成不善的影响。

金无足赤,人无完人。中国古代四大美女也不例外,她们享有"沉鱼落雁"之容、"闭月羞花"之貌的美誉,但也都有缺陷。西施脚大,所以经常穿长裙;王昭君斜肩,所以她喜欢穿斗篷来掩饰这一生理缺陷;貂蝉双目大小不一,耳朵太小,所以戴一对大耳环,使外貌和耳朵对称;杨玉环天生有狐臭,所以她每天都会沐浴几次才能减少狐臭的影响。

战国时期,人们都知道和氏璧非常美。然而,也正是由于对和氏璧的争夺,引起了秦、赵两国相互欺诈,进而兴兵,从而造成残害百姓生命的恶事。任何美的和善的事物,本身都包含着不美、不善的一面。

一切事物都处于运动变化之中,美会转化为不美,善会转化为不善,这是事物发展的必然规律。把美的事物当成永恒的美,把善的事物视为绝对的善,必然事与愿违,导致恶的、不善的结果。

不去求美,就不会有丑。世界本来是不善不恶的,欲望或恐惧让人对它有了价值判断,开始追求美、善和精致奢华。

然而,无论是对精致、奢侈、金钱、权力的追捧,还是对仁义、道德、礼仪、才智、纯洁的追求,对得到幸福来说都没有优先权。科技、发展与权力给人一时的满足,却都不是幸福和自由。分别越细,就越局限,心胸就越偏执。本来是为了幸福自由,反倒心为形役,陷入无尽的烦恼和痛苦当中。

老子认为,真正的幸福藏在平常自然之心里以及对简单生活的满足里。

治国兴邦,举办事业,乃至行万事,必须慎终如始。多从困难处着想,不可掉以轻心,草率从事。如此,难可化为易;反之,若只想顺利,只图侥幸,不做好克服困难的充分准备,易也会转化为难。难和易不是一成不变的,而是相互对立、相互转化的。

面对这个矛盾对立的世界,人们该怎样去做事呢?对此,老子给出了一个建议——无为。这里所说的"无为"不是什么也不干,而是要以辩证的思想指导人们的活动,使人们的活动能够顺天应人。老子所提倡的是:用不言的方式施行教化,听任万物自然生长而不加以干涉;养育万物但不仗恃己力,成就万物而不自居有功。

因此,无论是体现自然之道的国家领袖,还是卓越的企业家,明晓天地万物之理，深知大自然周而复始、运动变化的规律，便能使自己的行为方式合于大道，因任自然，清静无为，以德化民，不施酷政，正己化人，使人民不知不觉地处于浑厚的淳风之中。"为而弗恃，功成而弗居"，效法天地自然之道的圣人，应具备如此品质，造福于人类社会而不求回报。

作为自身万千组织和细胞的君王，这其中的道理无疑也适用于我们修养身心的尘世中人。体味自然之道，不焦躁、不妄为；恪守中庸，不以物喜，不以己悲，便可达到生活和工作中的平和状态。

在工作中，不可能一帆风顺，我们会面临残酷的竞争，胜利了狂喜，失败了愁眉不展、痛苦彷徨。但日子无论是幸福还是痛苦，都必须一天天地过。即使是我们不愿过了，可谁又能阻止太阳升起和落下呢？

我们埋怨日子过得太快，可日子不会为我们停留一分一秒，它像一辆快车载着我们向死亡开去。我们想跳下来，那是枉然，是根本不可能的。

面对这人生路上的矛盾，我们迷惘，我们无奈，到头来还不是同样的结局？何苦给自己制造那么多的苦恼呢？面对荣辱、得失、成败、哀乐、爱怨，为何不能泰然处之呢？

生活中处处有矛盾。矛盾的产生是因为我们的头脑中有了知识的概念，它是一个由概念到对立，再由对立到矛盾的自然形成过程。

矛盾导致两个方面的结果：一是好的，一是坏的。人的特点就是只能接受好的结果而无法接受坏的结果，因而我们痛苦、迷惘，甚或悲痛欲绝。这种坏情绪会经常困扰着我们，因为在我们生活的这个大环境里矛盾无处不在。

圣人明白大道的绝对性和它的真实内涵，他们能抛弃和超越人类的自私与贪婪，采取顺其自然的态度来对待人和事。这种无所作为的处世哲学看似消极，却是一种真正的积极，是人类自身精神境界的提升。他们能真正地理解大道，并与大道融为一体，顺应自然和各种变化，也就无所谓得到和失去，也就没有忧愁和烦恼了。

三 为无为,则无不治

不尚贤,使民不争;不贵难得之货,使民不为盗;不见可欲,使民心不乱。是以圣人之治,虚其心,实其腹,弱其志,强其骨。常使民无知无欲,使夫知者不敢为也。为无为,则无不治。

不尊崇贤能的人,使百姓不争邀功名;不珍藏贵重物品,使百姓不做盗贼夺利;不显露那些可以引起贪心私欲的事物,使百姓思想不混杂迷乱。因此,圣人治国的办法是:减少百姓的焦虑而使他们能温饱,削弱百姓的欲望而增强他们的体质。永远使百姓敦厚淳朴、不耍小聪明、没有欲望,使那些所谓的"聪明人"不敢随意地去做事情。执行无为政策,世间就会安定、祥和。

《庄子》说:"在朝廷者,论爵位之高低;在宗庙祭祀时,以尊卑次序而排之;在乡邻行处者,必以年龄大小而定其称;在承办事业中,则只推崇贤能者。这是自然之序,非有意作为也。"这就是说,崇尚贤才,是自然而然的;若有意人为树立,必然造成人们为争名逐利而不务实际,坐享其成而不做贡献。于是,所谓的"贤名"成为形式上的标榜,被投机者所利用。这样,"贤"也就成为"不贤",失去了真正的意义而流于虚名,最终贻误国家,危害社会。

假如为政者追逐荣华富贵、沉溺于虚名、作风奢靡,则会惑乱民心,乃至上行下效,弊病四起,紊乱纲纪,国政腐败。因此,圣人心地纯素而不陷入虚华的尘网之中。他们恬淡无为,心虚意静,柔弱谦和,不与物争,敛华就实。

若使人们保持淳朴的自然之性,则不应炫耀聪明机智和所谓的"贤德",摒弃狡诈之风,没有贵贱的观念,返朴还淳,乐享天真。这样,那些少数心怀机诈的人,也自然不敢妄为。这就是老子论述的以德化民之方,而非愚民之策。

　　人如果效法天地自然之道,虚无自然,无私无欲,无偏无执,恬淡无为,以"道"的"无为"原则修身治国,必可无所不治、无所不达,收到最佳效果。

　　有人说老子是以出世之心做入世之事,《道德经》一书主要是讲治国的,这种观点没错。治国是大道理,小道理其实是治心,治众人心以及治他人心而已。若你连自己的心尚且不知,何能知众心知他心? 又如何能理解老子治国的苦心?

　　凡尘之中,在争当进步与追求财富的过程中,一个人把自己交给痛苦,比交给快乐更容易一些。你本可以云淡风轻地活,然而,却无缘无故地受了伤。有些伤害是来找你的,而有些伤害是你找来的。

　　这个世界上没有愿意自讨苦吃的人,但多少人每天都在自讨苦吃。也就是说,你还没与这个世界动真刀真枪呢,先在心底与另外一个自己厮打到不可开交。因为"有知且有欲",于是我们思虑过多,于是常常把自己的人生复杂化了。明明是活在现在,却总是念念不忘着过去,又忧心忡忡着未来。坚持携带着过去、未来与现在同行,人生当然只有一片拖泥带水。

　　哪怕是出家之人,如果竭力追求"无欲",这种殚精竭虑追求"无欲"的本身也是一种"欲",只不过这种"欲"比较纯粹而已。

　　从心理学上讲,过度地追求必然产生焦虑和压力,而时间一久这种情绪必会导致人的脏腑功能失调而致病。过分追求就属于"执着",而无论是"我执"还是"法执",都是一种病。

　　好多时候,是自己把自己折腾累了,自己把自己纠缠烦了。然后,这个自己挣脱不开另一个自己了。

　　仔细想想,"虚其心,实其腹,弱其志,强其骨。常使民无知无欲。"这样的状态又有什么不好呢? 欲求不偏,那只能"道法自然",即"随缘"而不强求罢了。

　　为何不变得单纯? ——单纯地以皮肤感受天气的变化,单纯地以鼻腔品尝雨后的青草香,单纯地以眼睛统摄远山近景如一幅画,单纯地品尝粗茶淡饭的味道。"君子食无求饱,居无求安",不尚贤则不争,不见可欲则心不乱,单纯地活在当下,心就会安静、祥和。

从终极意义上来讲,人生本无意义,但要想使人生活得快乐、幸福、成功,还必须给生命赋予意义。故作家刘墉说:"生命本无意义,全在自己赋予。"事实证明,那些活得平庸的人、那些活得无聊的人、那些悲观厌世的人,很多是失去了生命意义或者说根本就没有找到生命意义的人。

没有生命意义的人,不但无聊、无奈、无趣、无志,而且经常会生病。因为一个人越是空虚、寂寞、闲散,就越容易忧虑、焦虑、悔恨、嫉妒。

换言之,生命的意义就是人生的一种精神寄托,就是人生的一种目标使命。犹如螺旋桨,若不高速旋转,目标就不会始终如一,甚至还可能离开航线而坠毁。当你找到生命意义的时候,人生就会充实、快乐、幸福。

活在当下,做好自己,是人生的一种心境。不折腾、无为而治,则是另一种境界了。

举个例子来说,在现实生活中,遇到问题是直言相告好,还是考虑别人的感受、让一个人感到被尊重更好一些呢? 显然是后者。

如果一个人常常凭着直觉去辩解与忤逆,胡乱作为,日积月累,就会成为一个真实却毫无教养的人。

在无关紧要的真相上,无谓消耗,使人际关系越来越糟,那其实不是追求真理,而是另外一种意义上的浪费生命。

四　挫锐解纷,和光同尘

道冲而用之,或不盈,渊兮似万物之宗。挫其锐,解其纷,和其光,同其尘。湛兮似或存。吾不知谁之子,象帝之先。

道是空虚而没有形态的,如果遵循着它办事,也许就不会要求把事情办得完美无缺。道是那样的深远而复杂,好像是万物的根源:它消磨去万物的锋芒,融解事物之间的纷争;调和它们的长处,与世界万物合同为一体。道没有形态,是隐没的,但又实际存在着。我不知道它是如何传下来的,只知道它出现在天地之前。

在老子笔端,道虽然无形象、无端倪、不可见,却无所不在。它似无非无,却是万物生化之母,是主宰万物的宗主。大千世界,无处没有矛盾、没有纷争,道就像和气药、润滑剂一样,处处起消除矛盾、和解纠纷的作用,"挫其锐,解其纷",促成宇宙的和谐与统一。

天下事物,阴阳刚柔,美丑善恶,是非曲直,各具其性。道则含光内敛,体性圆明,在方为方,在圆为圆,在美为美,在丑为丑,超脱一切,又内涵于一切事物之中,不局限于一个方面。

道的特性映射到人身上,一个人干不干净,不是看他的外表是否光鲜,而在于他的内心是否纯净。在心灵纯净的人眼中,整个世界都是纯净的;在心理阴暗的人眼中,全世界都是肮脏的。

挫锐解纷,和光同尘。学习道的精神与内涵,内心平和,才能洒脱。平和的人,看得开、放得下,能容、能忍、能让、能原谅,平心静气。

自然界的一切都在和光同尘。一棵树沐浴阳光,这就是"和光";它又沾满灰尘,这就是"同尘"。树不和光,不能长大,树也无法避免不同尘,它总是被各种灰尘笼罩,并且灰尘也能带来新鲜的养分。

人呢,总是过分乞求光明,同时认为空气中灰尘太多,委屈地认为自己"蒙尘"了。总之,是自然界太不听话,太不如意。我们抛开人类自己制造灰尘、自己减少光明不谈,在自然状态下,人类依然在乞求光明、抱怨灰尘,这就不对了。

和光同尘实在是人的一种极高境界,它使人回归自然状态而无为,摆脱种种烦恼。赞美光的同时也要赞美尘,因为光与尘都是我们生命的一部分。

和平安详需要有一颗宽容的心。不要企图纠正身边所有人的缺点和错误,使所有事都如自己意愿,就如我们不能移除全世界的石头和荆棘,使前进的道路平坦笔直。想要在这条路上走得更远,就得穿一双适合的鞋子。

其实,不一定是别人真的有错,或许是我们看问题的角度出现了偏差。想要内心平和安详,就要像"道"一样,学会以宽容的心去接受一切。

《格言联璧》云:"静坐常思己过,闲谈莫论人非。"弘一大师也曾说:"吾每日思己之过都来不及,哪里还有时间批评他人是非?"憨山大师在《醒世歌》中讲:"休将自己心田昧,莫把他人过失扬。"印度哲学家白德巴也说:"能管住自己的舌头,是最好的美德。"这便是智者的处世之道。

有时候,人的眼睛看世间、看万物、看他人,就是看不到自己;能看到别人的过失,却看不到自己的缺点;能看到别人的贪婪,却看不到自己的吝啬;能看到别人的愚昧,却看不到自己的无知;能看到别人的目光短浅,却看不到自己的心胸狭隘。

因此,一个德行好的人,正所谓"挫其锐,解其纷,和其光,同其尘",以宽容之心对待别人的所谓过错,听到是非后会闭口不言,不妄加评论,更不会到处传扬。

曾经有这样一个故事:一对孪生小姑娘走进玫瑰园,不多久,其中一个小姑娘跑回来对母亲说:"妈妈,这里是个坏地方!""为什么呢,我的孩子?""因为这里的每朵花下都有刺。"过了一会儿,另一个小姑娘跑来对母亲说:"妈妈,这里是个好地方!""为什么呢,我的孩子?""因为这里的每丛刺上都有花!"母亲听了,沉思起来……

其实,世间万物既有好的一面,也有坏的一面,关键在于你从哪个角度去看,"怨"与"善"、"有德"与"无德"仅在那一念之间。

生命的宽度取决于心灵的亮度,生活的质量取决于人生的态度。心胸狭窄的人,连自己都装不下。心中有阳光,生活便处处都灿烂。

五 多言数穷,不如守中

天地不仁,以万物为刍狗;圣人不仁,以百姓为刍狗。天地之间,其犹橐籥乎?虚而不屈,动而愈出。多言数穷,不如守中。

天地没有偏爱,视万物如用草扎成的狗;圣人没有偏爱,也视百姓如用草扎成的狗。天地之间,不正像一个大风箱吗?它空虚缥缈无际,越鼓力风量越大。而人越多为就越会行有所阻,不如遵循自然规律,守中而为。

天生万物并非因为爱,天杀万物亦非因为恨,天地万物循环往复是自然运动变化的规律。天道运行,四时成序,阴阳消长,其中自有生杀之机。春夏到,阳长阴消,万物应时而生长;秋冬至,万物应时而收藏。这些都是自然之道,而非上天有意作为。

圣人效法天地自然之道来治国理民,以无心为仁,不以自我意志加于天下。领导者若无私无为,内充道德,处之以柔弱谦恭,必然受到百姓的拥戴和尊重;反之,如内失其德,以骄横强暴的态度对待百姓,必为百姓所厌弃。圣人对百姓没有偏爱,无私情,顺其自然,方为宇宙大道。

老子真的是说天地、圣人是无所谓仁慈的吗?是的。圣人不一定非得是仁义的、善良的、美好的、智慧的或其他什么样的,他就是他自己本来的样子。天地对好坏不做区别,天降大雨,既降在正义者头上,也降在邪恶者头上,并且没有丝毫的偏颇。

人生于天地之间,在自己和亲人的眼中,往往将谋求个人利益当作生命的全部。殊不知,在天地、圣人的眼中,我们每一个个体只不过如祭祀时用草扎成的狗,生灭自有常理。作为天地之间的过客,我们又何必将个人得失看得那么重呢?

有一个流浪汉,走进寺庙,看到菩萨坐在莲花台上受众人膜拜,非常美慕。

流浪汉:"我可以和你换一下吗?"

菩萨:"只要你不开口。"

流浪汉坐上了莲花台。他的眼前整天嘈杂纷乱,要求者众多。他始终忍着没开口。

一日,来了一个富翁。富翁:"求菩萨赐给我美德。"磕头,起身,他的钱包掉在了地下。流浪汉刚想开口提醒,他想起了菩萨的话。

富翁走后,来的是一个穷人。穷人:"求菩萨赐给我金钱。家里人病重,急需钱啊。"磕头,起身,他看到了一个钱包掉在了地下。

穷人:"菩萨真显灵了。"他拿起钱包就走。

流浪汉想开口说不是显灵,那是人家丢的东西,可他想起了菩萨的话。

这时,进来了一个渔民。

渔民:"求菩萨赐我安全,出海没有风浪。"磕头,起身,他刚要走,却被又进来的富翁揪住。

为了钱包,两人扭打起来。富翁认定是渔民拣走了钱包,而渔民觉得受了冤枉无法容忍。流浪汉再也看不下去了,他大喊一声:"住手!"把一切真相告诉了他们。一场纠纷平息了。

你觉得这样做很正确吗?

菩萨:"你还是去做流浪汉吧。你开口,以为自己很公道,但是,穷人因此没有得到那笔救命钱,富人没有修来好德行,渔夫出海赶上了风浪葬身海底。要是你不开口,穷人家的命有救了,富人损失了一点钱但帮了别人积了德,而渔夫因为纠缠无法上船,躲过了风雨,至今还活着。"

流浪汉默默离开了寺庙……

真相,有的时候真的不重要。静观其变,是一种能力,而顺其自然,不妄为,不干扰,则是一种修炼和智慧了。

天地之间中空犹如橐龠亦如籁,静则无生息,动则生万物,千变万化妙用无限。言辞再多,亦有不尽之处。既知此理,不如致虚守静,不言守中。

在物欲横流的时代,人很容易迷失他的自性。为了名利贪赃枉法,终至倾家荡产,身败名裂。为了子女有更好的生活,拼命地赚钱,身体累倒了而且一身都是病,到老了被送进养老院。许多活生生的例子,都是放不下造成的。

人为什么会痛苦?放不下名位、金钱、感情、孩子、妻子、丈夫……这些对关系的执着,对肉体和外物的执着,即是痛苦的根源。因此常常有人说:我放不下工作、我放不下孩子、我放不下……你真的放不下他们吗?

你放不下的其实是你自己,放不下的是你对"他们"的执着。若能无我,当下你就能放下。

人们来到世间,不过是一个过客,小住数十载就要回到老家。既为过客,何不放下?一切一切都是过眼烟云,我们可以如神仙般地逍遥自在、享受一切、享受自己现有的一切。不要想占有,你就能放下一切,就能忘了那一切。

有一首诗写得好:"苍田青山无限好,前人耕耘后人收;寄语后人且莫喜,更有后人乐逍遥。"就是我们住的地方,不知经过了多少人,他们也和我们一样,以为那土地是他的,现在他早已不存在了,但土地仍在那里。秦始皇、恺撒大帝都曾拥有万里江山,但这些都是带不走的,还是易手他人。

一个人的一生,如果按活到 100 岁来计算,1 年 365 天,那么,一生就是 36 500 天,也就是说,我们的人生只有短短的 36 500 天。人的一生真的就这么短暂,匆匆而过,此时方体会到古人说的"人生苦短"之意境。

岁月,经得起时间的流逝;生命,却经不起时间的远去。时间远去了,生命也会跟着前行。没有谁,也没有任何生灵有哪一种能力可以阻止生命跟着时间走远,没有。

短短的 36 500 天,又何须去太在意、太执着于身外之物的得失?名与利、爱与恨、财与富,这些我们都不曾带来,所以也不会带走。我们都只是人间的过客而已,空手来,又空手回去。人对很多事都很容易遗忘,但对名利就是忘不了。

人们奔波一生,最终的归宿都是那一抔黄土。忘了金钱与权力,淡看冬去春来,花开花落。学会放下,才会云淡风轻。

　　成熟的生活态度，就是：尽己力，听天命；无愧于心，不惑于情；顺势而为，随遇而安。

　　生命本是纯净、圣洁、真诚、善良、宽容、忍让的，别让世间的繁华与喧闹迷失了自己。不忘生命的本真，我们方能找到来时的路，找到回家的路……

六　绵绵若存，用之不勤

谷神不死，是谓玄牝。玄牝之门，是谓天地根。绵绵若存，用之不勤。

道的神奇作用是持久不变的，它好像一个玄妙的母体。这一母体的生产之门，就是孕育万物的源头。道永远存在着，人们使用它又用之不尽。

"谷神"并不是指稻谷之神，谷是指山谷，山谷是空荡荡的，所以用山谷来形容大道的虚无。空荡荡的山谷可以生养万物，恰好可以用来形容大道能生万物。神是指孕育万物的能力和不拘于形式的过程。谷和神合起来就是"谷神"，所以它是一个词，又不是一个词。可以理解为大道虚空，生养万物，其精髓就是绵延不绝、生生不息。

我们从哪里来？要到哪里去？这是一个大问题，但并没有什么标准答案。老子说，大道是产生宇宙万物天地人文的起源，玄妙的道体是源头。这样来看，大道有母性的一面。

"玄牝"一词中，玄是指旋转变化，牝是指雌性的生殖器官，牝本来写作匕，象形字像女性生殖器官的形状。在古代，科学不发达，加之人们的思维尚有很大的局限性，对于女性能生儿育女，无法给以科学的解释，因而古人看待这个问题只停留在事物的表面上，对女性的生殖器官充满了崇拜甚至畏惧。他们看到女子的肚子一天天隆起，十个月后一个小生命呱呱坠地，多么神奇！他们不知道精子和卵子的结合才是孕育生命的开始，夸大了女性生殖器的作用，以为里面必然蕴涵着无数奥妙和玄机，所以才能从无生出有来。

大道生万物就如同人类的孕育过程，它充满了神奇又不为人所目睹，正因为我们无法亲眼看到，才更突兀出它的神秘和深奥。大道的孕育和女性的孕育的不同点在于,大道生育万物的功能是无限的,它会永远存在下去,因而说"玄牝不死",它怎么可能死呢？正是大道的本质特征,使其永不停息地生化万物。

"玄牝之门"存在吗？在哪里？如果大道存在于牝门,那大道也就是实体了,能够摸得着、看得见了,可实际上大道看不见也摸不着,没有形象;如果大道没有牝门,那么这样的形容本身就没有任何意义。因此,大道的牝门存在于"无"的状态之中。无的状态无处不在,充盈于整个宇宙中。无中生有,有又变无。无的蕴意是不见踪影又无法寻觅,从整体到分散,再由分散聚为整体,含一切变化。它永远都不会枯竭、停息,无所谓开始,无所谓结束。

无极一动,化为太极。太极中含着阴阳二气,二气合和,化生万物。这是宇宙从无到有、从有到无而演化的纵向关系。无极与太极的一动一静,是天地万物的总根,其中的造化之机,连续不断、自然而然,万物品类无不由此而始生。

细思宇宙大道之中阴阳转化之理,老子的思想与心理健康有天然的、紧密的联系,《道德经》本身就是一部心理缓释的著作。例如,许多人的心理问题来源于不能接受挫折、失败与痛苦,但从老子的角度,世界由无到有,道生一,一生二,二生三,三生万物。也即无极生太极,太极生万物,构成五彩缤纷的世界。太极是由阴阳构成,阴中有阳,阳中有阴,阳极生阴,阴极生阳,物极必反,祸福相依,阴阳对立而统一。如果把顺境看为阳,逆境看为阴,那么,人生的挫折与痛苦本就是生活的有机组成部分,有阴有阳方为太极,仅有阳而无阴则不能称为圆满的人生。因此,我们应直面挫折与困境,看着它、迎接它、接受它,因为这些挫折与困境就是人生本身。明白此理,许多绝对化的心理问题便可迎刃而解。

人生难得四境界:一是痛而不言。话,妙在说与不说之间。无言不是不痛,而是直面悲痛、疼痛和惨痛。二是笑而不语。微笑具有移山的力量,淡然一笑,有时胜过千军万马。三是迷而不失。淡定是人生修炼,痴迷和失态会伤及自身。四是惊而不乱。宠辱很难不惊,心惊则心动,动中有静、惊而不乱则具有别致之美。这,便是"道"的精神。

太极分阴阳，人生有顺逆。人无论身处逆境还是顺境中，都要保持一种乐观进取的心态。少年壮志不言愁，是青春的自信；纵死犹闻侠骨香，是壮士的自信。要在逆境中勇敢地抬起头，顺境中不盛气凌人，更不会傲视一切，而是谦逊待人，平等处事。不是以己之长，比人之短，而是正视自我，见贤思齐；不是因己之拙，忌人之能，而是自知之明，后发赶超。

喧嚣的生活，使我们的内心无法归于平静，人们忙于自己的欲望，而无暇顾及自己灵魂的呼喊，更没有聆听天籁之音的情趣。我们生活得忙碌而平庸，我们常会听到"忙啊忙啊"的悲怨，怨天怨地还是怨自己？是因为生命的短暂才要穷尽一生的时间去忙碌吗？怎样才算作穷尽呢？

泼灭内心燃烧的欲火，坐下来平心静气地听听老子的声音，我们会惊奇地发现，在理解老子的大道的真意后，我们会豁然开朗，按照道的规律去发展自身的优势，会省时、省力，收到意想不到的效果。正所谓："绵绵若存，用之不勤。"

七　天地所以能长且久者，以其不自生

　　天长地久。天地所以能长且久者，以其不自生，故能长生。是以圣人后其身而身先，外其身而身存。非以其无私邪？故能成其私。

　　天地长久亘古不变。它们之所以能够长久存在，原因在于它们的存在不是为了自己，所以能够这样持久。因此，圣人遇事总是把自己的利益放在最后，反而能够领先；把自己置之度外，反而能够保全。这不正因为圣人无私吗？所以，无私反而成就了他们的功业。

　　此章的大意是借天地无私无情，更无意求其长生，反而能得到长生久存的道理，倡导人类亦应如此。顺其自然，无私无为，不为自己求荣贵而处先，不为自我身存而贪其厚享，事事为国为民，时时为天下生灵，把己身置之度外。如此日久，必将德望日重，万民钦佩。

　　这里当然不是指那种以退为进的权术。这主要是因为对"私"的误读，"私"的本意是"个人、自己"，而不是只作"自私、私利"讲。圣人"后其身""外其身"自然是无私之为、无心之为，而不是为了谋求自己私利的花招。因为无私得到人们的推崇而有所成就，不是圣人的阴谋，而是自然的结果。

　　联系人生的体验即可了解，如果心存私念，要做到"后其身""外其身"，一时一事或许可能，持久而为就做不到了。因此，老子的"无私"是真"无私"，而不是假"无私"，老子所提倡的是行道，而不是阴谋。

　　在印度马德里东北部的朱本拿河畔，有一座坟墓，墓主人叫甘地。

　　甘地生前有一次外出，在火车将要启动的时候，他急匆匆踏上车门，不小心一只脚被车门夹了一下，鞋子掉在了车门外。火车启动后，他没有犹豫,随即将另一只鞋也扔出窗外。

一些乘客不解地问他为什么还要把另一只鞋子扔出去,甘地说:"如果一个穷人刚好从铁路旁边经过,他就可以得到一双鞋,而不是一只鞋。"

事情看起来并不惊天动地,甚至是很随意的一个举动,却能触发我们的许多联想,得到许多有益的启示。甘地在失去一只鞋子后,马上就把另一只鞋子也扔了出去,他在自己失去时还能立刻想到别人的"拥有"。他不仅仅成全了一双鞋子,同时也可能完成了一个光脚人拥有鞋子的心愿。作为普通人,我们如果丢掉一只鞋子以后,便会产生一种幽怨的情绪,甚至也知道留着另一只也没用而将其扔掉,但很难产生甘地那样的想法或者做出甘地那样的举动。这就是伟人和凡人的不同。

正是由于甘地时刻想着别人——尤其是那些贫穷的人,当地人称他为"圣雄"。甘地领导的和平独立运动最终取得了成功,他也成为印度历史上最受尊敬的人。

一个人能随时随地想到那些需要挂念和帮助的人,他不是圣人是什么?如果每个人都这样想、这样做,这个世界一定会像春天一般温暖。

丢失了一只新鞋,在确定已经无法复得的情势下,迅速在附近丢掉另一只,——对自己已经毫无用处的资源(无论其多么珍贵),可能对别人还有使用价值。

我们对待任何财富以及事业,能够像甘地一样,那才叫洒脱。

此举不仅洒脱,更见睿智!在很多时候,那些我们舍不得的、看似尚好的东西往往是无用的,因为它的实际作用要在完整中展现,假如有所缺,就没有发挥作用的机会。及时丢掉第二只鞋,等于及时抛弃了掉落第一只鞋的懊恼感,还成全了一份美好的慈善心愿。

我们不会凑巧也在火车上掉鞋,但在生活中常会碰到需要瞬间决定取舍的相似事情。到那时,你是选择执着还是放弃?你的抉择就是你的生活态度和思想境界的体现。执着固然可喜,放弃也是美丽。

从经济学意义上看,失去的鞋子属于沉没成本。举例来说,如果你买了一张电影票,但是看了一半之后觉得很不好看,此时你付出的钱已经不能收回,电影票的价钱就是沉没成本。你可以做出两种选择：一是尽管发觉电影不好看,但忍受着看完;二是退场去做别的事。

经济学认为,如果你是理性的,那就不该在做决策时考虑沉没成本。当前要做的不是后悔买了票,而是决定是否继续看这场电影。作为一个理性的经济人,选择把电影看完就意味着要继续受罪,而选择退场无疑是明智的做法。

不计沉没成本也反映了一种向前看的心态。对于整个人生历程来讲,我们以前走的弯路、做的错事、受的挫折,何尝不是一种沉没成本。过去的就让它过去,总想着那些无法改变的事情只能是自我折磨。

因此,人贵在承认现实,勇敢地承认自己过去言行的对与错,把已经无法改变的过错视为过去经营人生的坏账损失、今天经营人生的沉没成本。以全新的面貌去面对今天,这样才是一种健康的、快乐的、向前看的人生态度。以这样的态度去面对人生,才可能轻装上阵,才可能有新的成功。

老子说:"非以其无私邪? 故能成其私。"正因为圣人的无私,反而成就了他们的功业。后其身而身先,有道者一方面能成就自身,一方面能成全别人,这样他才能度己度人。有这样一个禅宗故事:

有人问:"佛说要普度众生,谁来度佛?"

众僧哗然,以为大逆不道。

这时明月和尚越众而出,大声说道:"众生来度佛!"明月和尚的意思是佛在度众生时,佛也被众生度了。就像船接人过河,人过了河,船也过了河。

个中滋味,耐人寻味。

八　水善利万物而不争

上善若水。水善利万物而不争,处众人之所恶,故几于道。居善地,心善渊,与善仁,言善信,政善治,事善能,动善时。夫唯不争,故无尤。

道德高尚的人像水一样。水具有施利于万物而不与万物相争的美质,安然于众人所厌弃的低洼之处,所以说它的行为最接近道的准则。安居于很卑下的地位,思想深邃幽远,交往仁慈关爱,言语真实坦诚,为政清净廉明,做事德才兼备,行为择时而动。正因为他与世无争,所以没有灾祸。

在老子看来,最高的德性、最高的善就像水一样,具有道的精神:生化、利生。水是生命之源,地球上一切原始生命都孕育于水。水生育万物,滋润群生而与万物无争,不求后报。它柔弱温顺,总是处于为人们所鄙弃的最低下的地方。所以,水最相似于道。

水的第二个精神就是"不争",能顺势而为。水无常势,水无常形。道也如此,道不跟万物争,天地万物则无法与道相争。人要学水的精神,抱着利他、不争的心态做事,才会如鱼得水。

为什么水处在众人都不愿去的地方还是接近大道呢?

常言道:"人向高处走,水向低处流"。人总是喜欢奉上欺下,攀高附贵,青云直上,水则总是流向低凹的、最安全的地方,无倾覆之患。人总是有私心杂念、七情六欲之烦扰,而水静清澈湛然,可鉴万物,如心灵之善渊。

水善养万物,施恩不求报,为了净化他物而把自身弄得全是污浊,最后还要流到最低的地方,不再被人重视。这种"甘愿付出,不求回报"的精神就是"道"的品质,这种品质在《道德经》里也叫"柔弱",即永远把自己的私欲放在最柔弱的位置,而把付出放在最强大的地方。

水的特性,虽有"居善地,心善渊,与善仁,言善信,政善治,事善能,动善时"这"七善",但都是出于自然,与物无争。因此,水才没有过失。老子以水喻道,也阐明近道之人所应具备的品格。

"居善地",就是呆在自己该呆的地方。然而,哪里才是自己应该呆的地方呢?这很难一概而论,自己的才能、个性等,才是决定你是否适合呆在某个地方的关键。如果你还没清醒认识自我,站错了地方,说不准地位不保,甚至还有危险。

唐朝张易之与张昌宗两兄弟,因为长得帅,备受武则天的宠爱,旬日之间,名震天下。这两人一开始倒有自知之明,曾向狄仁杰请教"自安之术"。后来他们的名气越来越大,巴结他们的人也越来越多,他们就忘掉自己是谁了,最终双双被杀。这两人其实也有些才能的,如果出任州、县一级的官员,位置就站对了,就不至于招来杀身之祸。

站位是否恰当的问题,不完全取决于才能。姜子牙的才能足以胜任宰相,在商纣王手下却连一个小官也当不好,只好溜之大吉。有些人才能平平,贪赃枉法,却能在很高的位置上如鱼得水。这是个人价值观与社会价值观是否相容的问题,也是我们在选择人生站位时要重点考虑的问题。当然,如果一个才能平平的贪官能如鱼得水般占据高位,那么这个政府离倒台大概也就不远了。

"心善渊"意为心胸如水一样虚静深远。老子认为,人应该宽容,让心胸如水一般虚静深远,包容一切,也能化解一切。一个宽厚的人,顺利的时候可以与之共同奋斗,困难的时候人们也会去帮助他。

人一生中难免与别人产生误会、摩擦,如果不注意,仇恨便会悄悄生长,最终导致通往成功之路被堵塞。因此,我们一定要记着在心里装满宽容,那样我们就会少一分烦恼,多一分机遇。

在物质社会发达的今天,如何避免受到不良习气的污染和社会的惊扰呢?这就需要你通过学习,或感悟,或自我修炼,要把自己的心修炼成像磐石一样稳固,不易被外界情况所影响。

在今天的社会中,有些人看到别人升迁了,就认为那是溜须拍马的结果;看到别人发财了,就认为是幸运,或者是违法犯纪所得……其实每个人的成就都与他自身的努力密不可分。但如果缺乏宽容之心,你就看不到这些,这样你将无法处理好人际关系,而且也会丧失学习别人优点的机会。

当然,确实有一些人靠着出风头、溜须拍马、吸引上司的注意力,或者有些人靠着裙带关系成为红人,平时的工作都是你做的,但得到提拔的却是他们,得到高薪水的也是他们。即使这样,你也没必要嫉妒他们,否则会因心胸狭窄、处处提防变得孤独,从而陷入忧郁和痛苦之中。

"与善仁",也就是说,与人交往,要心存友善。对强者要尊重,对弱者要理解与嘉许。许多人对强者能保持足够尊敬,对弱者却心有轻视;或者对弱者表示亲近,对强者却心存排斥。这不是真正的"仁"。有一句话说得好,"你以怎么样的态度对待别人,别人也会以怎么样的态度对待你"。如果对于强者、弱者你都能待以仁,就可得众之力,无所不成。历史上这样的例子比比皆是。

"言善信",表示说话、做事要讲究信用,言必信,行必果。信用是为人的根本,言而无信,则寸步难行。君子守信,但承诺应与能力相匹配,不说空话,不去许下不可能兑现的承诺。顺其自然,这便是老子的"道"理。

"政善治",表示要忠于职守,用业绩说话。古今中外,无论什么事物都有可能过时,无论什么理念都有可能被更新,就是用业绩说话这一条永远不会过时。如果用业绩说话都不灵了,不按自然法则去处理事务,这家公司或这个团体也就该倒闭了。

"事善能",就是做力所能及的事,将它理解为有办事能力也未尝不可。但才能有大小,是相对事情难易程度而言的。苏东坡曾说:"挟泰山以超北海,是不能也,非不为也;为老人折枝,是不为也,非不能也。"有些事情不是我们想不想做的问题,确实力有不逮,也没办法。但有些事情我们能做,而且做了有益,也可能不去做。勉强去做力所不能及的事,或者放弃做力所能及的事,都不符合"事善能"的自然法则。

最后,"动善时",即合理把握时机。这是一个说说容易但做起来难的事情。什么时机做起来才合适?这完全取决于个人的眼光和阅历。有的人能在适当的时候做恰当的事情,有的人却让事情发生在错误的时间和地点。如果我们的眼光与阅历不够,如何做到"动善时"呢?向有经验的人请教是一个好的方法。除此之外,抱着与人为善的想法去做,一般错不了。如果你做的事情对他人是有利的,那么总是合宜的。

老子一方面以"无为之德"彰显出人性内在的光辉,同时又从另一个方面对人的行为提出了外在要求,即"知止""知常"。知止,就是要把握事物发展的度,做到适可而止、恰到好处,力戒贪心、排除妄为;知常,就是要明了物之本性,坚持顺应自然、恪守规律,做到知天理、循人情、顺造化。如果按照《道德经》"知止,知常""有所为,有所不为"的内在修养和外在德行去要求自己,则自然人我清静、烦恼不生,这正是"夫唯不争,故无尤"的境界。

九 功成名遂身退,天之道

持而盈之,不如其已;揣而锐之,不可长保。金玉满堂,莫之能守。富贵而骄,自遗其咎。功成名遂身退,天之道。

办事追求圆满完美,不如及时停下。刀刃打磨得锋芒毕露,其锐利却不能长久。金玉满堂,没有人能守得住。富贵而骄横,会自取恶果。功成名就然后隐退,是合乎自然规律的。

"满招损,谦受益",既知盈满易失,不如宁欠勿足,适可而止;刀剑磨得过于锋利,最易锉钝,伤其锋刃;人若锋芒毕露,亦必受挫,不得常保。

人皆是一个脑袋两只手,虽然体智有别,收益有异,由劳动挣得的收益,不会悬殊太过;不劳而获,以至金玉满堂,必招祸患,不能常保。身处富贵,最易骄肆。须知富贵而骄,必遭众人所恶,咎祸自出。

既知过盈有倾失之患,锐利不可常保其刃,金玉满堂无法守藏,富贵而骄必遭祸殃,万事万物"过犹不及",那么,功成名遂,已达顶点,退身于外,也就是理所当然的了。只有这样,才能善终其功,善全其名,避免咎祸。范蠡和文仲,韩信和萧何等,这样的例子不胜枚举。

日中则昃,月影则亏。老子说的是不要在某个方面因为自己的专长而盈满,说话、做事要留有余地,才会有发展与回旋的空间,不要给自己留下祸患。这是处世的大智慧。为人处事一定要知道度在哪里,事不可做绝,话不可说尽。

进和退,争和让,或大或小或轻或重,这是我们几乎每天都必须面对的抉择。尤其是在社会竞争压力越来越大、人们日益焦躁焦虑的氛围当中,以什么样的姿态去面对功名利禄、面对抉择,就成了一个个挥之不去的难题。

名利在眼前,谁人不想伸手? 谁人不想动心? 甚者为之目眩神迷,为之心醉痴狂,趋之若鹜,忘乎所以。但老子告诫说:进,不如退;争,莫若让。这其中的道理是什么呢?

老子的思想是主"变"的。宇宙天地,品物流形,自然、社会、人生,乃至身边的一花、一草、一木,没有什么东西是永远不变的。你我都可以验证的是——月满则亏,花开则谢。这是自然现象,从中似乎可以领会人生的道理。功成业就名满天下之时,就该急流勇退,适时知止,如此方顺乎自然天道。警惕那个人人都艳羡的"高潮"的到来,谨慎那个"满",戒备那个"盛"。因为物极必反,变动不居的世界不会让人舒舒服服地一直享用这个"高潮""满"和"盛"。

韩信能破百万兵,却摒除不掉内心欲望的膨胀。他是难得的将才、帅才,兵马再多都可从容调度,多多益善,又能出奇制胜。待刘邦江山稳固之后,受封为楚王的韩信,没有收手,没有身退,自觉战功卓著,无人可比,如此一个封号与心意不称,于是满腹牢骚不时流露,拥兵自重以为没人能敢"动"他。其实,不是没人敢"动"他,只是时机没有到那一步而已。韩信最后死在妇人之手,死于不知天高地厚,莽撞行事,低估政治对手的智力和实力。"飞鸟尽,良弓藏;狡兔死,走狗烹",这句古话是说给功太大、名太高的臣僚听的。

范蠡尽心尽力辅佐越王勾践二十余年,最后打败吴国,洗雪了会稽被困的耻辱。越王成就了一时霸业,号令诸侯遵从周王室,范蠡本人也被称为"上将军"。

平定吴国后,范蠡便离开越国来到了齐国。范蠡写信给大夫文仲:"飞鸟尽,良弓藏;狡兔死,走狗烹。越王脖子长长的,嘴尖尖的,他生性多疑,只能共患难,不能和他共享乐。您为何不离去呢?"

文仲看完信后,开始称病,不再上朝。但越王还是怀疑文仲会作乱,下令让他自尽。

范蠡终日乘舟漂于海上,改名换姓,自称邸夷子皮,在海畔耕地,日积月累,家产竟达到了数千万。齐国人听说范蠡的大名,就让他到齐国做了宰相。在齐国待了不久,一天,范蠡喟然长叹:"我家产已达千金,当官也做到了宰相。现在已没有什么追求了。"便辞去官职,散尽家产,去了陶地。后来,范蠡自称陶朱公,和儿子在陶地耕地养畜,不久家产又累积数万。范蠡一生换了三个地方,天下闻名,最后范蠡老死在陶地,算是尽了天命。

功成身退,是人情世故,也是一种政治策略,更是一种精神境界。这需要长期的修炼和修为。

过分地追求就会把人搞死,甚至把自己的生活搞死。要死要活地追求,就叫不知死活。不再要死要活地追求,你才能好好地活着,才能体味生活的境界。

十 为而不恃，长而不宰，是谓玄德

载营魄，抱一，能无离乎？专气致柔，能如婴儿乎？涤除玄览，能无疵乎？爱民治国，能无为乎？天门开阖，能无雌乎？明白四达，能无知乎？生之畜之，生而不有，为而不恃，长而不宰，是谓玄德。

身体和灵魂能够合为一体，做到不相分离吗？专一精神以达到一种柔弱状态，能够像婴儿一样恬淡吗？清除心灵的疑惑妄见，能够不再执迷吗？爱民治国，能够做到不运用心智吗？在大自然的无穷变化之中，能够安守柔弱的状态吗？明白通达，能够做到清净无为吗？大自然养育万物，但生养了它们却不占为己有，帮助了它们却不依赖它们，成就了它们却不去支配它们。做到这一切，便是具有了最高尚的品德。

人类被称为万物的灵长，主要是因为人类拥有精神和意志，能够进行独立思考和判断。这样一来，人类对周围的事物便有了自己的评判标准，人的主观意识便发挥了能动作用，人就通过这种主观对客观的思索来认识周围的世界。

然而，人的灵魂和意识所能发挥的作用有很大的局限性，所以我们难免会犯错，造成无法挽回的损失。我们为此懊悔、痛苦，拥有情感体验是人类区别于其他生物的显著标志之一。

人与其他生物为什么会有这种区别呢？其他生物为什么没有痛苦和烦恼？

我们常常会有心有余而力不足的感觉，也会有力有余而心不足的深切体会。这主要是因为人类的灵魂和肉体经常处于分离的状态，无法达到合而为一的境界。

灵魂是长翅膀的，它总能飞跃到一个很高的高度，而我们的肉体却显得很笨重，它无法与灵魂一起飞翔，于是就出现灵魂在一处而肉体在另一处的境况。

我们也可把灵魂比喻成理想，将肉体比喻成现实，理想和现实总有很远的一段距离，而且美丽的理想在残酷的现实面前常常会变得不堪一击。理想和现实常相分离的状态常常会令人们痛苦、无奈而又彷徨。

现在我们来探讨前面提到的两个问题。

人之所以有痛苦、懊悔的情感体验，是因为人类有七情六欲。当我们的情感需求和自身欲望得不到满足时，就会感到迷惘和失落，这种情感获得的根源还在于人的肉体和灵魂的不统一。

其他生物则不同，它们的身体和心理是合一的，即"营魄抱一"。它们不具备完整的心理体系，不能独立思考，也无法进行意识判断。它们对任何事物都不会敏感，因而也不会感到失落或痛苦。

老子在"营魄抱一"之上，加了一个"载"字，用字巧妙而且形象。人的身体如一部车乘，其中装载了"营"和"魄"两样重要东西，它们各自为政，又随时合作。人们长年累月、随时随地都在使用这两样东西。

在现实生活中，一个人要是始终神经紧绷，处于紧张状态，就会身心疲惫、精神涣散。

营魄抱一是让人不为情感、生活的杂乱所侵扰，让人保持一颗平常心，不要患得患失，一切顺其自然，终能持盈保泰。世上本无事，庸人自扰之，将心灵的琴弦调控适宜，才能弹奏出悦耳动听的曲子。

真正的幸福不是周围的环境所给予的，而是顺应自己的本性，靠自己去创造的。即使自己的处境不顺心，也要试着心存感激地接受。顺应自我的本性，就是幸福的，如果还一味地追求什么幸福的标准，就会离幸福的轨道越来越远。

营魄抱一是生活的艺术，在最稀松平常的事情上下工夫，让自己的生活充满祥和与快乐，便是幸福长生的秘诀。

禅语人生有三重境界：看山是山，看水是水；看山不是山，看水不是水；看山还是山，看水还是水。

"看山是山，看水是水"，是说一个人在涉世之初纯洁无瑕，目光所及之处，一切都是新鲜有趣的，眼睛看见什么就是什么。

"看山不是山，看水不是水"，是因为随着年龄的渐长，阅历渐丰，日渐发现世事的繁杂，不愿再轻易相信什么，山不再是单纯的山，水也不再是单纯的水。如果一个人长期停留在人生的第二重境界，便会这山望着那山高，斤斤计较，与人攀比，欲望的沟壑越来越深，就在此境界中到达了人生的终点。这也就是为什么许多人在俗世中迷失了自己，在疲于奔命的路上终结了自己的一生。

"看山还是山，看水还是水"，第三重境界并非人人能达到，这是一种拨云见日的豁然开朗，是本性与自然的回归，心无旁骛，只做自己该做的，面对纷杂世俗之事，一笑而过。笑看世间风云变幻，只求从从容容、平平淡淡。因此，看到的又是山水的本来面貌。真正的做人与处世之道便在其中：人本是人，不必刻意去做人；世本是世，无须精心去处世。

老子强调"抱一"，就是要让人抱持大道。一个生命抱持大道意味着什么呢？

生命终归表现为具体的形质肉体，拥抱大道，与之契合，就意味着肉体、躯干、形骸获得一种精神层面的价值，走上和谐美满之路，不再有欲望的混乱、芜杂和冲动。

"专气致柔"就是把自己的精神与元气凝聚起来。如果我们能够集聚体内精气而长久保持婴儿般的柔软体态，自然身康体健。必须经过心灵的活动，才能达到精神与元气相合。

"涤除玄览"是这一章中最重要的提法。内心有杂念，似乎无时无刻无处不在进行中，连做梦也是没什么章法的。杂念一定要清洗掉，清除干净，摒除一切妄见妄念。做到了这一点，心不是空空如也了吗？又有何为呢？这正是禅宗六祖慧能"菩提本无树，明镜亦非台；本来无一物，何处惹尘埃"的境界。你的心要返回来，观照内心的本觉空明。

我们常用"庸人自扰"来形容无端地痛苦和烦恼的人。因为平庸,所以才会无端地痛苦。无端其实是有端,只是这个端微乎其微、不值得计较罢了。在现实生活中,有多少人能不被凡事困扰呢?

不被凡事困扰者,只有两种人:一是圣人;一是婴孩。

圣人不是天生的,他也必然经过了庸人的阶段,他感受过痛苦和烦恼的滋味,他不想让自己再度痛苦,明智地选择了和大道同步:做到了灵魂和肉体和谐统一;做到了专气致柔如婴孩;做到了心镜明净而无瑕疵;做到了如雌性无欲而逍遥;做到了不受知识的局限而透悟真理。

婴孩不谙世事,万事皆清,头脑混沌,不知何物为何物,不知何事为何事,只知饿了就吃,困了就睡,不去思考,一切顺应人的自然本性,当然不会有烦恼和痛苦,他的灵魂和肉体是合而为一的。

心灵就像一面镜子,宇宙万象通过此镜尽览无余,镜面必须经常擦洗,去除污垢才能明察世间百态。

修真养性的根本在于"守雌"、清静无为。心渊纯净,不被情染;性海圆明,不为物牵。犹若皓月当空,无处不照,无处不明,即为"明白四达"。

道是万物的内在秩序和生长能量,道体现于人类,就是母爱般的恩德。读懂玄德,也便懂得了舍得。舍得不是只叫人们放弃,舍得是一种功成身退。生而不有,为而不恃,长而不宰,做出了贡献不据为己有,能够坦然释怀,该放下就放下。也就是说,你必须要努力做出一番事业或成就,然后才能谈舍得。一些人认为舍得就是消极的放弃,这显然是很大的谬误。

十一　有之以为利，无之以为用

三十辐，共一毂，当其无，有车之用；埏埴以为器，当其无，有器之用；凿户牖以为室，当其无，有室之用。故有之以为利，无之以为用。

三十根辐条集中在一个车毂上，正是因为有了车毂中的空间，才有了车的价值；抟揉黏土制造器皿，正是因为有了器皿中间的空间，才有了器皿的价值；开凿门窗修建房屋，正是因为有了房屋中的空间，才有了房屋的价值。所以说器物给人带来了便利，而器物的价值却产生于拥有空间。

事物由有与无、实与虚两部分构成，其中的虚无部分通过实有部分体现出实用价值。因此，实有部分只是借利，而虚无部分才是实用。"有"与"无"二者，虽然互为利用，但不能否认"无"的特殊作用。

本章的主旨是借用车、器、室的中空部分为三者的实用之处，三者的外壳的实有部分只是借利的道理，阐明宇宙万物柔能克刚、弱能胜强以及虚空之中更有无穷的妙用。对于这一点，人的身体表现得十分显著，人身的肢体外壳为借利，身体中的一点虚灵不昧才是实用。五官七窍，更是起着全身的主要作用。

一般而言，人们会更看重"有"的重要。比如，有钱比没钱好；有房子比没房子好，有大房子比小房子好；屁股底下有"位置"比没有"位置"好，且"位置"越高越好，因为手中的权力就越大嘛。

这是世俗之见，并非没有自己的道理，但还远远不够。

"无"同样重要，在老子那里甚至更重要。我想，老子这样写主要为克除人们对"有"的崇拜心理。老子借助最具体不过的器物——车轱辘、陶器、窗户和房子，通过它们的"有"和"无"来说明其"利"和"用"。

做人做事一定要看到"空""无"的价值。盆子内部是"无"的,所以能装东西;房子内部是"无"的,所以能住人。

佛家也强调"虚""无""空"之大用,所以孙行者才叫孙悟空,也就是让他领悟"空"的作用。以讲解佛理而闻名的净空法师,也是取意于此,强调"净""空"的价值。

佛经里常有"一空万有""真空妙有"之说,佛法之精莫过一个"空"字,认为空是人生的最高境界。弘一大师说:"真正之佛法,先须向空上立脚,而再向不空上作去。"可不是吗? 只有空的杯子才可以装水,只有空的房子才可以住人,只有空谷才可以传声……每一个容器的利用价值在于它的"空"。

唐朝诗人张若虚的《春江花月夜》被称为诗中的诗、顶峰上的顶峰。张若虚何许人也? 历史上的记载仅仅是"生卒年不详""生平事迹少之又少"……我们最能确定的一点,就是他是唐代的一位诗人,一辈子只传下了两首诗。

这两首诗,一首是《代答闺梦还》,知道的人寥寥无几。可怕的是第二首,此作一出,中国诗歌瞬间便矗立起一个"一览众山小"的高峰,云遮雾绕,耸入云霄。就连他的名字——若虚,也犹如一个仙风道骨的世外高人,孤独、求败。

《春江花月夜》这首诗较长,我们只选取前面的小部分诗句:

> 春江潮水连海平,海上明月共潮生。
>
> 滟滟随波千万里,何处春江无月明?
>
> 江流宛转绕芳甸,月照花林皆似霰。
>
> 空里流霜不觉飞,汀上白沙看不见。
>
> 江天一色无纤尘,皎皎空中孤月轮。
>
> 江畔何人初见月? 江月何年初照人?
>
> 人生代代无穷已,江月年年只相似。
>
> 不知江月待何人,但见长江送流水。

诗人闻一多这样评道:"在这种诗面前,一切的赞叹是饶舌,几乎是亵渎。……这是诗中的诗,顶峰上的顶峰。"

作者在诗中呈现了一个比任何人的想象更深沉、更辽阔、更宁静的境界！在神奇的永恒前面,作者只有错愕,没有憧憬,没有悲伤。"天人合一"本来是一种哲学,但在《春江花月夜》里却成为了真正的诗意。

从"月照花林皆似霰",到"空里流霜不觉飞",再到"汀上白沙看不见",即所有的存在都变成了不存在,一步一步推到"空"的本质。"江天一色无纤尘"——江水、天空全部被月光统一变成一种白,没有任何一点杂质。当水天一色的时候,变成绝对的"空"。生命状态处于"空"之中,本质因素就会出来。

所有的一切都只是暂时的现象,是一种存在,可是"不存在"是更大的宇宙本质,生命的本质或宇宙的本质都是这个"空"。不只是视觉上的"空",而且是生命经验最后的背景上的巨大的"空"。

"江畔何人初见月",张若虚在公元7世纪左右,站在春天的江边看夜晚的花朵,然后他问,谁是在这个江边第一个看见月亮的人?

这完全是哲学上的追问,他忽然把人从现象中拉开、抽离,去面对苍茫的宇宙。我们大概只有在爬高山时,才会有这种感觉:到达巅峰的时候,忽然感觉到巨大的孤独感,视觉上无尽苍茫的一刹那,会觉得是独与天地精神往来。陈子昂的《登幽州台歌》中的"念天地之悠悠"也是感觉到自己的生命在如此巨大的、无限的时间与空间里的茫然性。

"江畔何人初见月？江月何年初照人"中透露出的洪荒里的孤独感,是因为诗人真的处在孤独当中,他对孤独没有恐惧,甚至有一点自负。我们在读《春江花月夜》的时候,看着诗人一步一步地推进,把很多东西拿掉,最后纯粹成为个人与宇宙之间的对话。"不知江月待何人"中的"待"字一出现,诗的整个格局就得以完成了。

我们用空盆接水,正好;用半盆水再接水,就要注意;如果端一盆满满的水再去接水,那就是有病了。

非常不幸的是,人们往往都是在"满盆接水",永不知满足,浪费了溢出的好水。因此,最好用空盆接水,空腹吃饭,空房子才好摆家具。

老子所讲的"空""无"不是绝对的没有,而是强调无形、看不到的东西,比如信用、道德、宽容等,但我们一定要知道这些无形品质的价值。这些,也正是生命的本质所在。

有一位表演大师上场前,他的弟子告诉他鞋带松了。大师点头致谢,蹲下来仔细系好。等到弟子转身后,又蹲下来将鞋带解松。

有个旁观者看到这一切,不解地问:"大师,您为什么又要将鞋带解松呢?"大师回答道:"因为我饰演的是一位劳累的旅者,长途跋涉使他的鞋带松开,可以通过这个细节表现他的劳累憔悴。"

"那你为什么不直接告诉你的弟子呢?"

"他能细心地发现我的鞋带松了,并且热心地告诉我,我一定要保护他的这种热情的积极性,及时地给他鼓励,至于为什么要将鞋带解开,将来会有更多的机会教他表演,可以下一次再说啊。"

宽容是深藏在我们灵魂深处的一种美德。无论何时何地,对他人过失,心怀宽容;对他人苦难,心怀怜悯;对天地心怀敬畏,对万物心怀谦恭。对同事过错,不幸灾乐祸;即使批评对方,也要心态从容,不疾言厉色,而当心平气和,就会像春风化雨、润物无声。宽容,能使我们的意见更中肯、客观,从而不走极端,以致伤害别人。

宽容又是一种修养。从某种意义上讲,所谓修养,就是要让别人舒服。

修养不是道德规范,也不是小学生行为准则,其实也并不与文化程度、社会发展、经济水平挂钩,它是一种体谅,体谅别人的不容易,体谅别人的处境和习惯。不因为自己而让别人觉得不舒服,这就是修养的简单道理。

包容,是人生最大的修养,它既不是懦弱,也不是忍让,而是察人之难、补人之短、扬人之长、谅人之过,不会嫉人之才、鄙人之能、讽人之缺、责人之误。

包容是肯定自己也承认他人,是一种善待生活、善待别人的境界。在包容的背后,蕴含的是爱心和坚强。

看得见的修养我们可以作为"有",那么看得见的修养是容易的,因为慑于群体的压力。但凡有些自觉力的人，都能发现自己跟文明的差距。在干净的环境里，你不好意思乱丢垃圾；在安静的博物馆，你不敢高声喧哗；在有序的队伍中，你不好意思插队；在清洁的房间，你不会旁若无人地点燃香烟。所谓的修养，真实存在于环境感染力中。

看不见的修养我们可以作为"无"，难的是看不见的修养。在乌合之众中，谁能保持优雅和修养？在群体无意识中，谁能保持清醒和判断？在舍生取义的时刻，谁还能像一名绅士，把生的机会留给妇孺老人？这不是作秀和异类，这恰恰是最能体现修养作为品德的可贵之处。

在泰坦尼克号海难中，亚斯特四世（当时的世界第一首富）把怀着5个月身孕的妻子玛德琳送上4号救生艇后，站在甲板上，带着他的狗，点燃一根雪茄烟，对划向远处的小艇最后呼喊：我爱你们！一副默多克曾命令亚斯特上船，被亚斯特愤怒地拒绝：我喜欢最初的说法（保护弱者）！然后，把唯一的位置让给三等舱的一位爱尔兰妇女。

几天后，在北大西洋黎明的晨光中，打捞船员发现了他，头颅被烟囱打碎……他的资产可以建造十几艘泰坦尼克号，然而亚斯特拒绝了可以逃命的所有正当理由。

为保卫自己的人格而战，这是伟大男人的唯一选择。这次海难中的银行大亨古根海姆，穿上最华丽的晚礼服：我要死得体面。他给太太留下的纸条上写着：这条船上不会有任何一个女性因我抢占了救生艇的位置，而剩在甲板上。我不会死得像一个畜生，我会像一个真正的男子汉。

更难的是那些"慎独"的修养。日本有一种"不给别人添麻烦"的文化。比如，不小心把水洒在了地铁座位上，即使下一站就要下车，也要想办法擦干净，这样下一位乘客就不会觉得麻烦。虽然没擦可能也不会被人批评，虽然大部分时候并没有机会跟下一位乘客认识，但这种谨慎独处、保有敬畏的态度恰恰是最能考验真假修养的地方。

又如，你只是街边的一个小摊贩，那么在顾客临走时道一句"您慢走"，这是修养；你只是便利店的收银员，那么在不忙的时候，给人结账后顺便帮人家一起将商品放入购物袋,这是修养;甚至即便你只是一个擦鞋工,在双手接过钱后,不卑不亢地说一句"祝您生活愉快",这也是修养……

别人在感受到你良好的个人修养后,自然就会对你产生尊敬之情,在以后亦会将你当作消费首选。

不因为自己而让别人觉得不舒服,这就是修养的简单道理,这也是本篇故事中表演大师的过人之处。

十二　圣人为腹不为目，故去彼取此

五色令人目盲，五音令人耳聋，五味令人口爽，驰骋畋猎令人心发狂，难得之货令人行妨。是以圣人为腹不为目，故去彼取此。

缤纷的色彩，使人的眼睛都看花了；美妙的音乐，使人的听觉都失聪了；丰美的食物，使人的口味都伤损了；驰马打猎，使人的精神极度放纵；珍贵物品，使人欲行不轨。所以圣人只求温饱而不求耳目享受。因此，要去掉耳目享受而只求不至于饥饿就行了。

人的内心如果被外在的浮华所掩盖，则不能透析生命的本质。虽然目能视、耳能闻、口能尝，可实际上已经是盲、聋、爽了。这里老子所言的"爽"并不是人们通常认为的"痛快"的意思，而是"爽约"的"爽"，即出现了偏差。因此，为人不应该过于追逐外在的享受，而应感悟并抱守纯素清淡的内在之本，生命正确的态度应是重内德、重纲本、求实用。

据说周总理宴请外宾时，上了一道开水白菜。这道菜貌似简单至极，就是清水里泡着几棵白菜心，味道寡淡的样子，并不能激起人的食欲。外宾看到这道菜时，迟迟不肯品尝。周总理几番邀请，外宾才勉强尝了一口，谁知这一尝就惊为菜中极品，大吃起来。

其实，开水白菜美味的秘诀在于"开水"。这看似白开水的清汤，是将老母鸡、老母鸭、火腿、排骨、干贝等放入汤锅内，加入足量清水、姜、葱，烧开后打去浮沫，加料酒，改用小火保持微开不沸，慢慢地熬至汤出鲜味。熬制这样的清汤，至少需要4个小时。开水白菜清鲜淡雅，汤味浓醇，有不似珍肴胜似珍肴之感。

这汤的境界实在是高啊!在长时间的熬制中,把种种滋味融在一起,最后以"白开水"的姿态来呈现。看似平淡,实则是淡而有味,就像薄雾笼罩的远山,看似清浅悠远,里面却藏着万千风景。浓到极致是平淡,人生有味是清欢,这汤中颇有些禅意,蕴含着生活与人生的大境界。

有一种境界叫"开水白菜",以最朴素平凡的面目示人,却有着丰富而厚重的内涵。这种淡,不是寡淡苍白,而是洗净铅华后的真醇之味。这种淡,不是贫乏空洞,而是繁华落尽后的简约之风。

苏轼一生坎坷波折,仕途起落,宦海沉浮,他在命运的洪流中将人生五味都尝了个够,才品出"淡"是最真的滋味。"也无风雨也无晴"是他历经沧海后平静内心的写照。不论是古代先贤,还是如今的杰出人士,都会经历这样的过程,绚烂归于平淡,喧嚣归于沉寂,人生就是一抹淡淡的云,一缕轻轻的风。其实,谁不是这样?经历过酸甜苦辣,才懂得淡中的真味。

人生如果能达到"开水白菜"的境界,实在是到达了佳境。情到浓时情转淡,君子之交淡如水,感情只有淡然一些,才会细水长流,永不枯竭。返璞归真,让生命回归最舒适的状态,心境会明朗豁达,人会活得洒脱自在。

古时候,有一位老员外娶了四个妻子。第四个妻子最得员外的疼爱,他不管去哪儿都带着她,而她每天沐浴更衣、饮食起居,都要员外亲手照顾。员外对她真是百般呵护,非常宠爱。第三个妻子是众多人追求的对象,员外花了好大的力气才得到她。因此,员外每天都要去关心她,常常在她身边甜言蜜语,又造了漂亮的房子给她住。第二个妻子与员外最贴心,每当员外有什么心事或困扰,他总是来找第二个妻子为他分忧解劳,互相安慰。至于员外的第一个妻子,员外根本很少去看她。可是家中一切繁重的工作都由她处理,她身负各种责任与烦恼,却得不到员外的注意和重视。

一天,员外必须要到遥远的地方去。他对第四个妻子说:"我现在有急事非离开不可,你跟我一块儿走吧?"第四个妻子回答:"我可不愿跟你去。"员外惊异万分,不解地问:"我最疼爱你,对你言听计从,怎么现在不愿陪我一块儿去呢?""不论你怎么说,我都不可能陪你去!"第四个妻子坚决地说。员外恨她的无情,就把第三个妻子叫来问道:"那你能陪我一块儿去吗?"第三个妻子回答:"连你最心爱的第四个妻子都不情愿陪你去,我为什么要陪你去?"员外只好把第二个妻子叫过来说:"你总愿意陪我去吧?"第二个妻子说:"嗯,你要离开,我也很难过,但我也只能陪你到城外,之后的路你就自己走吧!"员外这才想起第一个妻子,把她叫来问一样的话。第一个妻子回答:"不论你去哪里,不论苦乐或生死,我都不会离开你的身边。你去多远我都陪你去。"

这时,员外才知道,真正可以和他永不分离的只有第一个妻子啊!员外要去的地方是死亡的世界。第四个妻子,是人的身体。人对自己的身体倍加珍惜,不亚于员外体贴第四个妻子的情形,但死时你为之不惜一切的身体,却不会追随着你。第三个妻子,是人间的财富。不论你多么辛苦追求来的财富,死时都不能带走一分一毫。第二个妻子,是亲朋好友。人活在世上,彼此关爱是应该的,亲朋好友在人死后,会伤心一段时间,但是百年之后却谁也不认识谁。第一个妻子,则是人的心灵。

心灵与我们形影相随,生死不离,但人们也最容易忽略它,反而全神贯注于物质和欲望,其实只有心灵才是永生永世与我们同在的。

有一个皇帝想要整修京城里的一座寺庙,他派人去找技艺高超的设计师,希望能够将寺庙整修得美丽而又庄严。后来有两组人员被找来了:其中一组是京城里很有名的工匠与画师;另外一组是几个和尚。由于皇帝没有办法决定到底哪一组人员的手艺比较好,于是他就决定要给他们机会,一较高下。

皇帝要求这两组人员各自去整修一座小寺庙,那两座寺庙正好面对面,而皇帝要在三天后来验收。工匠们向皇帝要了一百多种颜色的颜料,以及很多的工具;而让皇帝很奇怪的是,和尚们居然只向他要了一些抹布与水桶等简单的清洁用具。

三天后,皇帝来验收两组人员装修寺庙的结果,他首先看看工匠们装饰过的寺庙。工匠们正敲锣打鼓地庆祝着工程的完成,他们用了非常多的颜料,以非常精巧的手艺把寺庙装饰得五光十色。

皇帝很满意地点点头,接着回过头来看看和尚们负责整修的寺庙。他一看之下就愣住了,和尚们所整修的寺庙没有涂上任何的颜料,他们只是把所有的墙壁、桌椅、窗户等都擦拭得非常洁净。寺庙中所有的物品都显出了它们原来的颜色,而它们光泽的表面就像镜子一般,无瑕地反射出从外面而来的色彩。那天边多变的云彩、随风摇曳的树影,甚至是对面那五颜六色的寺庙,都变成了这个寺庙美丽色彩的一部分,而这座寺庙只是宁静地接受这一切。

皇帝被这庄严的寺庙深深地感动了,至于最后的胜利,相信大家也猜到了。

我们的心就像是一座寺庙,不需要用各种精巧的装饰来美化,需要的只是把心灵擦拭干净,让内在原有的美无瑕地显现出来。当你用一种新的视野看待生活、对待生活时,你会发现许多简单的东西才是最美的,而许多美的东西正是那些最简单的事物。奢华的住所和服饰未必能给你带来快乐,保持一颗纯真、简洁的心是获得幸福人生的大秘诀。

心灵朴素的人真实自然,平和宁静。心灵朴素的人,内心散淡从容。一个被过盛的欲望烧灼煎熬的人,是无法做到朴素的。一个人,只有不怀非分之想,内心一片澄澈,才能安于过朴素的生活,也才能享受到宁静淡泊的日子的快乐与幸福。朴素的人,他的衣着、他的谈吐、他的表达、他的行为,都不是为了表现,都不是为了掩饰。

人的朴素,源于自信。一个人按照自己本来的样子行事、作为,的确是需要底气、底蕴的。一个充分相信自己、清楚地知道自己的价值所在的人,才敢于向人袒露自己的真面目。

朴素的反面,是矫饰。矫饰是百般做作,是千般遮掩。矫饰的结果,尽管可能会百般峥嵘、千般繁华,但它的底色却是虚伪。好比一张原本丑陋不堪的脸,经过精心的修饰和化妆,也许可以变得美艳动人。但知道它的底细的人,心中终是不屑。朴素则是真诚袒露,尽管素面朝天,却洋溢着表里如一的美。朴素的美源于真实。

十三　宠辱若惊,贵大患若身

宠辱若惊,贵大患若身。何谓宠辱若惊? 宠为下,得之若惊,失之若惊,是谓宠辱若惊。何谓贵大患若身? 吾所以有大患者,为吾有身。及吾无身,吾有何患? 故贵以身为天下者,若可寄天下。爱以身为天下者,若可托天下。

受宠惊喜而受辱惶恐,这是把灾祸看得像生命一样重要。什么叫作受到宠辱好像受到惊吓呢? 因为人们把受宠看得很尊贵,把受辱看得很卑贱,所以得到这些好像受到惊吓,失去这些也大都感到惊恐,这就叫作"宠辱若惊"。为什么会把灾祸看得如同生命一样重要呢? 我之所以有灾祸,是因为我有身体,如果我没有身体,我还会有什么灾祸呢? 所以只有那些看重自身的人,才会看重天下人的生命,才可以把天下交给他;只有那些爱惜自身的人,才会爱惜天下人的生命,才可以把天下托付给他。

大道无情,天地不仁,本来是没有宠辱的。人间的宠辱全是情欲所致,如果能保持内心清静的天真本性,则不必理会宠辱,又哪里会有若惊的现象? 那些遇到宠辱而感到惊慌的人,是因为把自我虚荣的声名看得太重的缘故。

生活中,我们常常会听到别人对自己的毁谤,有颠倒是非的,有无中生有的。不计较倒还没事,你一争辩事情反而闹得更大! 因此,面对毁谤,我们要尽量冷静,不要被别人牵着鼻子走。经常与别人争论是非长短,只会使你的心胸变得狭窄,思维变得混乱。

南宋官员、理学家张九成一早来向宗杲禅师请教如何参禅。

宗杲禅师听了他的问话后,没有直接回答,反而对他说:"你为什么起得这么早啊? 难道不怕家里的妻子同别人睡觉吗?"

张九成听了,顿时火冒三丈,气咻咻地说:"你这个愚昧无知的老秃驴,怎么敢说出这种话来? 亏你还是一个出家人,竟然……"

宗杲禅师忙用手势止住他说:"我轻轻这么一扇,你就大为光火。像这样的话,怎么能参禅呢?"

接着,老禅师又对他说:"大海常被人唾骂,秋月常被人轻视,明镜常被人挫伤。你见它们发过火,生过气吗? 没有。它们处之泰然,安然不动,闻而未闻,听时不惑,事过不留。为什么? 因为它们的本体之心,一片明净,一片空灵,既深又广,既刚又柔,能容纳一切,又超远一切。故能见人之所未见,忍人之所不忍,岂是区区一句笑话、一点点不顺心的事能动其心的? 修为到了一定境界的人,张口即佛,人人都是菩萨;与人为善,天天都是好日子。这样,他怎么能被外缘所牵动呢?"

勘破红尘之人,他的心如大海那样的深邃宽广,似秋月那样的皎洁柔情,像明镜那样的明亮清纯。因此,他才能两袖一甩,一路清风;布履一双,踏破山河;仰天一笑,快慰平生。修行到何种程度,一切都取决于心境的高与低、空与实。

人来到世上是偶然的,走向死亡却是必然的。人生除了生与死能引起几声欢呼、几阵哭泣外,健康活在世上的人很少会想到死亡,也没有对死亡的敬畏感。生活中常可见到一些人,成则轻狂骄妄、得意忘形,败则一蹶不振、沮丧绝望,对得失锱铢必较,对成败患得患失,对诱惑欲壑难填,无论大事小事,整天烦恼、忧愁、痛苦、懊丧,甚至去猜忌、争斗、相互陷害,看不清人生的轻重、分辨不出生命的本质,可以说是"一叶障目,不见泰山"。

很少有人在平安康乐的时候思考一个严肃的问题,那就是:我该怎样活着? 碌碌无为地敷衍度日,让大多数人的生命在无形中被消耗掉了。

有一位老者,幼年丧母,中年丧妻,老年丧子。见到他的时候,老人精神矍铄,谈笑风生,丝毫看不出人生中的三大痛苦都发生在他身上。

他每天早上背一把太极剑去草坪练剑,下午在公园和一群老年朋友下象棋。平时把屋子收拾得敞亮、干净,做得一手好菜,即使是最普通的叶子菜,他都可以炒得色香味俱全。更多的时候是在躺椅上面看书,从儒家名著到《菜根谭》《傅雷家书》等,都有涉及。

无论是生活哲学还是人文艺术,从老人那里我都受益匪浅。他的经历使我认识到:真正的强大,不是去征服什么,而是能够承受什么。余华的小说《活着》里面的主人公失去全部亲人的命运与这位老者比较相似,他们也做出了同样的选择:活着,顽强地活着,乐观地活着,淡定地活着!

当一个人,承受生活给你的所有伤痛和苦难,接受自己最真实的面貌和现状,无论命运如何安排,你都可以做回最初的那个自己,这样的你就是强大的你。

小的时候,我们总想长大,以为长大就会得到很多东西。可是,长大后发现世界并不如我们想象的那么美好,而且面对的更多的事情是失去。失去亲人、失去爱情、失去健康、失去梦想,甚至失去活下去的勇气。

每当失去的时候,人们总想着逃避,可是就算逃到天涯海角,我们也都无法躲避。

内心强大的人从来没有想过逃避,而是直接面对,然后去承受它们。承受生命的短暂无常,承受人生的黯淡无光,承受生活的穷困潦倒。

2018年4月13日,随着《人民日报》官方微信的报道,许多人的手机被这条信息刷屏了:"感人至深!无手无脚七旬老太照顾百岁母亲。"发布不到1小时,点击量就突破10万+,点赞接近2万余人次。

四川省峨眉山市桂花桥镇蔡村76岁老人蔡冬凤,4岁时因意外失去了双手和双脚。但是她身残志坚,不仅坚持上学读书,还帮着家里做家务。13岁时父亲去世,她放弃了学业,帮助母亲忙家务和照顾妹妹,跪行撑起了贫苦的家。1963年,21岁的她就开始在生产队当记分员,1966年当上蔡村的妇女主任和出纳。除了担任村干部工作,蔡冬凤还自己种了两亩半地,种植水稻和蔬菜,同时编簸箕、打草鞋、写字、做家务、开榨油坊……如今,无手无脚的她独自照顾着105岁的老母亲。蔡冬凤坚强不屈的精神品质感动了整个中国!尽管没有手和脚,但她的内心无疑是十分强大的。

内心强大的人是宠辱不惊的人，不管别人是赞扬还是损毁自己，他都会平静地接纳。因为他知道，别人的评论都是别人心中的自己，他们评价的都只是自己的影子，并不是真实的自己。

真正的内心强大，不是比拼名利，而是可以承受更多。不会接纳自己的人，往往会把自己困在别人的眼光里，比如别人对自己的期望和别人对自己的评价。其实，一个最应该在意的事情是：自己如何与自己相处，自己如何接纳自己。

内心强大的人知道自己该做什么、不该做什么，他知道自己是为自己而活。所有快乐的源泉，全部来自强大的内心。正所谓："吾所以有大患者，为吾有身，及吾无身，吾有何患？"

2018年3月14日，传奇物理学家霍金去世了，我坚信他会因留下的这句话而一直活在人们心中："一个人必须足够成熟才会认识到，人生是不公平的。不管你的境遇如何，你只能全力以赴。"

"宠辱若惊，贵大患若身。"常人不能理性对待荣辱，其实来自于虚荣之心，而虚荣心又来源于其过度的自尊心。

自尊心往往不太容易掌握。一个人的自尊心若是过强，或是走向极端，就很容易变成虚荣心，而虚荣心带给人的只有伤害。

英国哲学家培根有句格言："虚荣的人被智者所轻视，愚者所倾服，阿谀者所崇拜，而为自己的虚荣所奴役。"德国哲学家叔本华也有类似的论述："虚荣心使人多嘴多舌，自尊心使人沉默。"

从表面看，虚荣仿佛是一种聪明；从长远看，虚荣实际是一种愚蠢。虚荣者常有小狡黠，却缺乏大智慧。虚荣的人不一定少机敏，却一定缺远见。虚荣的女人是金钱的俘虏，虚荣的男人是权力的俘虏。太强的虚荣心，使男人变得虚伪，使女人变得堕落。

虚荣使人变得自负，误以为自己很了不起，可事实上并非如此。有些人遇事常常十分无奈，但还是拼命想出风头，结果什么也得不到。一旦真相大白，他们便无地自容，失去信心，放弃了使自己重新振作起来的机会，到头来，虚荣带给他们的只有失败。其实，这些人是在玩一场注定要失败的赌博游戏。

古人云:"上士忘名,中士立名,下士窃名。"虚荣心重的人,所追求的东西,莫过于名不副实的荣誉;所畏惧的东西,莫过于突如其来的羞辱。

虚荣心最大的后遗症之一是促使一个人失去免于恐惧、免于匮乏的自由,因为害怕羞辱,所以不定时活在恐惧中,经常没有安全感,不满足。虚荣心强的人,与其说是为了脱颖而出、鹤立鸡群,不如说是自以为出类拔萃,所以不惜玩弄欺骗、诡诈的手段,使虚荣心得到最大的满足。问题是——虚荣心是一股强烈的欲望,欲望是不会满足的。

虚荣心一旦形成(成熟)后,它所结合的诸多不良的心态、习惯和行为,会使人只看得到眼前,离成功却愈来愈远。

当你视荣誉为虚无的时候,你的荣誉是实在的;当你唯名利是图,视荣誉为至宝的时候,你的荣誉是虚无的。为了私欲而贪图虚荣,虚荣会成为生命的累赘。面对虚荣之心,也许正确的态度应如元代王冕《墨梅》诗中写的那样:"不要人夸好颜色,只留清气满乾坤。"

十四 绳绳兮不可名,复归于无物

视之不见名曰夷,听之不闻名曰希,搏之不得名曰微。此三者不可致诘,故混而为一。其上不皦,其下不昧,绳绳兮不可名,复归于无物。是谓无状之状,无物之象,是谓惚恍。迎之不见其首,随之不见其后;执古之道,以御今之有。以知古始,是谓道纪。

看它又看不见,这叫作无形;听它又听不到,这叫作无声;摸它又摸不着,这叫作无体。这三种特性都是无法进一步追究和考察的,它们混合于一体。它的上面显不出明亮,它的下面也显不出阴暗,无形无影,难以捕捉,可以说它不是一个物体。还可以把它叫作没有形状的形态、没有形体的形象。它可以说是迷离恍惚、无法说透的。面对着它,却看不见它的前头,尾随着它,也看不见它的后面。掌握了亘古的规律,就可以凭借它来驾驭、把握现在的一切事物,就能够了解远古时代的情形。以上所讲的就是关于"道"的主要情况。

《道德经》第一章讲的"无名,天地之始",第五十二章中讲的"天下有始,以为天下母",此章讲的"古始"均是指无极大道。大道虽无形、无情、无名,但能生育天地,运行日月,长养万物。因此,无名的道,是天地万物的本始和纲纪。

现在的科学研究的只是天地万物,只能穷尽"物"的层面。或者说,只能穷尽宇宙。至于宇宙怎么来的以及生出宇宙的那个更原始的存在是什么,这是无法探求的。

现代存在的、正在发生的事,在足够久远的以前,都是不存在的。现在正在发生的事物,则又是从久远的不存在的空无中萌发出来的。佛家有这样一段精彩的对话:

侍者问禅师:"禅心在何处?"

禅师说:"在广大虚空中。"

侍者问:"我怎么看不见呢?"

禅师说:"因为它广布虚空,所以无形。"

从宇宙本质"虚空"这个意义上讲,佛、道是一体和统一的。时间无论如何流转,万物总在永不停息地向前演化。越来越多的本来不存在的事物,被萌生了出来。对于复杂繁复而又瞬息万变的世界,到底怎么才能把握它们的本质呢?

今天的有,都来自过去的无。

好比计算机,并非生来就有。在计算机被发明出来之前,关于怎么制造计算机的学问和方法,只是静静地隐匿在一团虚无里,等待有人把它发掘出来。诸如此类,现在的所有事物,都是先前不存在,后来被人从一团虚空里发现、发掘出来的。其发展的最终又如道的特性一般:"绳绳不可名,复归于无物。"

人们总是问佛陀:"佛死了到什么地方去了呢?"

佛陀总是微笑着,保持沉默,什么话也不说。

但是这个问题一次又一次地被提出来,看来人们还是对这个问题比较关心。为了满足人们的好奇心,佛陀对他的弟子说:"拿一支小蜡烛来,我会让你们知道佛死了到什么地方去了。"

弟子急忙去拿来了蜡烛。佛陀说:"把蜡烛点亮,然后拿过来靠近我,让我看见蜡烛的光。"

弟子把蜡烛拿到佛陀的面前,还用手遮掩着,生怕风把蜡烛吹灭了。但是佛陀训斥他的弟子说:"为什么要遮掩呢? 该灭的自然会灭,遮掩是没有用的。就像死,同样也是不可避免的。"于是,就吹灭了蜡烛说:"有谁知道蜡烛的光到什么地方去了? 它的火焰到什么地方去了?"弟子们你看我,我看你,谁也说不上来。

佛陀说:"佛死就如蜡烛熄灭,蜡烛的光到什么地方去了,佛死了就到什么地方去了,和火焰熄灭是一样的道理。佛陀死了,他就消灭了。他是整体的一部分,他与整体共存亡。火焰是个性,个性存在于整体之中,火焰熄灭了,个性就消失了,但是整体依然存在。不要关心佛死后去哪里了,他去哪里都不重要,重要的是如何成为佛。"

因此,如果能够了解掌握万物变迁在历史上留下的形迹规律和源流脉络,那么我们就可以驾驭现在正在发生和存在的事物。

老子认为,自然万物的总根源,都可以追溯到道。能体察大道,就可以掌握万物。

道,终归到底还是需要人心去感知,否则一切描绘都无从谈起,无处施用。天地万物的本始和纲纪能有效地指导人们的日常生活,一旦人们的行为顺道而行,就能一帆风顺、事事遂心;相反,如果逆道而行,人们的行为就会受阻、甚至遭受祸患。

道的主要特性是"无状之状,无物之象,是谓惚恍"。作为一个人,尤其是一个有些才华的人,应效法道的精神,要有韬晦之术,既有效地保护自我,又能充分发挥自己的才华。不仅要说服、战胜盲目和骄傲自大的病态心理,凡事不要太张狂、太咄咄逼人,更要养成谦虚让人的美德。所谓"花要半开,酒要半醉",凡是鲜花盛开娇艳的时候,不是立即被人采摘而去,也就是衰败的开始。

一个人志得意满时,切不可趾高气扬,目空一切,不可一世,这样不被别人当靶子打才怪呢! 因此,无论有着怎样出众的才智,也一定要谨记:不要把自己看得太了不起,不要把自己看得太重要,夹起你的尾巴,掩饰起你的才华。

如果你想得到别人的尊敬,就不应该让人看出你有多高的智慧和多大的勇气。应该努力让别人知道你,但不要让他们对你了如指掌,不要让他们离你太近,不要让他们与你朝夕相处。要想让别人永远不对你感到失望,那么就不要让他看得出你的极限,不要过多地出现在他们面前。那么,就让别人去猜测吧,他们会努力推算你的潜力! 这正是"无状之状,无物之象,是谓惚恍""迎之不见其首,随之不见其后"的境界。

即便他们会怀疑你的真实能力,没关系,因为这肯定会比显示你的所谓的才能更能赢得别人的肯定。因此,活在人世间,即使你禀赋异常,能力了得,志向高远,也要藏头露尾,或把自己置于云里雾里,像雾像雨又像风。

袁世凯窃取辛亥革命果实,当了首任中华民国总统后,想拉拢蔡锷将军,便以组阁为由,召其进京。蔡锷明知是调虎离山之计,但因时机未至,便毅然离开云南北上。到了北京城,面对袁世凯的笼络,蔡锷抱着弃世无为的态度,整天饮酒狎妓,在八大胡同流连忘返。尽管如此,袁世凯仍不放心,每天都要派密探监视蔡锷的行踪。

不久,袁世凯称帝,蔡锷内心作痛却不动声色,他晓谕部下拥戴帝制。不但如此,蔡锷还整天与袁氏帮凶六君子、五财神、八大金刚等人周旋,甚至帮助筹备登基大典。袁世凯疑虑稍减,拿出巨款收买蔡锷。蔡锷接过这笔巨款存了下来,以作日后事业的经费,表面上更是沉溺于酒色,还经常留宿名妓小凤仙之处,甚至为口角闹到法庭要与夫人离婚。这样一来,袁世凯完全放心,把密探全部撤掉了。对此,蔡锷仍没有反应,反而整日忙于广置田产,修造房屋,收集古玩,连公府召见也未能一见他的身影。

一天傍晚,蔡锷在小凤仙的住所举行宴会,遍请六君子、五财神等“高朋好友”。席间,蔡锷兴致欲狂,大饮大醉,呕吐狼藉;来宾们也都醉醺醺的,各个兴尽而返。次日天未破晓,小凤仙推醒蔡锷说:“时间到了。”蔡锷听后,迅速起床,悄然离去,然后赴天津,去日本,转道海上至云南。待得云南独立,其他各省纷纷响应,人们方才领悟蔡锷行的是韬光养晦之计。

蔡锷将军之所以纵情声色、购置田产、与妻子离婚等,都不过是故意掩饰自己的真实面目,麻痹袁世凯,以为日后反袁做掩护。对此,袁世凯毫无察觉,等达到目的后,袁氏梦醒无奈,后悔也徒然。

置身波光诡谲的斗争场合,当自己的力量处于弱势或时机尚未成熟等情况下,必须韬光养晦,做到深藏不露,掩饰自己的真实面目,隐藏自己的实际意图,这样才能让对方放松警惕并放下疑虑,不以你为敌而为友,或者至少也不要视你为敌。如此,自己才能够赢得时间和机会,暗中奋发,积蓄力量,或者出其不意地克敌制胜。

十五　夫唯不盈,故能蔽而新成

古之善为士者,微妙玄通,深不可识。夫唯不可识,故强为之容。豫兮若冬涉川,犹兮若畏四邻,俨兮其若客,涣兮其若凌释,敦兮其若朴,旷兮其若谷,混兮其若浊。孰能浊以静之徐清?孰能安以动之徐生?保此道者不欲盈。夫唯不盈,故能蔽而新成。

古代那些懂得循道而行的人,其思想细致入微、深邃博大,深刻得难以形容。正因为他们难以被形容,所以只能这样牵强地对其进行描述:他们办事反复斟酌,就像寒冬要赤足过河;谨小慎微,就像在意四邻的窥视;举止庄重,就像一位做客之人;达理而不执迷,就像将要融化的冰块;朴实诚恳,就像未经雕琢的原木;胸襟开阔,就像深山的旷谷;随和宽容,就像容纳浊流的河水。谁能够使自己像容纳浊流的河水那样呢?世人总是要让浊水平静下来,使之慢慢变得清澈;谁又能够永远处于安定清净的状态呢?世人又总是要搅乱清净,使得各种急功近利的欲望得以产生。奉行道的人,办事总会避免过度。正因为能够适可而止,所以能够有所宽容,而不去强求无法达到的成功。

《周易·既济》曰:"水在火上,既济;君子以思患而豫防之。"有道之士正如既济卦描述的那样,处事接物谦恭谨慎,不敢肆意妄进,就像冬天履冰过河一样,时时小心,步步谨慎,唯恐冰凝不坚,一脚陷入水中。他"贫"而不诣,富而不骄,不贪不染,不留不滞。他的心性就像冰块被阳光照射一般,冰释又不留下任何形迹。他虽然身处世俗之中,但内心不被俗尘所染,举止自如,常顺自然。因此,无论世事如何变迁,他的身心都是安定的,安之久而心自定,心定而神自清,神清而性自静。

从生命的本质来说,人是人生路途上的匆匆过客,是大自然的普通客人,与其他的生物一样,没有生和死的选择,这是大道的必然规律。得道之人和大道同步,他们乖乖地做客人,严肃、认真地对待日常生活琐事,与世间的庸人有本质的不同。

庸人以大自然的主人自居,势必以尊贵的态度对待自己,而以嚣张的态度对待自然。庸俗之人以损害自然为代价来满足自己的私欲,最后以毁灭自己告终。

老子主张以客人般严肃、认真的态度度过自己的一生,而不是以玩世不恭的态度混过一生。

生命就是一个过程,每个人的开局都是一样的,最终的结局也是一样的,但是不同之处在于人生的过程。只有这个过程,才会体现人生的差别,也只有这个过程,才最值得人们欣赏与玩味。

从前,有个小和尚很喜欢夕阳落山的景色,天天爬上山顶去观看。

这天,他看着看着忽然哭了起来。

一个老和尚问他为什么哭。小和尚说:"夕阳落山的景色实在太美了,可是不管怎样,我都不能把它留下。"

老和尚听了哈哈大笑起来。他说:"太阳每天都会升起落下,明知不可留,那又何必强求呢?"

是啊,明知不可留,又何必强求呢?

白居易有一首诗说得很好:"蜗牛角上争何事?石火光中寄此身。随富随贫且欢乐,不开口笑是痴人。"人生于世,得不到的太多太多,若执意为之,便有违天道,虽咫尺亦千里了,凡事莫如随意随缘也随意的好。这样,痛苦或许会少些。

人生就像一部列车,起点是生命的诞生,终点是悲凉的死亡,人生之旅便是生命的旅程。人生是一张单程的车票,一去无返,我们能做的只有不断努力,能依靠的也只有自己。在珍贵的旅途中,就要尽情地享受窗外的旖旎风光,洒脱地面对车内的愉快交流,只有如此,才能体味到一种无悔的过程美。味在过程,美在过程。人生的乐趣、美好不在终点,而是在途中。

人赤条条来到世间,几十年的光阴转瞬之间又撒手西去。或许,遵循天地之大道,方为生存之理。

老子在本章中接着说:"孰能浊以之徐清? 孰能安以动之徐生?"这两句话,一静一动,出现了两个"徐",而徐就是慢。这包含了老子关于慢的智慧。

一杯混浊的水,放着不动,这样长久平静下来,混浊的泥渣自然沉淀,终至转浊为清,成为一杯清水,这是一个方法。

一杯水只有静下来才会清澈,湖水只有静下来才能映照世界,人心也是如此。只有人心静了,才能真正做生活的主人,细细品味生活。慢是静的前提。静之徐清,慢了才从容。

人生如登山,并非一味的快就好。在追求成功和成果的道路上,无论是个人还是社会,都要懂得快与慢的辩证法。走马观花、浮光掠影并不代表走得好;根据地势,该快时快,该慢时慢,顺其自然,快慢相宜,才是人生最好的节奏。有时候,慢是一门高超的人生学问,是一种高深的智慧。

动之徐生,慢了才能保持生机。生命的原则若是合乎"动之徐生",能慢一步,那将很好。精神的清净、心灵的淡定是生命修炼的总纲,慢则是最重要的原则。

因此,在这个快节奏的时代,我们应该让自己慢下来,静下来,让灵魂跟上来。

弟子问老师:"您能谈谈人类的奇怪之处吗?"

老师答道:"他们急于成长,然后又哀叹失去的童年。他们以健康换取金钱,不久后又想用金钱恢复健康。他们对未来焦虑不已,却又无视现在的幸福。因此,他们既不活在当下,也不活在未来,他们活着仿佛从来不会死亡;临死前,又仿佛从未活过。"

无论未来怎样,我们都不必抱怨自己的人生。有的人一生精彩不断,但更多人的一生都是充满了平平常常的小事。假如我们没有惊天动地的大事情可以做,那么就做一个平淡的小人物,就去给自己一个人的幸福。

从今天开始,帮自己一个忙。不再承受身外的目光,不必在意他人的评价,为自己活着;从今天开始,帮自己一个忙,做喜欢的事情,爱最亲近的人,抛弃伪装的面具,不再束缚情感的空间。

从今天开始,帮自己一个忙,卸下所有的负担,忘却曾经的疼痛,抚平心灵的创伤,让自己活得轻松、充盈。

从今天开始,学着慢下来。

经过五天繁忙的上班,在拥挤的城市里,人们一直在赶路,挤在车队里,生命不时耗在塞车中,那种烦躁、焦虑感时刻充斥于心。等到周末了,又停不下来,急着去玩。在这个时候,也许"悠闲"反而是非常值得我们去重新反省的一种生活方式。

《诗经》说"悠悠我心",意思是你走出去的时候,感觉到心灵跟所有外在的空间是有感觉的,如果速度快到对外在环境没有感觉,就不是"悠悠我心"了。

因为慢,你才会有心灵的感受。你有没有想过,当车子开得飞快,在高速公路上笔直地从 A 点抵达 B 点时,当中错过了生命中多少丰富的事物。

其实人的一生最长的 A 点到 B 点,就是从诞生到死亡。如果从诞生到死亡是一条笔直的高速公路,那么宁可慢慢地通过,或者甚至放弃高速公路,走省道或迂回的山路,这样是不是可以看到更多的风景?生命也得以拉到更长的距离。

十六　致虚极,守静笃

致虚极,守静笃。万物并作,吾以是观其复。夫物芸芸,各复归其根。归根曰静,静曰复命。复命曰常,知常曰明。不知常,妄作凶。知常容,容乃公,公乃王,王乃天,天乃道,道乃久,没身不殆。

使心灵达到空明虚无的境界,就会拥有清静自守的状态。万物繁茂地生长起来,而我却在平静中观看着它们循环往复。万物纷纷纭纭,但最终都要返还到自己的初始状态。万物回归于初始状态就是静静地死亡,死亡后会再次拥有生命。这种生命的反复过程是永远不变的,懂得这个永远不变的道理可以算是明智的。不懂得这个永远不变的道理,胡乱行动,便会遭遇到凶险灾难。懂得这一不变的真理就能包容一切,能够包容一切就能够正确看待并理解一切,能够正确对待一切就能够懂得治国的根本,懂得了治国的根本,进而就能了解自然规律,掌握了自然规律就能长久生存,终生不会遇到灾祸。

宇宙万物虽然复杂万端,但终会复归于寂静虚无的本初。人的本性是生命百态的根本,心性一动,就会有喜、怒、哀、乐等情绪出现,有忧虑、感叹、恐怖、畏惧的发生,有浮躁、放纵、狂妄的显露,但终不会永久地如此下去。此情一旦静下来,便重新归于寂静虚空的自然本性。虚无自然、清静无为,是天地之根、万化之宗,无吉凶、无危险,不生不灭,永恒存在。

把自己从现实中抽离出来,达至一个虚无之境。这时候,一切喧哗与躁动,都不复存在,唯留一片静寂。守着这样的静寂,渐渐地感到它变得又厚又重,引领我们去向生命的本真。

万物并作,生了长,长了化,化了收,收了藏,藏了已,已而再生。它们就这样反反复复地生了死,死了又生。

万物一次次回归到造化之门那里,它们生前的喧动都在回归造化之门的那一刻戛然而止。喧动的生命结束了,走向极致的虚静。从极致的虚静里,又再一次造化出生命的喧动。如此往复循环,永不停息。

不了解天道,也就不懂得如何顺应天道。不顺应天道,做事情就会失去凭据和道理,那么就会根据人为的想法,胡乱妄为。这样的做法,则会导致损害万物和自己的后果。

唐代高僧慧安禅师被武则天派来的皇家轿子抬到了京城。当时,他已经120多岁了,松风鹤形,银髯飘飘,好像天地精魂所化,恰似太虚神仙下凡。

武则天很是好奇,问他年纪多大了? 他说:"我不记得了。"

武后说:"怎么可能呢? 一个人怎么会忘记自己的年龄呢?"

慧安禅师淡淡一笑,道:"人之身有生有死,如同沿着一个圆周循环,没有起点,也没有终尽头。记这年岁有何用呢? 何况,此心如水流注,中间并无间隙,看到水泡生生灭灭,不过是幻象罢了。人哪,从最初有意识到死亡,一直都是这样。有什么年月可记呢?"

武则天这个铁血女皇,心服口服地跪倒在了慧安膝下。

很多东西,太刻意了反倒会失去,就如同手里的沙子,握得越紧,它就漏得越快。年华似流水,时光不能倒流。人生如世上的其他事物一样,终归会复归其根。过去的已经过去,没有必要追悔;未来的尚未到来,没有必要空想;我们要好好把握住当下一刻。当下一刻,美妙一刻。只要把握住每一个当下,就是把握住生命,控制住了未来。

今天,所有身边的人都是匆忙的,举目四顾,竞心萌动:房子、车子、票子、位子、孩子……"静"下来、"沉"下来似乎很难。老子不厌其烦地讲虚、讲静,然而,从老子所在的上古时期一直到现在,现实生活中绝大多数人是不虚——内心装的事儿太多,不静——吃着嘴里的想着锅里的,欲望永无止境。

在老子的思想哲学中,心境原本是空明的,原本是宁静的。只因私欲膨胀,情欲搅扰,外在世界动荡,使得心灵有所闭塞,有所不安。但官位、钱财真的那么珍贵吗?林则徐说过:"子孙若如我,留钱做什么,贤而多财,则损其志;子孙不如我,留钱做什么,愚而多财,益增其过。"

因此,现实生活中的人须有一个"致虚""守静"的功夫,以此恢复心灵的本来面目。"致虚""守静",绝不是让人消灭欲望,隔绝物人,只是要做到万物不足以扰我本心而已。放弃过多的物欲,回归本原的纯朴与真质。

杜甫有诗云:"水流心不竞,云在意俱迟。"滚滚红尘之中,人不能把欲望、追逐放在第一位,而要给心灵留一方空间。

北宋哲学家邵雍在《何处是仙乡》中写下"静处乾坤大,闲中日月长"的诗句,说的是只要心境宁静,就会感到世界旷达广大,思虑才能在高远的空中翱翔,人们才能以深邃的眼界和宏大的气魄来看待世事人生。

为人处世,交朋结友,面对势利纷华的盛世,似乎不必太过于苛求,"致虚极,守静笃",当以"淡"字当头。因为毕竟几十年后,我们都要"各复归其根"。人生苦短,还争得什么劲? 看淡些,看开些,人生也就豁然开朗,有滋有味了。

淡定是生活的一种释然状态,看似消极、退让,实则是给生命一些空间。人生就是一次长跑,输赢得失都是暂时的,从容淡定,张弛有度,才是人生的大智慧。

生活中的许多人,正是由于少了清静无为的包容之心,从而多了许多烦恼。生活的压力大了,他们会说:"活者,真累。"遇到不顺心的事,他们会说:"活着,真烦。"厌倦了柴米油盐的平凡生活,他们会说:"活着,真没劲。"

生活的快乐与不快乐,在于谁? 全在自己对生活的态度和理解。

一个青年老是埋怨自己时运不济,发不了财,终日愁眉不展。

这一天,走过一位老人,问他:"年轻人,干吗不高兴?"青年回答:"我不明白我为什么老是这么穷?"

"穷? 我看你很富有嘛!"

"这从何说起?"青年问。

老人没有直接回答,而是说:"假如今天我折断了你的一根手指,给你

1 000元,你干不干?"

"不干。"

"假如斩断你的一只手,给你1万元,你干不干?"

"不干。"

"假如让你马上变成80岁的老翁,给你100万元,你干不干?"

"不干。"

"假如让你马上死掉,给你1 000万元,你干不干?"

"不干!"

"这就对了,你身上的钱已经超过了1 000万了,你还不高兴吗?"

老人说完笑吟吟地走了,留下那青年在思索。

平凡的生活处处充满快乐,这恰好印证了牛顿的一句话:"愉快的生活是由愉快的思想造成的。"

一个人有太多追求,他就生活在欲望的激流之中,不能自拔,甚至忧郁成病;反之,一个人沉静无为,他就可以包容一切,永远满足和快乐。

活在当下,在生活中才会处之泰然,宠辱不惊,不会太过兴奋而忘乎所以,也不会太过悲伤而痛不欲生。

世人很难做到一心一用,往往在利害得失中穿梭,困于浮华的宠辱,因而迷失了自己,丧失了平常心。拥有一颗平常心才能将功名利禄看穿,将胜负成败看透,将毁誉得失看破。

人生如梦,岁月无情,蓦然回首,才发现人活着是一种心情,穷也好,富也好,得也好,失也好,一切都是过眼云烟。心情好,一切都好,只要开心就好。

老子在此章最后说:"不知常,妄作凶。"人不能妄动妄作。世上许多人钻营忙碌了一辈子,究竟为谁辛苦为谁忙?到头来自己都搞不清楚。

真正的动,是明明白白而又充满意义的"动之徐生",心平气和,生生不息,是建立在心静基础上的外在运动。在静到极点后,要能起用、起动。动以后,则是生生不息,永远长生。

"知常容,容乃公",是我们做人做事的法则。老子要人做一切事不暴不躁,不"乱"不"浊",一切要悠然"徐生",慢慢地来。态度从容,怡然自得,千万不要气急败坏,自乱阵脚。"徐生"针对普通人而言,尤其在这个时代,更为需要。社会上,几乎每一个人都是天天分秒必争,忙忙碌碌,事事紧张,不知是为了什么在拼命和玩命。这与"动之徐生"的精神是背道而驰的。

十七 功成事遂,百姓皆谓我自然

太上,下知有之;其次,亲而誉之。其次,畏之。其次,侮之。信不足焉,有不信焉。悠兮其贵言。功成事遂,百姓皆谓我自然。

最优秀的统治者,百姓感觉不到他的存在;次一些的统治者,百姓亲近他、赞颂他;更次的统治者,百姓惧怕他;最次的统治者,百姓蔑视他。正是因为统治者本身无诚信可言,所以才不被百姓信任。清净无为,很少发号施威,但世事治理得井然有序,而百姓都认为"一切就应该是这个样子"。

老子的政治智慧是很先进的,他告诉我们什么是最好的统治者。我们用一个小故事形象地说明这一点。

话说在齐国,洪水冲垮了桥,一位老人被阻在河水这边。这时候齐国宰相晏子也要过河,就用自己的船把这位老者载到了对岸。老者过河后感激涕零,称颂晏子的盛德。这就是老子说的:"其次,亲而誉之。"

最好的统治者是这样,发现桥被冲毁,立即组织人修好桥,无声无息地就把桥修好了。人们不知道桥是谁修的,或者说人们仅仅知道统治者很快修好了桥,或者根本不知道桥坏过。

尧、舜等上古圣君治理天下,遵循质朴的自然之德,上顺天理,下应民情,无为无事。天下一统,万民一心,人心淳朴,风俗浑厚。天下大治,但老百姓却感觉不到大治;国家有君王,老百姓却觉得君王跟自己没有什么关系,意识不到君王的存在。君王不刻意对百姓显露他的威严,百姓也根本没有意识对上阿谀奉承,国家上下相忘于浑厚的淳风之中。这正是常言所说

"人在道中不知道,鱼在水中不知水"的境界。

如果破坏了浑厚淳朴之风,缺失了真诚之心,百姓已经开始对君王怀疑不信。再制定刑律法令,提倡言语教化,想通过这些来治国平天下,这与古代圣君的治理模式无疑是南辕北辙了,效果也可想而知。

国家领导者要追求天下太平,万民康乐,必须重道德、尚无为、崇自然、复淳风,如此才能达到治理的最佳状态。古代圣君虽然以德化民,却"为而不恃,功成而不处,其不欲见贤"。虽天下大治,而百姓感觉不到原因,认为这是自然如此。

最上乘的统治者是多么悠闲!由于他执行的是"无为之治"的方针,遵循的是"道"和"德"的法则,所以看起来好像什么事都没有做一样:

百姓们可以日出而作,日落而息,春生夏长,秋收冬藏;乡亲们可以"甘其食,美其服,安其居,乐其俗";整个国家(天下)保持着"虚其心,实其腹,弱其志,强其骨"的状态;百姓们都"重死而不远徙"——重视生命而不愿背井离乡。

每个人在这样的社会体制中都能依靠自己的智慧和力量来获得本就应该属于自己的自由和幸福,因此,并不会认为这一切是出于某个人的"恩赐"。他们不知道他们的统治者(领导人)具体干了些什么事,对他既没有负面的评价也没有正面的评价,仅仅是知道有这么个人罢了。

"日出而作,日入而息。凿井而饮,耕田而食。帝力于我何有哉?"这种生动的画面,可以说是对老子的"百姓皆谓我自然"的最好解读。

老百姓不相信统治者,不是老百姓的问题,统治者应该反省自己,是不是自己的诚信不够。如果能时时处处考虑到老百姓的最大利益、最大心愿,真心实意地为了老百姓办事,那么老百姓哪里又会不相信你呢?

老子认为治国的最高境界就是"功成事遂,百姓皆谓我自然"。以无为之治作为指导思想的领导人,他的所作所为始终是符合客观规律的,满足老百姓的根本利益。他不会去刻意地规范老百姓的行动,因此,每个人都是自动、自愿、自发地做着自己最想做的事。成功了没有人会意识到这是那个领导人在背后默默工作的结果——实际上他从制度上提供了一个大家可以各尽其能、各得其乐的舞台。

老百姓都能高兴而自豪地说：我们的幸福生活完全是靠我们自己的双手创造的！这才是最上乘的政治。

治国如此，人的心性也是如此。

古代医家认为，人身之病多由于郁。特别是在现代，人面临的压力大且竞争残酷，所以抑郁症者正逐年增加，很大一方面原因在于人过于压抑自己，不能发自内心地释放。心理学研究表明，抑郁症、焦虑症，如果能常常在旷野中大喊大叫，甚至大哭一场，都能使症状减轻，这些都是给病邪一条宣泄的通道而已，引吭高歌也与此殊途同归，而功效更在其上。

人为什么抑郁呢？焦点就在一个"我"字。"我"是人们在日常生活中最常用的字眼，"我"在人们心中占有最重要的无可替代的位置，没有智慧时人就会自私、贪婪，一切为了"我"去算计、去贪求、去强取。这种贪念从小就在焦虑的社会环境中逐渐养成，并随着年龄的增长而不断膨胀。看见别人的官位权力比我大，看见别人有车而我没有，心里怎能平衡？！

贪欲一生，邪念随起，于是嫉妒、愤怒、焦虑随之而来。

人的痛苦和疾病，源于"想要的"太多！满足了 10 个欲望，就会冒出 100 个更大的欲望。人们整天忙忙碌碌、愁眉苦脸，就是为那些"想要的"做奴隶，而且还是心甘情愿、乐此不疲。岂不知想要的有很多是你不需要的。想要的太多，却永远不能满足，正如《红楼梦》中的《好了歌》一样，可世上能有几人知止顿悟？

人们的痛苦还缘于比较，源于向外拼命寻找，源于一切向"钱"看、向"权"看、向"名"看……却从来不向自己的内心看。我们能区别善恶美丑、得失荣辱等对立关系，却从没审视"需要"和"想要"的辩证关系。换言之，如果一个人能满足于需要，不执着于想要，人生原本是一个轻松快乐的过程。

欲望是无法被满足的，想要的永无止境，它来源于人的"比较系统"的错位和迷失。

人生的"起点"天壤之别，山下的小草要是同山顶的青松相比，怎么能不自卑、自贱、自惭形秽呢？

同自己比，就是向内寻找，认识自我的天赋，然后扬长避短，使自己的人生增值。

可以说,一切痛苦都源于"我执",我们要快乐、要解脱、要身心健康,就要以"出世之心做入世之事"。一言以概之,就是既有"我",又不执着于"我",这样才是遵从了自然之心。

古人云"心宽不怕房屋窄"。孔子的得意弟子颜回,居陋室,一箪食,一瓢饮,而不改其志,能自得其乐;诸葛亮身栖茅屋而怡然自乐,心怀天下;刘禹锡在《陋室铭》中说"山不在高,有仙则名;水不在深,有龙则灵,斯是陋室,唯吾德馨"。

即使是广厦万间,也只能是夜宿八尺,况且再大再美的房屋楼宇,你也只有短暂的"使用权",如果没有健康的身体和宁静的心灵,就是拥有贵如天子的殿堂也不一定生活得快乐和幸福。

身处陋室但心态自然,那甜美的梦境是住在别墅中辗转失眠的老板花多少钱也买不到的。

摒弃过多的欲望,秉承自然之道,不再去刻意寻求,心静了,身心便健康。或许,正如老子所言:我的身体本来就是这样的啊!

十八　大道废，有仁义。
智慧出，有大伪

大道废，有仁义。智慧出，有大伪。六亲不和，有孝慈。国家昏乱，有忠臣。

社会秩序遭到废弃，才有仁义的产生；智慧得到应用，才有邪恶的虚伪；看到家庭不和的危害，才有对孝慈的提倡；国家动乱，才显出谁是忠臣。

这段话可以从两个方面来理解。

一是它的直接内容，即指出由于君上失德，大道废弃，需要提倡仁义以挽颓风。老子对当时病态社会的种种现象加以描述。

二是表现了相反相成的辩证法思想。老子把辩证法思想应用于分析社会，认为智慧与虚伪、孝慈与家庭纠纷、国家混乱与忠臣等都存在着对立统一的关系。

"智慧出，有大伪。"老子认为智慧是大伪出现的原因，这里老子并不是要否定智慧本身，他是反对伴着智慧出现的虚伪、狡诈、欺骗，这是不安守本分最明显的表现。

看我们人类的今天，许多人由于汹涌澎湃的欲望而放弃诚实、守信，甚至干起了诸多违法的勾当，导致"无商不奸""世态炎凉"的言论时常出现。正因为此，国家以制度、法律约束人的行为，使"大伪"之人受到惩罚。如果避开法律不谈，这种"大伪"也是危险的，"大伪"之人会被众人看不起，被众人抛弃，他们会因此而失去更多。因此，人要做到安守本分，首先必须约束自己，从"大伪"中走出来，去除一切虚伪、狡诈和欺骗。

"六亲不和，有孝慈。"六亲一旦不和睦，做儿女的不孝顺长辈，做长辈的不慈爱自己的儿女,诸如此类,家庭中就会争吵不断,纷争不断,家人生活痛苦,事业无心经营,老子说由此而产生了对"孝慈"的提倡。

"国家昏乱,有忠臣。"国家混乱并不是人们所希望的,因而就出现了一些力挽狂澜的人,即"忠臣"。有"忠臣"的概念,自然便有了"乱臣贼子"的概念,而国家混乱也正是由于人的私心、贪欲导致乱臣当道。

老子告诫我们——做人要抛弃对"智慧""孝慈""忠臣"的过分追求,安守本分才无大碍,如此社会才会安定,家庭才会和睦,国家才能长治久安。

国家大治、六亲和顺,就显不出忠臣孝子。只有六亲不和、国家混乱,才需要提倡孝和忠,这也是相互依属的关系。这是说,社会提倡和表彰某种德行,正是由于这个社会特别欠缺这种德行的缘故。

明晰这一理念以后就知道,为什么我们的社会总是要提倡助人为乐、仁义道德、大公无私等品质了,因为我们的社会有很多不良现象亟须改变。

在一座寺庙里,住着一位老和尚和他的两个徒弟。

一次,两个徒弟看到屋里飞进一只蜜蜂,蜜蜂努力地朝窗外飞,却被窗上厚厚的玻璃挡住了,一次次徒劳地摔下来。

徒弟甲说:"这只蜜蜂真是愚蠢呀,既然知道这个方法行不通,为什么还要做努力呢?它这样做,即使飞一辈子也不可能成功。"

他从中得到领悟:世上有些事,不能强求,该放手时就放手。

徒弟乙说:"这只蜜蜂真顽强,它那么勇敢,失败了也不屈服。"

他也从中得到启示:做人就应该像蜜蜂那样,锲而不舍,败而不馁,百折不回。

于是,两人争执起来,谁也说服不了谁。

最后,他们只好去找师父来评理:"我们的观点,究竟谁的才是正确的呢?"

老和尚说:"你们谁都没错。"

两个徒弟不解,心想,怎么可能两种观点都对呢?难道师父是故意做好人,不让我们再争执了?

老和尚早就看出了他们的心思,他微笑着,拿出一块大饼,吩咐他们把大饼居中切开。徒弟二人照做了。

老和尚问："两个半块饼,你说哪半块好,哪半块不好?"

他们回答不出。

老和尚说:"你们总是看到相异的地方,而没有看到相同的地方,形式上的差异,掩盖了质的相同。"

憨山大师在《醒世歌》中写道:"是非不必分人我,彼此何须论短长?"生活中的事物都有两个方面,看问题不要只看一个方面,不要因个别分歧而影响主要方面的求得一致。要尽量从别人的角度多想一想,能够全面地看问题,寻求共同之处,保留不同意见,就能够避免许多纷争和错误。

法国大革命的时候,罗兰夫人在断头台上说了一句很有名的话:"自由自由,多少的罪恶假汝之名以行。"

道德充实于内心,虽有仁义之行,而不知有仁义之行。如失道离德,仁义必然自显。

治国者,如失去恬淡无为之"道",不行无为之政,脱离了清虚自然之"德",则必然君王昏昧,权奸执柄,勾心斗角,醉生梦死。以致内忧外患并起,民情危急,怨声载道,扶国忠良才会由此而出。如果宋徽宗清明,群臣"以道佐人主",朝纲大举,国纪不紊,焉有忠勇岳飞屈死于风波亭?

人是有欲望的动物,由于欲望的驱动,人们难免会利用各种手段来满足自己的私欲。有些人为了职位高升,不惜蒙骗别人,颠倒黑白;也有些人成天摆出一副忠实的面孔,其内心早已打好了坑害别人的小算盘,他们使用种种伎俩只为一己私利。他们心中没有半点仁义,却要装出仁义十足的样子,其虚伪本质掩藏在华丽的外表和花言巧语里,他们越是装得仁义,就越能得到大的好处。这种运用"聪明"处处蒙骗别人的行为就叫作大虚伪。

人在作为的时候往往会掺杂自己的所谓智慧,所以就有了尔虞我诈、勾心斗角等不良行为。虽然这些行为是在暗中进行的,掩盖在虚伪的外衣下,但还是能被人感知,甚至被人揭露和批判。

人首先要明白生命的意义,心灵才不会被物质世界轻易改变。这一切,只有依靠自己的努力,才能实现。

十九　见素抱朴,少私寡欲,绝学无忧

绝圣弃智,民利百倍。绝仁弃义,民复孝慈。绝巧弃利,盗贼无有。此三者,以为文不足。故令有所属:见素抱朴,少私寡欲,绝学无忧。

抛弃对智者的尊崇,百姓就会得到实在的利益;摒却对仁义的提倡,百姓就能做到孝敬仁慈;清除产生贫富差别的根源,盗贼就会自然消失。以上三条只作为理论谈谈是不够的,要让百姓确实有所归属:心地单纯,品行淳厚;减少私心,降低杂欲;不去学习投机取巧的东西,同时又无所忧虑。

有世以来,圣人效天地的运行之道,法阴阳消长之理,定纲纪、分科条、兴法度、作典章。圣人以此含养自修,万民以此乐而生息,自然而然国家大治,天下太平,人民康乐。孝慈是物的天然之性,自然之德,而不是人们可以而为。因此,提倡仁义之名,反而有害于民的自然之性。

燕子衔泥垒窝以栖身,蜘蛛吐丝布网以求食,老鼠掘洞藏身以得安。万物皆然,各因自性,各因所需,各施技能。自然而然,虽有巧技,未尝有巧利。如朝廷提倡巧利、玩弄技巧,反而会被强盗、贼匪加以利用。所以治国、修身的教诫和嘱托是心地纯洁,行事真诚朴实,少存私心和分外的欲念。

道岫向师父抱怨:"老师! 您不知道,我跟同修们相比,就好像小麻雀见到大鹏鸟,惭愧极了。"

广圆禅师装着不解似地问道:"是吗? 大鹏鸟怎样的大? 小麻雀怎样的小?"

道岫答道:"大鹏鸟轻轻一展翅,就能飞越几百里;而我却无论怎样努力,也只飞出草地上的方圆几丈而已。"

广圆禅师意味深长地问道:"大鹏鸟一展翅能飞几百里,它能不能飞越生死呢?"

道岫禅僧默默不语,心里面好像悟到了什么。

比较、计较,这是烦恼的来源。大鹏虽大,也有其小,同样只有五脏六腑;麻雀虽小,亦有其大,与大鹏一样五脏俱全。对于正常的人来说,"强者"与"弱者","智者"与"愚人",并没有本质上的分别。因此,我们既不要骄傲自满,也不要妄自菲薄。只有"绝圣弃智,绝仁弃义,绝巧弃利",除去比较、计较,回归到平等自性中来,才能有所领悟。

在老子看来,天是自然,人是自然的一部分,天人本是合一的。但由于人制定了各种典章制度、道德规范,使人丧失了原来的自然本性,变得与自然不合。人类所作所为的目的,便是"绝圣弃智",打碎这些人身的藩篱,将人性解放出来,重新复归于自然,达到一种"万物与我为一"的精神境界。

陶渊明曾任江州祭酒、建威参军、镇军参军、彭泽县令等职,最末一次出仕为彭泽县令,八十多天便弃职而去,从此归隐田园。他是中国第一位田园诗人,被称为"古今隐逸诗人之宗"。元好问《论诗》曰:"一语天然万古新,豪华落尽见真淳。"不论贵贱,只要有人拜访陶渊明,只要他有酒,就会和客人一起喝酒。陶渊明若先于客人醉了,就会对客人说:"我醉了想睡了,你离开吧。"渊明的率真就在此处。

陶渊明宁愿自耕自种、忍饥挨饿也要随性而为,不为三斗米折腰。晚年的陶渊明贫困交加,但是内心是幸福的,是满足的。他以自己的人格感染了无数人,也成就了自身。辛弃疾《鹧鸪天》曰:"晚岁躬耕不怨贫,只鸡斗酒聚比邻。都无晋宋之间事,自是羲皇以上人。千载后,百篇存,更无一字不清真。若教王谢诸郎在,未抵柴桑陌上尘。"

我们总是负荷前行,总觉得人生苦短,春天难留。背着重重的行囊,我们一路都在喘息,何曾在意身边的风光。其实,那偌大的行囊中,有很多是可以摒弃的,如那些世俗的偏见,物欲的躁动,追逐的劳累,取舍的烦忧。超然物外是境界,只要身上无疾病,心中无块垒,修得一颗平常心,无时不快乐!

从小到大,我们总是被教育只有出人头地,成为人上人才是成功。一切向钱看,没有钱一切都没用,谈超脱、寡欲、人生理想和价值无异于痴人说梦。我们不是否定名利,没有一定的物质基础也谈不上发展,巧妇难为无米之炊。可是,在目前这个社会里,难道我们不应该有一些仰望星空的人么?

人生的路有很多,需要我们去选择。世间万事万物的纷繁复杂也需要我们去辨识,什么才是我们想要的,到底要追求什么? 是为了自己的幸福安稳度过一生,还是要建功立业,为社会做点贡献?

春秋战国时期的名士戴晋生是一个很有才学的人。一次,魏王请他去做高官,他断然拒绝,说:"您见过那沼泽荒地中的野鸡吗? 它没有人用现成的食物喂养,全靠自己辛勤觅食,总要走好几步才能啄到一口食,常常是用整天的劳动才能吃饱肚子。可是,它的羽毛却长得十分丰满,光泽闪亮,能和天上的日月相辉映;它奋翅飞翔,引吭长鸣,那叫声弥漫在整个荒野和山陵。您说,为什么会这样呢? 因为野鸡能按自己的意志自由自在地生活,它不停地活动,无拘无束地来往在广阔的天地之中。现在如果把它捉回家,喂养在粮仓里,使它不费力气就能吃得饱饱的。它必然会失去原来的朝气与活力,羽毛会失去原有的光润,精神衰退,垂头丧气,叫声也不雄壮了。您知道这是什么原因吗? 是不是喂给它的食物不好呢? 当然不是。只是因为它失去了往日的自由,禁锢了它的志趣,它怎么会展现出勃勃生机呢?"

魏王听了,若有所思地望着戴晋生。

把生命都耗费在名利上,到头来只能是一场空。清明自在才是生命的至宝,它使我们感觉到人生的充实,不受世俗伤害,看到生命的本源,找到人生的快乐。其实,自由比任何物质享受还要珍贵得多。为了自由,我们在生活中要学会安于平淡,拒绝形形色色的名利的诱惑。

名和利纠缠了世上无数人,有的人可能确实热衷此道。最可悲的是被无情卷到漩涡中的那些人,久在樊笼里,却不得返自然。

人的生命犹如一柱燃香,过去的都过去了,快乐或痛苦,如烧至尽头的香灰,终会落下。人生无常,人心善变,何必为那些凡尘名利、是非恩怨纠结?

看淡了,是是非非也就无所谓了;放下了,成败得失也就是那么回事了。一个人,若思想通透了,行事就会通达,内心就会通泰,有欲而不执着于欲,有求而不拘泥于求,活得洒脱,活得自在。

二十 我独异于人，而贵食母

唯之与阿，相去几何？善之与恶，相去何若？人之所畏，不可不畏。荒兮其未央哉！众人熙熙，如享太牢，如春登台。我独泊兮其未兆，如婴儿之未孩。傈傈兮，若无所归。众人皆有余，而我独若遗。我愚人之心也哉！沌沌兮。俗人昭昭，我独昏昏；俗人察察，我独闷闷。澹兮其若海，飂兮若无所止。众人皆有以，而我独顽且鄙。我独异于人，而贵食母。

赞成与反对，相对有多远？善与恶，相离又有多远？别人所惊恐的，我不能不惊恐。人生的路途多么荒远啊，它好像没有尽头。众人是那样纵情地作乐，就像参加丰盛的宴会，就像春日登台欣赏美景一般；而只有我淡然处之，无动于衷，如同一个还不会笑的婴孩一样。我是如此的闲散，不知要到哪里去。众人都过着富足有余的生活，而我如同被遗弃了一样时常匮缺不足。因为我有一副愚人的心肠，太笨拙了。世人是那样处处精明，只有我是这样不懂得算计；世人是那样事事明了，只有我是这样对什么都无意于探究。我的生活就像那起伏的大海一样顺乎自然；我又如同那飘忽的长风，没有止境。众人都自有营生，只有我冥顽无为。我就是要有别于众人，我看重的是人类生存所必须依赖的规律。

老子认为，人生活在天地之间，如果不知物性，不通人情，便难以在世上立足和生存下去。但如果人失去了性体的根本，流荡身心，沉迷于凡尘名利，那么就好像是他的内心杂草丛生，荒芜了灵根一样，反而背弃了世间万物的中心准则。如果世俗之人舍真逐伪，则会愈逐愈迷，愈逐愈深。因此，唯独恬淡无为，心底不含太多贪念，犹如初生的婴儿和混沌的孩子一样，才可以做到无识无知，无忧无虑，无有归往。

此章是老子的思想独白,也是老子思想的精华。他开篇就提出反问:"唯之与阿,相去几何? 善之与恶,相去若何?"顺从与反对、善良与邪恶有多大的距离呢? 也许,仅在一念之差而已。

在常人看来美和丑是一对相对存在的概念,人们普遍偏爱美好的事物,而讨厌丑恶的事物。正是这种心理的驱使,人们往往不惜一切代价去追求美好的事物,而一旦无法实现自己的愿望便闷闷不乐,烦恼和忧伤等坏情绪便接踵而至。

得道之人却不同,他们心中无美和丑的区别,一切顺应自然,绝不刻意追求什么,也就无所谓得和失,也就不会有痛苦和烦恼了。

一个人整日闷闷不乐,不但是一种最残酷的自我折磨,而且会影响别人的心情。带着忧愁和烦恼生活的人,其人生质量大打折扣,更不会有什么人格魅力了,试想这样的人生还有什么乐趣可言呢?

老子将自己与众人作了极其鲜明的对比:当众人都沉浸在春天般的美景中、享用着丰盛的大餐时,我却独自甘于寂寞,怀着无比淡泊宁静的心情,就如同刚出生的婴儿的无为状态。众人借助外在的事物(美景、美食)而乐,一旦外在的事物消失了,他们的快乐也就不存在了。得道之人明白外在境况转瞬即逝,并非本质,所以他们要保持淡泊恬静的心境。

心灵空虚,了无牵挂,无为而自在,烦恼和忧愁自然会远去。无言无为,无欲无求,自然也就无忧无虑、无伤无痛、逍遥自在,可谓真正的至乐境界。

"众人察察",许多人凡事都要争出个所以然来,以不知强为知,不聪明强装聪明。他们凡事都要斤斤计较,辨个明明白白、一清二楚。

古时候曾经有个小国派使者到中国来,进贡了三个一模一样的金人,金碧辉煌,把皇帝高兴坏了。可是这小国"不厚道",同时出一道题目:这三个金人哪个最有价值?

皇帝想了许多的办法,请来珠宝匠检查,称重量,看做工,都是一模一样的。怎么办? 使者还等着回去汇报呢。泱泱大国,不会被这件小事难住吧?

最后,有一位退休的老大臣说他有办法。

皇帝将使者请到大殿,老臣胸有成竹地拿着三根稻草,插入第一个金人的耳朵里,稻草从另一边耳朵出来了。插入第二个金人的稻草从嘴巴里直接掉出来,而第三个金人,稻草插进去后掉进了肚子里,什么响动也没有。老臣说:第三个金人最有价值!使者默默无语,答案正确。

这个故事告诉我们,最有价值的人,不一定是最能说的人。老天给人们两只耳朵一个嘴巴,本来就是让人多听少说的。善于倾听,才是成熟的人最基本的素质。

当初,释迦牟尼佛坐在莲花池上,面对诸位得道弟子,突然作拈花微笑,众人不解其意,而只有迦叶尊者领悟了佛祖的意思,他会心一笑,于是就有了禅宗的起源。

孔子在后稷之庙,看见三座金铸的人像,几次想说又闭口不说,似乎领悟到了什么,拿笔在金人背后写下这样几句话:"古之慎言人也,戒之哉!无多言,无多事。多言多败,多事多害。"

为人宁肯保持沉默寡言的态度,不骄不躁,宁可显得笨拙一些,也绝对不可以自作聪明,喜形于色,溢于言表。

"俗人察察,我独闷闷。"人活着,没必要凡事都争个明白,追求所谓的"察察"。水至清则无鱼,人至察则无徒。跟家人争,争赢了,亲情没了;跟爱人争,争赢了,感情淡了;跟朋友争,争赢了,情义没了。争的是理,输的是情,伤的是自己。黑是黑,白是白,让时间去证明。不再固执己见,宽心做人,舍得做事,生活才有阳光。

二十一 孔德之容,唯道是从

孔德之容,唯道是从。道之为物,唯恍唯惚。惚兮恍兮,其中有象;恍兮惚兮,其中有物;窈兮冥兮,其中有精;其精甚真,其中有信。自古及今,其名不去,以阅众甫。吾何以知众甫之然哉? 以此。

高尚的品德,表现于遵循道。道这个东西,是恍恍惚惚、没形没影的。它是那样的扑朔迷离,但其中确实又有其内涵;它是那样的幽深而博大,但其中确实又有其特性。它的特性难以认知,但它又确实真实地存在着,并且总是能让人得以应验。从远古到现今,道的影响从未消失过,也只有凭借它才可以去了解探索万物的本质。我凭什么知道最初的情况呢? 就是凭借它。

物之得于道者便是"德"。在德的功用中,又能体现出道的体性,从事物的运化中更能显现出德的功能。因此,天地万物无不是在德的功能中不断变化和生长,大道无形而无名,而德却能被人看到,也就是说,德是道在人类身上的体现。德是形式,道是内容。

正因为大道能永恒不变,长久存在,所以能尽阅大千宇内无限事物的起始。从古至今不变不易,以至于到无限的将来,仍不会离去。

头顶灿烂的星空、深邃的宇宙永远让人无法释怀。老子意识到只有把握依据这个"大道",才能认识万物的本始,才能回答"我从哪里来""我到哪里去"这样的哲学问题。

道是恍恍惚惚、似有似无的,然而在恍惚之中有一种形象存在着,那就是宇宙的大形象;在恍惚之中还有一种物质在流转,那就是大气在流动。这个大形象和大气在恍惚之中存在着,非常幽暗深远,虽然我们无法看到它们,但是其中却有着精致微妙的东西真实地存在着。那正是事物的本质所在,这一本质已超出了人类所能认识的范围。

虽然我们不能真正地认识它们,但能真切地感知它们的存在,这是因为它们有信期。如同潮水,如期而至。我们在生活中可以感知到大道的存在以及它带给我们的影响。

李渤在任江州刺史时,有一次问智常禅师道:"佛经上所说的'须弥藏芥子,芥子纳须弥'未免失之玄奇了,小小的芥子,怎么可能容纳那么大的一座须弥山呢? 是在骗人吧?"

智常禅师闻言而笑,问道:"人家说你涉猎书籍逾万,人称李万卷,可有这回事?"

"当然! 当然! 我岂止读书万卷?"李渤一派得意洋洋的样子说。

"那么你读过的万卷书如今何在?"

李渤抬手指着头脑说:"都在这里了!"

智常禅师道:"奇怪,我看你的头颅只有一粒椰子那么大,那么,你又是如何将那万册书卷放进你那小小的脑袋里去的? 莫非你也骗人吗?"

李渤听后,脑中轰然一声,当下恍然大悟。

道体现在宇宙万物上,代表的是宇宙观和世界观。德对于人类而言,是道在人类身上的体现。道是德的根本,德是道的显现。合道者有德,不合道者无德。只有真正领悟大道的人才能拥有大德,才能将德行发挥到极致。有道德修养的人能得到世人的敬仰,并作为人生的楷模在社会上流传。

药山惟俨禅师是唐代著名的禅宗大师,他与许多高僧一样,善于从眼前的小事物入手,启发弟子们的悟性。

有一次,惟俨禅师带着两个弟子道吾和云岩下山,途中惟严禅师指着林中的一棵枯木问道:"你们说,是枯萎好呢,还是茂盛好?"

道吾不假思索地回答:"当然是茂盛的好。"

惟俨禅师摇摇头道:"繁华终将消失。"

这一来,答案似乎已经明确,所以云岩随即转口说:"我看是枯萎的好。"

谁知惟俨禅师还是摇了摇头:"枯萎也终将成为过去。"

这时,正好有一位小沙弥从对面走来,惟俨禅师便以同样的问题来"考"他,机灵的小沙弥不紧不慢地答道:"枯萎的让它枯萎,茂盛的让它茂盛好了。"

惟俨禅师这才颔首赞许道:"小沙弥说得对,世界上的任何事情,都应该听其自然,不要执着,这才是修行的态度。"

万物的枯荣有其规律,花儿不会因为人们喜爱而常开,月亮也不会因为人们不满而不缺。

自然的法则是博大的,也是残酷的,繁荣也好,枯萎也罢,随着时间的流逝,终究是要消失的。《心经》里所说的"色即是空,空即是色",就是这个道理。

人生在世,美貌、权力、财富、名誉都不过是过眼烟云,人应该学会顺其自然地活着,越是刻意追求反而会被其所累,迷失自己。

二十二 夫唯不争,故天下莫能与之争

曲则全,枉则直,洼则盈,敝则新,少则得,多则惑。是以圣人抱一为天下式。不自见,故明;不自是,故彰;不自伐,故有功;不自矜,故长。夫唯不争,故天下莫能与之争。古之所谓曲则全者,岂虚言哉!诚全而归之。

能忍受委屈的则能自我保全,能弯曲的必能伸直;低洼之地反能有所蓄积,陈旧之物反能便于更新;少取则可多获,纷繁则会迷乱。因此,圣人能够遵循着道的原则并与其保持一致,从而成为天下人学习的典范:他们不自我张扬,所以才名传天下;不自以为是,所以才有所显扬;不自我夸耀,所以才功勋卓著;不自高自大,所以才显得高于众人。正因为他们与人无争,所以天下没有人能够同他们相争。古人所说的"委屈反能求全",岂是一句空话?它确实能够达到那样的目的。

很多人喜欢直来直往,结果把事情办坏了。春秋时期,齐景公喜欢养鸟,他让臣子烛邹看管一只鸟,烛邹不小心,结果这只鸟飞了,齐景公生气要杀烛邹。齐国国相晏子知道了,就说:"好吧,把烛邹这家伙杀了给大王谢罪,在杀死他之前我要当着大王的面数落他的罪行,让他死得瞑目。"

晏子命人绑了烛邹,数落其罪,共有三条。其一,大王的鸟竟然让你放飞了;第二,你放飞了大王的鸟,惹得大王为一只鸟而杀人;第三,你死了不要紧,可是大王为一只鸟而杀人的事情传出去,其他诸侯国的国君和国民会笑话我们齐国国君把一只鸟看得比人的生命更重要,这不是败坏大王的声誉吗?有此三条,烛邹该杀。

齐景公闻言笑了,说:"赶快放人,我明白了。"这就是晏子"曲则全"的智慧。

含冤受屈，自有伸展之日。例如，周文王被冤屈囚禁于羑里，关了七年时间，忍辱负重，终于开创了周朝大业。有道的圣人，只要守真理、行正道，眼下委曲，将来必能普行天下，全备己身。"曲则全，枉则直"的智慧也体现在下面这样一则国外的故事中。

古时候，有一个国王非常喜爱自己的女儿，只要女儿想要的，想尽一切办法也要达成女儿的愿望。

一次，女儿看到水中美丽的气泡，要求父王命人把气泡串成花环给她佩戴。这下，国王为难了。

"傻孩子！水泡虽然好看，终究是虚幻不实的东西，怎么可能做成花环呢？父王另外给你找珍珠或水晶，一定比水泡还要美丽！"国王无限怜爱地看着女儿。

"不要！不要！我只要水泡花环，不要什么珍珠、水晶。如果你不给我，我就不想活了。"公主骄纵撒野地哭闹着。

束手无策的国王只好把朝中的大臣们集合于花园，忧心忡忡地商议道："各位大臣们！你们号称是本国的奇工巧匠，你们之中如果有人能够以奇异的技艺，以池中的水泡为公主纺织美丽的花环，我便重重奖赏。"

"报告陛下！水泡刹那生灭，触摸即破，怎么能够拿来做花环呢?"大臣们面面相觑，不知如何是好。

"哼！这么简单的事，你们就无法办到，我平日如何善待你们？如果无法满足我女儿的心愿，你们统统提头来见。"国王盛怒地呵斥道。

没办法，大臣们只好去请来了一位寺庙的住持，据说他很有智慧。

住持说："国王请息怒，我有办法替公主做成花环。只是我老眼昏花，实在分不清楚水池中的泡沫，哪一颗比较均匀圆满，能否请公主亲自挑选，交给我来编串。"

公主听了，兴高采烈地拿起瓢子，弯起腰身，认真地舀取自己中意的水泡。本来光彩闪烁的水泡，经公主轻轻一触摸，霎时破灭，变为泡影。捞了老半天,公主一颗水泡也拿不起来。结果自然是可想而知了。

老子的伟大之处往往在于与众不同,在于能看到常人所看不到的地方,能在日常琐事当中发现本质规律。比如我们看到弯曲、低洼、破旧的东西,总是觉得这是些不完善、应该修补的东西,老子却看出恰恰是这些常人所不重视的甚至鄙视的东西反而具有重大功能,这些东西恰恰是它们对立面——所谓完善、美好的东西的根源。从而说明正反两面并不是截然对立的,而是相互依存、相互转化的。

反面的、阴性的、低下的东西处理得好,正确对待,也能生成正面的、阳性的、高上的东西。同一个事物都具有正反、阴阳两方面的属性,其中反的一面能生成正的一面,阴的一面能生成阳的一面。

"少则得,多则惑"——这句话不失为治疗当代人的一剂良药。让你选择的机会多了,你就不知道该要什么;没有什么机会让你选择,你就能得到你面前的东西。坐公交车时,空位多了你会困惑,不知坐哪里舒服,而当只有一个位置时,你会毫不犹豫地冲过去坐下来。摆在你面前的菜的种类太多,你会困惑,先吃什么好呢?菜的种类少的话,你就饥不择食了。

人们做事情均是贪多——家里的家具要多,银行的存款要多,拥有的财富要多,企业的利润要多……现代社会可供选择的机会太多太多,对人的诱惑也太多太多。在这些诱惑和机会面前,人们往往会迷失自己,不知作何选择,陷于迷惑之中。

无名氏所作的《多少箴》流传很广,它以极其简洁的语言讲述了八多八少的养生原则。其中这样说道:"少饮酒,多吃粥;多茹菜,少食肉;少开口,多闭目;多梳头,少洗浴;少群居,多独宿;多收书,少积玉;少取名,多忍辱;多行善,少干禄。便宜勿再往,好事不如没。"

人生最大的烦恼,不在自己拥有的太少,而在自己向往的太多。向往本不是坏事,但向往的太多,而自己的能力又不能达到,则会形成长久的失望与不满。在对环境、对自己都长久地感到失望与不满的情形下,人容易产生自卑、疑惧和对环境的戒备及内心的紧张。

有一位武术大师隐居于山林中。

听到他的名声，人们都千里迢迢来寻找他，想跟他学一些练武方面的窍门。

他们到达深山的时候，发现大师正从山谷里挑水。

他挑得不多，两只木桶里的水都没有装满。按他们的想象，大师应该能够挑很大的桶，而且挑得满满的。

他们不解地问："大师，这是什么道理？"

大师说："挑水之道并不在于挑多，而在于挑得够用。一味贪多，适得其反。"

众人越发不解。

大师从他们中拉了一个人，让他重新从山谷里打了两满桶水。

那人挑得非常吃力，摇摇晃晃，没走几步，就跌倒在地，水全洒了，那人的膝盖也摔破了。

"水洒了，岂不是还得回头重打一桶吗？膝盖破了，走路艰难，不是比刚才挑得还少吗？"大师说。

"那么大师，请问具体挑多少，怎么估计呢？"

大师笑道："你们看这个桶。"

众人看去，桶里划了一条线。

大师说："这条线是底线，水绝对不能高于这条线，高于这条线就超过了自己的能力和需要。起初还需要划一条线，挑的次数多了以后就不用看那条线了，凭感觉就知道是多是少。有这条线，可以提醒我们，凡事要尽力而为，也要量力而行。"

众人又问："那么底线应该定多低呢？"

大师说："一般来说，越低越好，因为这样低的目标容易实现，人的勇气不容易受到挫伤，相反会培养起更大的兴趣和热情，长此以往，循序渐进，自然会挑得更多、挑得更稳。"

人生的最大智慧之一就是明心见性,认识自我。在日常生活中,正确评估自己的能力,制订适宜的目标,注意循序渐进,既尽力而为又量力而行,逐步实现自己的目标,才能避免许多无谓的挫折。

对于那些太急于求利或急于求功的人们来说,他们有必要学会"心灵上的舒展"。这种心灵上的舒展就是让自己把一切看平淡些,看轻松些,不要期望得太高,不要过分地求全苛刻。固然,在正常的情形下,我们都应该要求自己上进,要求自己做事要成功、要精确、要胜利、要超然;但是在这一切要求之上,还必须有另一种要求来使它平衡,这种要求就是使自己"量力而行""轻松平淡"。

老子要我们不要贪多,还告诫我们不要自我表现,不要自我夸耀,不要自以为是,"不自见,故明;不自是,故彰""不自矜,故长"。现代社会的许多年轻人喜欢夸大其词,结果往往招来大家的反感,所以难以在社会上立足,难以成功。

许多人以为谦虚、谦让、不与人抗争就是吃亏,殊不知"吃亏是福",因为这种人最容易被社会认同,最容易受到大家的喜欢,也会得到大家的帮助,这正是老子所说的"夫唯不争,故天下莫能与之争"。

《菜根谭》中有一句话说:"路径窄处,留一步与人行;滋味浓时,减三分让人尝。此是涉世一极安乐法。"这句话的意思是说不争的美德。它告诫人们在道路狭窄之处,应该停下来让别人先行一步,有好吃的东西不要独食,要拿一部分与人分享。如果你经常这样想,经常这么做,那你的人生就会快乐安详。

为什么必须谦让呢?因为人人都有自尊心,人人都有好胜心。你要联络感情,就必须处处重视对方的自尊心,而要尊重对方的自尊心,那就必须抑制自己的好胜心,成全对方的好胜心。有时候你是让了一步,退了一步,但这可能就是你的进步。即使终生让步,也不过百步而已。也就是说,凡事表面上看起来是吃亏了,但事实上由此获得的必然比失去的多。

所谓不争,也绝非一味地让步。要知道,世间的事物总是相对的。比如,对方与你有同样的特长或爱好,对方与你争胜斗强,最理智的办法是先让一步,即使对方的技艺不如你,你也得先让对方占上风。当然,一味地退让也许会使对方误认为你的技术不太高明,不是他的对手,从而引起对方视你为无足轻重的心理。

因此,与人比赛的时候,尽管要谦让,但必须先施展自己的本领,先造成一个均势之局,使对方知道你不是一个弱者;进一步再施小技,把他逼得很紧,使他神情紧张,才知道你是一个能手;再进一步,故意留下破绽,让他突围而出,从劣势转为均势继而从均势转为优势;结果把最后的胜利让于对方。对方得到这个胜利,不但费过许多心力,而且危而复安,精神一定十分愉快,对你也更添敬佩之心。如果互不相让,最后的结局可能是两败俱伤。

有这样一则寓言。一天,狮子和老虎在一条狭窄的山路上相遇,下面是绝壁悬崖。老虎与狮子向来都自认为兽中之王,互不买账。这会儿狭路相逢,你看我,我看你,谁也没有退回去而让对方先过的意思。老虎心想:"要是我一让开,这事被其他动物知道了,我这兽中之王不是从此威风扫地了?要是和狮子硬拼,且不说能否胜它没有把握,就是这么陡峭的山路,只要自己一动,落地不稳就意味着自取灭亡……"狮子也在想:"过去老虎总与我争夺兽中王位,我还没好好教训他,今日狭路相逢,我岂能示弱,否则我这百兽之王的名声算是白叫了。"

可怜这两个愚笨的家伙为了争一时之气,互不相让,最后谁都捱不住了,就放手大动干戈。才一个回合,就双双坠入悬崖之中,一命呜呼了!

有人可能会说,这是因为兽类不懂得人间道理,才至于此。其实,在我们的生活中也有许多人并不比老虎、狮子聪明。该忍的不忍,该让的不让,逞一时之快,最后危及己身。这则寓言从反面告诉我们,凡事要用理智来指导行动,对于无关紧要处的较量,该让的,要毫不犹豫地谦让。这样为人处世,表面上看是退是让,是与世无争,实则是进是保,是与世大争。大争者若无争,大争者超越竞争。

再者,老子说"不争"时,其实肚子里吃得鼓鼓的了。老子不是讲"虚其心,实其腹"吗?有了前面的"实其腹",才有后面的"不争"。通过"争",有了功绩,才有资格"不争"。否则,就成为真正的消极避世或者人生逃兵了。

二十三　天地尚不能久,而况于人乎?

希言自然。故飘风不终朝,骤雨不终日。孰为此者? 天地。天地尚不能久,而况于人乎? 故从事于道者,道者同于道;德者同于德;失者同于失。同于道者,道亦乐得之;同于德者,德亦乐得之;同于失者,失亦乐得之。信不足焉,有不信焉。

清净无为才合乎自然法则。所以说狂风刮不了整整一个早晨,暴雨下不了一整天。是谁造成的这种情况呢? 是天地。天地尚不能长久维持剧烈变动的状态,何况人呢? 所以说寻求道的人,其言行就应当遵循道;修养美德的人就应当崇尚美德;不肯遵循道、崇尚美德的人则必会不断地出现过失。愿意同道在一起的人,道也乐于同他在一起;愿意同美德在一起的人,美德也乐于同他在一起;愿意同过失在一起的人,过失也乐于同他在一起。自己待人的诚信不足,才会不被人所信任。

阴阳造化之道的妙用,不牵强,不造作。在寂静活淡之中,自然而然,因时顺理。人如果轻举妄动,私欲过甚,悖戾多端,胡作非为,就会如飘风与骤雨一样,不得终朝与终日。

老子由"飘风不终朝,骤雨不终日。孰为此者? 天地。天地尚不能久,而况于人乎"开始,把自然现象的因果规律,用比喻来反复说明,一切都在无常变化中。狂风刮不了一个早晨,暴雨下不了一整天,是谁主宰这一切呢? 是天地。天地都不能长久,更何况人呢! 世间万象,分秒在变,无法把握,亦无须把握,人们应该用生命本有的道来以不变应万变。

看看呱呱坠地的婴儿,生下来都是两手紧握,成为两只小小的拳头,仿佛想要抓住些什么;看看垂死的老人,临终前都是两手摊开,撒手而去。这是上天对人的启示,当他双手空空来到人世的时候,偏让他紧攥着手;当他双手满满离开人世的时候,偏让他撒开手。这就告诉我们,无论穷汉富翁,无论高官百姓,无论名流常人,离世时都无法带走任何东西。上天总让人两手空空来到人世,又两手空空离去。既然如此,又何必偏执于某一点、某一事、某一物呢?

有一个人搭船到英国,途中风暴来袭,全船的人惊慌失措,只有一个老太太在非常平静地祷告,神情安详。等到风浪过去,大家脱离了险境,这个人很好奇地问这位老太太为什么在风暴袭击时一点都不惶恐畏惧。

老太太回答:"我有两个孩子,女儿已经被上帝接走,儿子住在伦敦。刚才风暴肆虐时,我就向上帝祷告:如果接我回天国,我就去看我的女儿;如果让我留在人世,我就去看我的儿子。其实到哪里去都一样,又有什么可害怕的呢?"

把命运交托上苍,充实而用心地过好生命中的每一天,无论发生什么样的事情,都不会惧怕。

人生的规律逃不过一个法则:有生必有灭。人类愚不可及之处便在于总希望什么事情都能永久地把握在自己的手里,这又怎么可能呢?

老子认为,当个人不仅与道偕行,且行为变化与环境变化等比例、同节奏时,自身言行既体现着个人德性的完美,又能令大众得以认识作为道的化身的德。或者说若能完美地与道偕行,便是德本身。当我们不具有完美的德性时,或者背道而驰,其结果必然是失去我们自身。

人类对自己的文明非常自负,认为没有什么事情是通过科技手段解决不了的。另一方面,在人类的科技水平突飞猛进的背后,也是地球上物种大灭绝的速度与以前相比呈指数化上升。巨量的大规模毁灭性武器和军备竞赛的存在,表明人类也是一种理论上处于濒临灭绝境地的生物。

人的智巧,难道比天地的造化更高明吗? 如果连天地都做不到的事情,人又怎么能通过自己的智巧,来使得万物比依循着大道自然而然地生生不息,做得更好呢?

自然与文明的和谐,是一个长期的课题。《道德经》中的预言,早已看到这一切。

天地在我们的眼里是神秘莫测的,而且蕴含着巨大的力量。即使蕴藏着巨大力量的天地,也必须遵循自然的道德规律,我们人类无法与天地相比,以天地的巨大都无力对抗自然,何况渺小的人类呢?

老子一针见血地指出社会动荡、王朝兴替的根本原因,在于统治者离道失德,最终被人民所抛弃是客观必然。他在最后总结道:"信不足焉,有不信焉!"

这句话既在警诫统治者不要轻易立规矩,也有告诫常人不要轻易许诺之意。这又是为什么呢?

老子认为,道自在于天地间,不以任何主观意志所改变,而德同样是一种不言自在的客观,偏道少德则必然会损失。繁文缛节、浮言虚语不仅无助于目标的实现,反因无法兑现而失去人们的信任,少说多做、身体力行才是自然大道。

"人法地,地法天,天法道,道法自然。"世界上最大的法则是自然法则,人的法则其实是最小的。因此,顺其自然才是人类的生存之道。人活着必须顺其自然,依照不同的能力和兴趣,得到不同的成功和成就。

正所谓"天地尚不能久,而况于人乎",人生若白驹过隙,忽然而已,而尘世纷扰,诱惑极多。如果人缺少定力,就可能像猴子掰玉米,捡一个丢一个,结果捡了芝麻、丢了西瓜。

生活在红尘中,我们更应在入世与出世之间取得一个平衡:担当一切入世之事,保有几分出世之心。无论入世还是出世,恰到好处是最难也最可贵的,在任何方面都是过犹不及。入世太深,便会机心太盛,欲壑难填,深陷其中,无力自拔,这是一种生命不能承受之重;出世太远,便会消极遁世,逍遥无为,凌空蹈虚,没有建树,这是一种生命不可承受之轻。

有这样一副对联:"心地上无风涛,随在皆青山绿水;性天中有化育,触处见鱼跃鸢飞。"一个人看到的风景万物其实正是自己心性的投射和映照。摆脱名利的束缚,你若安好,便是晴天。

这正如尼采说的那句名言:"有时候,你若停止了寻找,也便学会了找到。"

二十四　企者不立,跨者不行

企者不立,跨者不行。自见者不明,自是者不彰,自伐者无功,自矜者不长。其于道也,曰余食赘形,物或恶之,故有道者不处也。

踮起脚跟想比别人站得高一些的人,难以站稳;迈开大步想走得快一些的人,走不长远。自我显示的人,难以得到关注;自以为是的人,即使有了长处也难以被人认可;自我炫耀的人,最终也会是劳而无功;自高自大的人,不会成为百姓所拥戴的领袖。用道去审视这些行为,可以说它们都像剩饭赘肉一样,令人厌恶。因此,懂得道的人是不会这样做事的。

老子本章的论道是讲目标和方法的关系。要想立得稳、站得久,急功近利的投机取巧的做法最终是镜花水月。想要有所成就,便须审察自我的种种表现,只有开阔视野、博采众长,才能不断成长。

常人为人处世常有挫折感,大致有以下两种原因:

其一,立心偏私,自以为是,从不考虑自身言行与他人或社会的冲突,一旦遇到反击或阻力便不堪一击;

第二,偏好旁门左道的便捷,而轻脚踏实地的正道,这样可能会暂占上风于一时,但最终难以持久,一旦失势则难免愧悔于心。

老子论道,只是片言只语地举例,提纲挈领地判断。这些简短文字的背后,蕴藏着大量生活的事例与细致缜密的分析推理。因此,常人悟道,其实学会联想即可,联想自家事、墙外事与天边事。道不虚幻,诸事能成网,便得道味……

老子认为,"企者不立,跨者不行"。任何一种事物或状态要想持久地存在,必然有其自身独特的最佳平衡途径。人如果不根据自己的足力,迈开很大的步子向前奔跃,自感快速,却脱离了行走的自然之道,必不能久行。任何取巧或离经叛道之举,都只能得逞于一时而最终事倍功半。

比如竞技体育,执着于技巧的刻苦训练无可厚非,但若忽略了投入时间对体能的锻炼,便是企者不立。前者固然有立竿见影之效,但境界终究有限。只有辅之以后者的均衡投入,尽管见效稍慢但后劲必长。任何一种运动莫不如是。

再比如写文章,只关注于背范文、记成语、学写作技巧,固然可以短时间内写出花团锦簇的文章,但终究易流入"下笔千言,离题万里"的浮夸弊端,这便是老子所言"跨者不行"的一例。只有同时花时间观察生活,并养成独立思考的习惯,才能避免人云亦云而独具真知灼见。

因此,老子又说:"自见者不明,自是者不彰,自伐者无功,自矜者不长。其于道也,曰余食赘形。"

一叶障目,不见泰山。这一叶便是以自我为中心的所见所思所为,这是常人的通病,是悟道的最大障碍。凡不能摒弃自我而患得患失的人,难以发现真理,不能持续成长,更遑论取信于民有担当。

这是因为任何真实的存在,都是四面八方多个维度共同作用的结果。只站在自己的视角去考察,就难免如"瞎子摸象"一般以为大象或如绳或如柱或如墙。一个人如果不能换位思考,那么他很难与他人和谐相处。

日本经营之神松下幸之助曾这样说道:"盲人的眼睛虽然看不见,却很少受伤,反倒是眼睛好好的人,动不动就跌跤或撞倒东西。这都是自恃眼睛看得见,而疏忽大意所致。盲人走路非常小心,一步步摸索着前进,脚步稳重,精神贯注,像这么稳重的走路方式,明眼人是做不到的。人的一生中,若不希望莫名其妙地受伤或挫败,那么,盲人走路的方式,就颇值得引为借鉴。前途莫测,大家最好还是不要太莽撞才好。"

一个人固执己见、自以为是,其所言所行必然难以得到别人或社会的认可。因为他的言行并没有考虑别人的得失,而要得到别人认可并彰显于社会的,必是可以长久的万全之策。

因此,若你不仅沉溺于一私之见,且固执于一己之利的言行,则即便某件事侥幸成功,你必以为是自己的功劳而或沾沾自喜或到处吹嘘。这番抹杀诸人合力之功的做派,必令别人嗤之以鼻,因为有功与否,承认必是互相的。

上述种种一切的总源头,必是自视过高,以为自己处处高人一等的矜持。人非圣贤,有此长必有彼短,故圣人云:"三人行,必有我师焉。"倘若总喜欢高高在上,则必不能取众人之所长,其结果必然是固步自封,难以取得长久的进步。

人立身处世,不矜功自夸,可以很好地保护自己。从积极的方面说,不矜功自夸是人的一种修养和美德。

托马斯·杰斐逊是美国第三任总统。1785年他曾担任美国驻法大使。一天,他去法国外长的公寓进行拜访。

"您代替了富兰克林先生?"法国外长问。

"是接替他,没有人能够代替得了富兰克林先生。"杰斐逊谦逊地回答。

杰斐逊的谦逊给法国外长留下了深刻印象。

一山还比一山高。人不可自视过高,必须懂得谦虚为怀的道理。因为一个人若高傲自大,自然心中狂妄,不屑他人作为。

生活中有许多人总以为自己很聪明,以为自己博学多才、经验丰富,可以成为别人的老师,而且若不能把自己的经验告诉别人或教诲别人,就觉得浑身不自在,心中颇难受。因为不对人指指点点,自我的"博学""经验"又怎么显现于人们面前呢?又怎么赢得其他人的赞美和敬佩呢?总觉得高人一等,认为自己了不起,并在人前傲慢的,其实并没有什么长处。

一位哲学家说:"如果你想树立一个敌人,那很好办,你拼命地超越他,挤压他就行了。但是,如果你想赢得些朋友,必须得做出点小小的牺牲——那就是让朋友超越你,跑在你的前面。"

这个道理其实很简单,每个人心中都有一种想当重要人物的感觉,一旦别人帮助他实现或让他体验了这种感觉,他就会对这个人感激不尽。

当别人超过我们、优于我们时,可以给他一种超越感。但是当我们居于他们之上时,一些人的内心便感到愤愤不平,有的产生自卑,有的则嫉恨在心。

因此,不要总和别人比聪明,虚心一些,经常听听别人的意见,得到对方的肯定,这才是最聪明的做法。毕竟能影响对方的是朋友而非敌人。

"其于道也,曰余食赘形,物或恶之,故有道者不处也。"大道至简,至简之处在于,任何一种巨象或蝼蚁的存在,于社会于自然必有或仅仅有属于自己的那份特殊的作用和价值。凡一切文过饰非,凡一切偏狭固执,凡一切歌功颂德,必与真实不符,对道而言就像剩饭赘肉一样多余。

老子的这番判断,不仅是对个人适用,同样也适用于社团或党派,适用于国家或任何国际组织。但自我自利自保是任何一种存在的天性,不具有这种特征的生物必早已灭绝。老子的道,不是要彻底摒弃自我,而是要如何思、如何言、如何行才能达到自我长久的存在。

因此,所谓悟道,其实是一个学习的过程。具体而言,是学习自己如何均衡全面发展不断成长的过程,学习如何与世界上的其他存在和平共处的过程。假若思虑至此,则我们往昔的种种作为,应能得到动机、方法与结果的合理解释,而自身事与身边事的种种因缘,或也能被渐渐感悟。

二十五　人法地,地法天,
　　　　天法道,道法自然

有物混成,先天地生。寂兮寥兮,独立而不改,周行而不殆,可以为天下母。吾不知其名,强字之曰道,强为之名曰大。大曰逝,逝曰远,远曰反。故道大,天大,地大,人亦大。域中有四大,而人居其一焉。人法地,地法天,天法道,道法自然。

有一个东西,它混然而成,出现在天地之前。它无声无形,独立存在永不改变,循环运动永不停止,可以把它当作天地万物产生的根源。我不知道这个东西的名字,就先称它为"道",再牵强地给它起个名字叫"大"。"大"会运动发展,发展下去就会走向极盛,走向极盛后又要返回到原处。所以说,"道"有"道"的规律,天有天的规律,地有地的规律,治国也有治国的规律。天地间有四种主要的规律,而治国的规律只是其中之一。社会要效法地的规律而发展,地要效法天的规律而运行,天要效法普遍规律而存在,普遍规律要效法自然规律而恒久。

"道"是天地万物的起源和始祖。但生物之后,它仍蕴涵于万物之内。它是"生生之本,化化之根",是生天生地的始祖,众生之父母,万物的根蒂。人应效法地之至公的自然之德,地应效法天无不覆的无为之道,天应效法大道虚无清静的真一体性。道本自然,"无为而无不为"。

老子在《道德经》第二十五章讲的是一个关于"道"的故事,但这不是一个普通的故事。普通的故事有长有短,但无论长短都会有结局。这个"道"的故事,却无头无尾,也就是说,既没有肇始的因,也没有可期望的最终的果。

或许,作为故事主角的"道",本身便既是宇宙万物的因,又是今日以至不可胜数的未来的种种的果。因此,尽管道惟恍惟惚,令人难以捉摸。但是,作为一种投射,我们仍然可以从天地人运行的蛛丝马迹中感知到道确实存在。

芸芸众生正如丛林中奋发向上的树冠能吸收更多阳光的能量一样,我们只有开阔心胸、广远视野,才能从老子的故事中感受到更多道的真谛。这是个由低到高的台级或境界,由己察人再反照自己,进而识得社会;再进而由识得地上万物而悟天得道,再返照自然。

因此,首先应认识自己,这是闻道的必由之径。现代科学已经把肉体因何生又缘何死讲得非常透彻,但是,关于人的精神或灵魂的来龙去脉,当今世界依然知之不详。

我们当然可以说,所谓的精神或灵魂只是大脑的一种功能体现而已。但它是如何体现的呢?又何以令有人安澜、有人惶惶不安呢?

对这个问题人类或已关注数千年,但多数人一直恍恍惚惚。如果有一天能耐着性子听老子讲故事,或许会有微光乍现。灵魂不再缥缈虚幻,尽管仍然若即若离。

灵魂更为核心的表现,或许在于思维中枢的精神生活。它脱胎于动物,但正是这种内在的质变使人超越动物而成为人,这便是思想。思想的实质便是对自己的应然与客观必然的种种权衡。

动物也有应然与必然的冲突,但动物只是被本能驱使。唯有人才有思想意志,既生存于这种不可克服的冲突中,又有可能清晰地意识着并试图减少这种冲突。

思想或许没有终极的界限,但必有其产生的肇始源头。世界上所能获得的一切信息和我们自身的肉体与审美感受共同构成思维的总源头。

略微复杂的是,我们内在思维力度的局限常常无法分辨外在思想源的智慧与荒谬。在面对自身与环境的冲突时,在平衡短期与长期的损益时,我们的思想抉择和灵魂表现却全然不同。因此,我们的灵魂最终被塑造为或圣贤或魔鬼或蜉蝣。

说某人是行尸走肉,其实说的便是其固化了的思想放弃任何新想法的渗入；说某人圣德睿哲,其实在说其思、言、行自然而然地在与时俱进中保持着身心安泰；说常人庸庸碌碌,其实在说尽管我们有思想,但实际言行却违心地与所谓的潮流保持一致。

平庸意味着或无奈、或苟安于灵魂与肉体的分裂,常人多分裂,所以多平庸。因此,老子感叹道："载营魄,抱一,能无离乎?"

老子所言的圣人,圣人的天趋近于客观的天,圣人的地近似于万物生存依赖的地,圣人的道便是思想与真知前趋后迎的道,圣人的灵魂便是肉体、审美与思想三位一体的和谐互动。

平常人则大为不同,常人的思想是僵化的,一如我们的肉体筋骨日趋僵化一样。

灵魂的渺弱决定了常人的天的浅近,受拘于利害得失的思想禁锢着常人的地的狭隘。常人的道便是我们身不由己地随波逐流。

道是永恒的变动循环,天如是,地如是,人也如是,差异只在于节律不同而已,或者朝生暮死,或者沧海桑田。

道是有轨迹的,一如我们思想的塑造是有轨迹的一样。平庸便是止步,悟道便是不断循环。

古希腊哲学家德谟克利特常常坐在石阶上观赏蚂蚁和牧羊犬。有人问他为什么对自然之物有那么大的兴趣。德谟克利特说："所有人都是自然的学生,智者更不例外。我们从蜘蛛身上学会了纺织,从燕子身上学会了建筑,从百灵鸟身上学会了歌唱。"东西方哲学在"道法自然"的语境下得到了完美的结合。

在"道法自然"的语境之下,面对生活要采取一种"顺"的态度,即通常所说的"顺其自然"。

这里面应该包括两层含义：

一是知自然之道,审时度势,不强作、不妄为；二是顺应事物的自然发展方向,顺势而为之、自然而有为。

王阳明曾说过"情顺万物而无情,终日有为而心常无为",对"顺其自然"

的道理做了一个很好的呼应,即摒弃私欲、顺天应时,以无为的心态去有为,以无为的心态去打理人生。

人们所熟知的"大禹治水"就是一个很好的例子。面对当时肆虐的水害,大禹的父亲鲧沿用先人"壅防百川,堕高埋庳"的方法,想通过单纯的"堵"来抵抗,但堤坝总不敌力量巨大的洪水。

大禹则因地制宜,因势利导,采取"高高下下,疏川导滞"的方法,从低处取土石增高山坡,使高处更高,低处更低,以疏浚水道,千方百计引导洪水,使之归泽入海。

大禹"顺"的智慧,终于换来百姓生活的安宁。

这也就是"道家让人想得通"的道理,想得通的前提就是顺,顺应天时,顺应世事。

人生中难免会有这样或那样的不如意,所以无论顺境还是逆境,都要调理心态,坦然面对,顺而通变,顺而通达。像水一样通而无碍,总能找到自己所处的位置或发挥作用的形式,这样既是顺应时事,也是顺从自己的心。

《云笈七签》中说:"欲求无为,先当避害。何者?远嫌疑、远小人、远苟得、远行止;慎口食、慎舌利、慎处闹、慎力斗。常思过失,改而从善。又能通天文、通地理、通人事、通鬼神、通时机、通术数。是则与圣齐功,与天同德矣。"

有了这样的人生智慧,无论生活顺逆,都能做到像陶渊明所说的那样:"纵浪大化中,不喜亦不惧。应尽便须尽,无复独多虑。"

"人法地,地法天,天法道,道法自然。"这都是在要求人应效法天地之德性,遵守事物之内在法则,摒弃妄念,顺应自然。

老子认为,人心浮躁不安、偏激失态的根本原因,在于不能正确对待人生的得失和把握欲望的尺度。如果能处理好人生这两个认识与实践的问题,人心自然能够"常清常静皎如月,坦然应对世事人"。

对于净化人心,老子主张寡欲和自然。

所谓寡欲,即抛弃个人无休止的贪欲,特别是那些不正确的欲望。相反,对于那些有利于个人的道德修持、身心清静与社会和谐等正义之事,要积极作为、深入实践。

强调自然,就是要认识到世间万物始终是在一种自然而然、不自而然的状态中和谐有序、周而复始地运行。

人作为万物中的个体存在,必须遵循事物运行的规律,树立"祸兮福之所倚,福兮祸之所伏"的祸福观与得失相互转化观,持守不以得喜、不以失悲,顺应自然、宠辱不惊的生活理念,由此获得身心清静、圆融无碍的思想境界。

这既是当代社会人们心理健康的方法和目标,也是体现《道德经》社会功能的重要方面。

二十六 轻则失本,躁则失君

重为轻根,静为躁君。是以君子终日行,不离辎重。虽有荣观,燕处超然。奈何万乘之主,而以身轻天下? 轻则失根,躁则失君。

重是轻的基础,静是动的本源。所以圣人整日漫游也不会离开备有衣食的车子,即使有奇观美景,也安闲而居,超然物外而不为之所动。为什么一个大国君主,却为了自身的满足而不以国家为重呢? 不重视国家就等于背离根本,恣意胡为就会失去他本来的君主地位。

"重为轻根,静为躁君。"在古代,"君"的意思很丰富,不仅指君王、君主的意思,一个人精神上的主导也可以称为"君"。老子在这里是告诉我们静的作用。常言道:静水流深。内心的静是我们看事情、思考问题的基础。静能定,定能生智慧。《大学》中说,静而后能定,诚然。

老子列举了轻与重、动与静两对矛盾的现象,并认为在重与轻关系中,重是根本,注重轻而忽视重,则会失去根本;在动与静的关系中,静是根本,重视动而忽视静,则会失去根本。

所谓静为躁君,其实就是人们常常讲的沉得住气。在老子看来,有根基,有主心骨,就有远见;有准备,才能立于不败之地。反之,轻率、轻浮、轻飘就没了根基,就容易被外力推倒、拔起、颠覆,而躁动、焦虑、急躁,就会丢了主心骨,难免失控。

因此,高明的人,都懂得乱中取静,即所谓每临大事有静气,所谓猝然临之而不惊、无辜加之而不怒,所谓麋鹿兴于左而目不瞬、泰山崩于前而色不变以及戒骄戒躁等。此外,他们还会随时做好应变的准备,不离后勤保证,不脱离脚踏实地的状态,更不会忘乎所以,轻率从事,自取灭亡。

一群蚂蚁在大雨即将来临的时候，敏感地嗅到了危险，它们成群结队，开始有条不紊地搬家，没有忙乱，没有不安，没有躁动，只是紧张而忙碌地工作，把家搬到另外一个安全的地方。

一场大风把屋前树上的鹊巢吹落到地上，那些用嘴一根根衔来的草棍，瞬间四散落地。我以为，这些鸟鹊会迁徙，会搬家，或者心生火焰，自暴自弃。谁知没几天，屋前的树上又挂起了一个新的鹊巢。

人生中，这样的场景会遇到很多，使人温暖、感动。那些淡定的处世方式，充满了人生的智慧。

当然，我们每个人也会遇到另外一些不同的际遇。

比如，辛辛苦苦努力工作，费了很大劲才搞定的一个客户，不承想，半道上被另外一个同事"劫"去了，而上司却指责你、批评你。

比如，多年的朋友因为一件小事对你产生了误会。朋友痛心疾首，讽刺你、挖苦你，甚至不理你。

比如，你凭良心出发做了一件好事，却被人误以为是沽名钓誉、另有企图。

比如，同学聚会，当年不如你的同学当了"大官"，当年不如你的同学当了教授，当年不如你的同学发了大财，当年不如你的同学都比你有出息。

比如，早晨开车出门，心情很好，却被另外一辆走反道的车亲密接触了……

这时，你会淡然地一笑了之，还是怒发冲冠？

其实，怒发冲冠只能使小事变大，大事变得心中装不下，非但于事无补，还会把事情推向另一个极端，于人于己无半点益处。

这时，淡定是一味良药，因为淡定能够熄灭内心汹汹的火焰。君不见淡定的"淡"字，左边是水，右边是火，水浇在火上，水止火灭。遇到天大的事，只要心里揣着淡定这味药，就不会捅出娄子。

"虽有荣观，燕处超然。"虽然享受着华美的生活，却能够以一颗安然的心对待，达到超然物外的心境。尽管老子这段话本是说给统治者听的，但也为我们揭示了心念选择的重要性。即便身在尘俗乱世之中，但如果有一颗不落俗世的心,依然可以超然物外,这是对待生活的一种哲理心态。

有师徒两人化缘回来,路上涉过一条小河,又攀上一座大山,小和尚觉得累了,就要求坐下来歇歇,老和尚就依从了他。

两人坐在一块岩石上谈起了心。小和尚说:"咱们僧人皈依佛门,四大皆空,讲究一种虚静。那么,我们来世上一遭,究竟是为了什么?究竟还有什么属于我们自己呢?"

"为了佛,为了自己的心啊。"老和尚开导小和尚说,"属于我们的东西太多太多了,自由的身心、超脱的意念以及蓝天白云、这山这水。"

老和尚看着小和尚一脸困惑的神情,又补充说:"当一个人四大皆空,什么都没有时,这世间的一切就都是他的了。见山是山,见水是水,梦游四方,思度五岳,我们还有什么不可以企及呢?"

小和尚还是不理解,又问师父:"那尘世间的人们不也拥有这些东西吗?"

"不,"老和尚说,"有钱的人,心中只拥有钱;有宅第的人,心中只惦记宅第;有权势的人,心中只关注权势……他们摄取、拥有某项事物的同时,也就失去了这项事物之外的所有事物。"

这时,玉兔东升,金乌西坠,山岚炊烟拂拂袅袅。小和尚望着山水云月,终于舒心地笑了。

生活中,人们也许并不会常常走运,周围一片漆黑,时间如白驹过隙,太阳尚未升起时已经两手空空了。

生命是一个巨大的宝库,生活的秘密、奥妙、快乐、解脱、慈悲和智能……都需要我们好好掌握和利用。

如果没有好好利用,只是白白地将它浪费掉,等到我们知道生命的重要性时,已经将时光消磨殆尽。

人一辈子都忙忙碌碌做什么呢?做自己身体的奴隶,做物质的奴隶,做别人的奴隶,为儿女、亲戚、工作,终身都在服役。最后却是一无所得地离去。

人往往把自己看得过重才会患得患失，觉得别人必须理解自己。其实，人要看轻自己，少一些自我，多一些换位，才能心生快乐。

包容越多，得到越多。不要以自己的眼光和认知去评论一个人，不要判断一件事的对错，不要苛求别人的观点与你相同，不要期望别人能完全理解你。每个人都有自己的性格和观点。不要背后说人，也不要在意被说。

别人的嘴我们无法控制，但我们可以抱一颗淡然的心去看一切纷扰。沉淀自己的心，静观事态变迁。嘴上吃些亏又何妨？让他三分又如何？

"物以类聚，人以群分"，任何单位，任何群体，人际关系结构都离不开"三三制"，具体到个人身上就是三分之一的人对你一般，三分之一的人对你不"感冒"，三分之一的人对你好。因人而异，好的要保持，中立的要争取，敌意的要宽容。永远不要被少数人所利用。"轻则失本，躁则失君"，静下心，不烦躁，凡事都会过去。

与别人发生意见上的分歧，甚至造成言语上的冲突，所以你闷闷不乐，因为你觉得都是别人对你恶意。别再耿耿于怀了，回家去擦地板吧。

拎一块抹布，弯下腰，双膝着地，把你面前这张地板的每个角落来回擦拭干净。然后，重新省思自己在那场冲突所说过的每一句话。

现在，你发现自己其实也有不对的地方了，是不是？

你渐渐心平气和了，是不是？

有时候必须学习弯腰，因为这个动作可以让人谦卑。劳动身体的同时，你也擦亮了自己的心绪，而且你还拥有了一张光洁的地板呢。

二十七　圣人常善救人，故无弃人

善行无辙迹，善言无瑕谪，善计不用筹策，善闭无关楗而不可开，善结无绳约而不可解。是以圣人常善救人，故无弃人；常善救物，故无弃物，是谓袭明。故善人者，不善人之师；不善人者，善人之资。不贵其师，不爱其资，虽智大迷，是谓要妙。

善于行走的，不留印迹；善于言谈的，没有语病；善于计算的，不用筹策；善于锁门的，不用关楗也能使门牢不可开；善于捆缚的，不用绳索也使其坚不可解。因此，圣人总是善于教诲救人，所以没有被弃绝的人；总是善于关爱运用万物，所以没有被废弃的东西。这些做法可以说是明智的。善者是不善者的老师，不善者是善者的衬托。不尊重他们的老师，不珍爱他们的衬托，即使是聪明的人，这样做也是糊涂到家了。善者与不善者之间的关系就是这样微妙。

人到一定年龄以后，会形成一定的惯性思维，认为 A 就会导致结果 B，但是忘记了 C 也可以导致结果 B，因为换一个角度就全变了。

从惯性思维看，我们认为很多没有用的东西，换一个角度就会发现它的优点。在生活中，我们经常犯这种一条线思维的错误。也就是说，我们认为怎么样就是怎么样。可是如果换一个角度，多元思维，就会发现原来每一件事都有它自己的特点。换一个角度后，有可能这个角度对我有用，这事就可以利用。

"故善人者，不善人之师；不善人者，善人之资。"在工作中、生活中我们都会发现，很多原来我们认为讨厌的人或事，换一个角度看，挺好的，这个人、这件事磨炼了我，给我打下了某些方面的基础。

小和尚满怀疑惑地去见师父:"师父,您说好人、坏人都可以度,问题是坏人已经失去了人的本质,如何算是人呢? 既不是人,就不应该度化他。"

师父没有立刻作答,只是拿起笔在纸上写了个"我",但字是反写的,如同印章上的文字左右颠倒。

"这是什么?"师父问。

"这是个字。"小和尚说,"但是写反了!"

"什么字呢?"

"'我'字!"

"写反了的'我'字算不算字?"师父追问。

"不算!"

"既然不算,你为什么说它是个'我'字?"

"算!"小和尚立刻改口。

"既算是个字,你为什么说它反了呢?"

小和尚怔住了,不知怎样作答。

"正字是字,反字也是字,你说它是'我'字,又认得出那是反字,主要是因为你心里认得真正的'我'字。相反的,如果你原不识字,就算我写反了,你也无法分辨。只怕当人告诉你那是个'我'字之后,遇到正写的'我'字,你倒要说是写反了。"师父说,"同样的道理,好人是人,坏人也是人,最重要在于你须识得人的本性。于是当你遇到恶人的时候,仍然一眼便能见到他的'天质',并唤出他的'本真',本真既明,便不难度化了。"

我们如果用这种目光,不设分别、不设形名、多元化地看一个问题,人生的纠结就会少很多。很多我们看似没有用的,甚至是一些有害的东西,反而会转变成我们的养分,转变为促进我们提升的动力。

佛、道都强调"避免偏见,平等待人"。与别人相处是逃不开的生活法则,也是我们必须面对的人生命题。因为人都有自我的一面、自私的一面,站在自己的角度看问题容易,站在别人的立场看问题却很难,所以与人相处不易,了解别人更难。也正因为如此,理解别人才显得更为要紧。

"是以圣人常善救人,故无弃人;常善救物,故无弃物。"在老子眼中,真正高明的领导者,绝对不会轻易放弃每一个人。这个世界上每一个人都有各自的特点,每一个人的特点都有可能是独一无二的。管理如此,每个人的人生规划也是如此,发挥自己所长,找准自己的位置是十分重要的。

明朝冯梦龙在《古今谭概》说道:"龙居水浅遭虾戏,虎落平阳被犬欺。"又有俗话云:"落魄的凤凰不如鸡。"事实就是如此。

在现实生活中,多少人在任时,有着雄才大略的英武,有着风流倜傥的俊逸,调兵遣将,指挥若定,运筹帷幄之中,决胜千里之外。一旦退居二线,面容萎缩,行动也迟缓,提着笼子架着鸟,马路之上靠边站。

不是他没有才华了,而是没有施展的地方了。

正如真理和谬误只是一步之遥一样,天才和垃圾也是一步之遥。每个人,在有了知识和技能储备以后,下一步就是找到自己的"位置",找对了位置就是天才,找不对地方就只能如同垃圾。

聂卫平下棋很厉害,但比赛长跑可能不如我们;刘翔跑得很快,下棋水平可能比我们差远了;别看姚明打篮球是好手,比赛写稿子,很可能跟我们差一大截。但他们三个人,都是世界冠军,是因为他们找到了自己的位置,然后在这个位置上付出了自己的不懈努力。

说到这里,又想起唐代韩愈的《马说》:"千里马常有,而伯乐不常有。故虽有名马,祗辱于奴隶人之手,骈死于槽枥之间,不以千里称也。"

纵是一匹千里马,但处境是"槽枥之间",而不是任尔驰骋的疆场,就只能是"祗辱于奴隶人之手,骈死于槽枥之间"的结局了。

韩信年轻时家里很穷,经常吃蹭饭。有很多妇女在河边漂洗丝纱,有位老大娘看见韩信饿了,就匀出自己的饭给韩信吃。韩信感激地对这位老大娘说:"达志以后,一定要重重地报答您老人家!"谁知这位老人非常生气:"你作为男子汉,居然不能养活自己!我是看着你可怜才给你饭吃的,谁指望你报答啊?"就是这位养活不了自己的韩信,却有着杰出的军事才能。"韩信将兵,多多益善",找对了处所,就是一个将军;找不对处所,就是一个流浪汉。

如果刨除有意而为的因素，姜子牙如果遇不到文王，或许只能是一个垂钓的隐士。同样，如果刘备一顾茅庐就摔门离去，或许诸葛亮以后就真的做一辈子布衣而"躬耕陇亩"。

是一匹骏马，就不要局限在尺寸农田中耕种，而要到广阔的草原上驰骋；是一只雄鹰，就不要习惯在檐下低徊，而要去搏击长天。

"人放错了地方就是垃圾"，这句话倒过来考虑，就是如果你现在感觉你的处境很垃圾，不妨换换自己的心理环境、工作环境，或许就是一片新天地。这就是人们常说的"树挪死，人挪活"了。

找准位置，你就是一条龙。找不准位置，你就是一条虫。

当然，要先成为千里马，然后去找属于自己的"位置"。有了自身的才干，然后找准自己的位置，这是走向成功的前提。

二十八　知其白,守其黑,为天下式

知其雄,守其雌,为天下谿;为天下谿,常德不离,复归于婴儿。知其白,守其黑,为天下式;为天下式,常德不忒,复归于无极。知其荣,守其辱,为天下谷;为天下谷,常德乃足,复归于朴。朴散则为器,圣人用之,则为官长。故大制无割。

知道自己拥有强大的实力,却保持着柔弱的品性,安于卑下的地位。安于卑下的地位,却不背弃高尚的品德,就能恢复到无求无欲的最初状态。知道什么是显赫,却安于被埋没的地位,甘做天下的楷模。甘做天下的楷模,言行就不会出现差错,就能拥有无穷的力量。知道什么是荣耀,却安于屈辱的地位,甘做天下的幽谷。甘做天下的幽谷,高尚的品德就会永远保持完美,就能够同"道"保持一致。普遍规律会分别变为万物各自的本性,圣人由于顺应了万物各自的本性进行治理而成为它们的主宰。所以说高明的治理不会伤害万物的本性。

刚健勇为的本领,能克敌制胜。但如果肆意刚勇,贪于妄进,则必定会遭到厌恶和反对。

"知其雄,守其雌。"君子应该恪守柔弱不争、虚心谦下的态度,犹如处于低位的溪涧一样。这样,人自身本来的自然常德才不会脱离,人的本性才能复归于初生婴儿一般。

因此,老子所讲的柔弱雌静,其中含有刚健勇为的意思,而不是纯粹的懦弱;老子所说的愚昧,不是纯粹的蠢笨无知,而是有其实质内涵,外用其愚以自谦。

"知其白,守其黑,为天下式。"只要你能深悟"天地法则",就能把握冬春的循环、盈亏的周期、盛衰的交替……否极时,你会快乐,因为它是黎明前的黑暗;泰来时,你会谨慎,怡然自得中谋划再一次的蓄势待发。

我们一直在探讨"人之初,性本善"还是"人之初,性本恶"的问题,其实这在婴儿的意识里没有任何分别,不存在任何等级概念,又怎会有善与恶之分呢?

婴儿不被世俗的功利宠辱所困扰,无私无欲,淳朴无邪。因此,婴儿的状态是最符合大道的,是大道在人及万物上淋漓尽致的体现,所以老子说"为天下谿,常德不离,复归于婴儿"。

我们从婴儿长大成人后,历经了许多事情,遭受了众多打击,也感受了无数乐趣,在社会这个大染缸中摸爬滚打几十年,成就了各种各样的心态和思想,表现得多知多懂,经验丰富了,物质富足了。可是很多人揣着钱却患得患失,常常感慨"长大了一点都不好,烦恼多了"。

其实,这主要是他们离婴儿那种至柔至顺的样子太远了,失去了自己的初心,拥有的却是一颗机心。

很多人都自认为聪明,可以骗得了天下人,其实,人的智慧相差无几,一个人的那点小小的伎俩怎么可能瞒得了其他人呢?

捷克作家米兰·昆德拉说:"人类一思考,上帝就发笑。"人生在世,不可处处怀揣着一颗世故机心,而要学会放好自己的那颗初心,能够"以真示人",否则到终了受害的还是自己。

所谓哲人的境界,就是又找回了童心,又从"老成世故"变回"稚嫩天真",这种境界的表现就是,只管去做,不太在意结果,从而"常德不离,复归于婴儿"。

使我们痛苦的往往不是某一件事,或者某一个结果,而是我们对它们的看法和观念。如果你不把工作看成目的,寻找就成了手段,成了方法;如果你把结婚看成目的,失恋就成了痛苦。

把行为和结果统一起来,看成一回事,即做什么事情和寻找什么东西时都不带上功利的色彩和目的,那结果往往是快乐的。

儿童之所以快乐,就是因为他在不停地寻找,不停地放弃,他拿到一件新的玩具,就放下手中的一件,他从不比较哪一件更好更贵。如果大人不去吓唬他,他见到毛毛虫也会去抓起来玩。

"朴",是道之大全,混沌之始、一元之初的原质。事物得时得理,如草木逢春,则必会荣贵显达。

倘若因荣贵显达,高亢其上,这样人要遭祸殃,荣贵也不能长久。

既知如此,在得时得理的荣贵显达之时,作为天下的空谷,仍以卑下、自谦、虚心待物,本来的自然常德才能充足不弊,复归到混沌充盈的原始、真朴之地,具有无限的生命力。

明知有风头,却不去抢,明知有便宜,却不去占。只想占便宜,吃的却都是大亏。私心杂念过甚,心境就会过狭,就会被私欲牵着鼻子走。

豁达通敞,虚怀若谷,心境就会辽远。坦坦荡荡,天下宇宙,尽收胸臆。因此,柔弱的反倒可以胜过刚强的。

老子认为,"上善若水"。水滴石穿,你看水流在山谷最坚硬的石头间,却可以无孔不入,挥洒自如。

明知那飞黄腾达的状况,却守着那平实简单的日子:"知其白,守其黑","知其雄,守其雌","知其荣,守其辱"。不争,是老子最重要的人生智慧之一。

这就像在人生的马拉松中,如果每个人都想在其中拿到好名次,势必把他人都当作竞争敌手;如果把人生当作一次没有既定目的的漫游,他人都是风景,岂不更好。

秦国有个叫李斯的人,位高权重,临到被处以腰斩的时候,才感慨人生最美的图景,不过是贫穷时候,带着猎狗,领着儿子在老家城门外追野兔玩。真可谓千年一叹。

然而,在权力中追逐的人,不是听一节课就能明白这个道理。权力给予人的,太奢靡,太诱人。在中国,几千年的官本位文化,濡染太久,浸润太深。这种人前的风光,欲望太盛的人一般是抵御不了的。

记得白岩松说过一句很形象的话:"人人都在背后骂当官的,但看到当官的之后,都又齐刷刷地站起来。"

多少人,是在人生崩盘之后,才彻底清醒过来。只有在热闹停息、贪婪褪去之后,才会知道自己究竟想要什么。

生活中,很多时候我们遇到困难,总觉得是到了不可挽救的地步。但是,如果换一个角度来思考,对于人类来说,除了生命,所有的困难,都是微不足道的。所谓的"黑白""荣辱",真的有那么重要吗?

因此,无论什么时候,都不要觉得自己的人生是无望的,这世上,没有绝望的人生,只有绝望的人心。

看淡一切,感悟人生。

二十九 天下神器,不可为也

将欲取天下,而为之,吾见其不得已。天下神器,不可为也。为者败之,执者失之。夫物或行或随;或嘘或吹;或强或羸;或载或隳。是以圣人去甚,去奢,去泰。

想用强制的办法治理天下,我看是达不到目的的。天下这个神秘的东西,是不会任由人的意志摆布的。谁想恣意妄为,谁就会把天下搅乱;谁想强行霸占天下,谁就会失去天下。事情往往如此:本来是想走在前头,结果反而落后了;本意是想轻吹,结果吹过了头;本意是想强壮,结果反而变得瘦弱了;本意是想稍微减损一点儿,结果却把全部都搞坏了。因此,圣人做任何事情,总是要去掉那些极端的、奢侈的、过分的主观想法而去顺乎自然。

汤武取天下,并非汤武侥幸恃强、僭分骄肆、贪功取胜、为荣贵而图享乐,而是因桀纣失道离德、涂炭生灵、民不聊生,在不得已的情况下才取治天下。

孟子曰:"其君子实玄黄于匪,以迎其君子。其小人箪食壶浆,以迎其小人,救民于水火之中,取其残而已矣。"所谓能如此深得民心者,皆因"不得已"而已。

天下的生灵与万民,皆有情感和意识,而非死物固体,最为灵感。因此,治国者不敢有丝毫侥幸强为的举动。倘若有背理徇私、强作妄为之举,就违背了生灵的自然之性,即有感应。如果这样,不但不能治理,反而愈治愈乱。

事物是不断地在大道中运化的。比如天道的运行,有春生、夏长、秋收、冬藏。如果片面侧重于某一方,固守一隅,把持愈紧,反而愈失。强行执持,不但不能固守,反而会变为后随、寒凉、羸弱、危殆。

体现自然之道的圣人,深知宫中多怨女,世上多旷男;一人贪货利,众人遭贫穷;泰然享豪华,万民有祸殃,所以他们不贪求分外的声色,抛弃不义的货利,不贪过分的豪华,循自然,务真诚,守本分,顺天道,附人情,因此,也就没有失败的隐患。

顺其自然,不强力而为,去甚、去奢、去泰,这是哲人对当权者的告诫。实际上,这其中的道理对世上的普通人又何尝不是如此呢?

苹果公司创始人乔布斯英年早逝,去世前曾写下这样的反思:

"作为一个世界500强公司的总裁,我曾经叱咤商界,无往不胜,在别人眼里,我的人生当然是成功的典范。但是除了工作,我的乐趣并不多,到后来,财富于我已经变成一种习惯的事实,正如我肥胖的身体——都是多余的东西组成。

此刻,在病床上,我频繁地回忆起我自己的一生,发现曾经让我感到无限得意的所有社会名誉和财富,在即将到来的死亡面前已全部变得暗淡无光,毫无意义了。

我也在深夜里多次反问自己,如果我生前的一切被死亡重新估价后,已经失去了价值,那么我现在最想要的是什么,即我一生的金钱和名誉都没能给我的是什么? 有没有?

黑暗中,我看着那些金属检测仪器发出的幽绿的光和吱吱的声响,似乎感到死神温热的呼吸正向我靠拢。

现在我明白了,人的一生只要有够用的财富,就该去追求其他与财富无关的,应该是更重要的东西,也许是感情,也许是艺术,也许只是一个儿时的梦想。

无休止地追求财富只会让人变得贪婪和无趣,变成一个变态的怪物——正如我一生的写照。

上帝造人时,给我们以丰富的感官,是为了让我们去感受他预设在所有人心底的爱,而不是财富带来的虚幻。

我生前赢得的所有财富我都无法带走,能带走的只有记忆中沉淀下来的纯真的感动以及和物质无关的爱和情感,它们无法否认也不会自己消失,它们才是人生真正的财富。"

品味着乔布斯临终的生命感悟,我不禁暗自感叹:是啊! 人在地球上、在宇宙间的位置何在、地位何在、意义何在? 积累太多的财富为了什么? 昔日恭王府,和珅今何在? 万里长城今犹在,不见当年秦始皇。损人利己取得不义之财又有何必要?

老子强调"去甚、去奢、去泰"的道理,并用了一些隐喻论述他的观点。他说:天下万物,有的在前面行走,有的在后面跟随;有的送暖气,有的吹冷风;有的强壮,有的羸弱;有的得胜,有的失败。春秋战国时期,大小诸侯就是这样,你争我夺,争战不已。

他最后得出结论,从政者要戒除走极端,戒除奢侈,戒除过分。这是老子的"中庸"思想,其要旨、核心是不要走极端。一个人的一生要想幸福地度过,需要学会平衡。

中庸作为文化心理现象已成为我们民族性格的组成部分,作为传统思维方式也一直影响着一代一代的中国人。我们常用"太极端了""太奢侈了""太过分了"等说法描绘某人的不良行为,这说明中庸思想是深入人心的。

老子认为,凡事都要适度,不要过分。过分吝惜一定会造成巨大的耗费,过多保藏一定会造成巨大的损失。

人们要"知足""知止",知道满足的人不会受辱,懂得适可而止的人不会有危险,这样的人可以长泰永存。

和谐就是适度、适中,达到一个平衡点,一个最佳状态。

如何判断自己的生活是否失衡了呢? 要知道你的生活状态是否平衡,有一个十分简便易行的测验方法,那就是问问你自己是怎样看待"工作"的。

假如你觉得自己没有什么工作,但你又确实在赚钱养活自己,而且每天的空闲时间又不太多,那么你的生活可能就是平衡的。

抑郁症专家汉斯·塞尔耶说:"如果你做的是自己喜欢的事,那么你其实并不是在工作。你的工作就是娱乐。"

假如你每天都不得不去"工作",那么你的生活一定会有一些缺憾,但假如你每天都在玩,那么你就是生活的成功者。

如果是前者,你每天都在与自己作斗争;如果是后者,你就是在享受自己做的事,你与自己达到了和谐统一。

我们哭着来到这个世界,在别人哭声中离开这个世界,中间的过程被叫作人生。

造物主很有意思,猫喜欢吃鱼,却不能下水,鱼喜欢吃蚯蚓,却不能上岸。人生,就是一边拥有,一边失去;一边选择,一边放弃。

人生,哪有事事如意? 生活,哪有样样顺心?"天下神器,不可为也。为者败之,执者失之。"人生不可强为。

因此,不和别人较真,因为不值得;不和自己较真,因为伤不起;不和往事较真,因为没意义;不和现实较真,因为还要继续! 总之一句话:别和人生较真。

人活到最后,一定是素与简。

三十 以道佐人主者，不以兵强天下

以道佐人主者，不以兵强天下。其事好还。师之所处，荆棘生焉；大军之后，必有凶年。善者果而已，不敢以取强。果而勿矜，果而勿伐，果而勿骄，果而不得已，果而勿强。物壮则老，是谓不道，不道早已。

按照道的法则辅佐君主的人，是不会靠武力来征服天下的。动用武力会很快遭到报应：军队驻扎过的地方，荆棘丛生；大战之后，必有灾荒。善于保全的人只求达到目的就行了，不敢靠武力谋求强盛的名声。胜利了也不自恃，胜利了也不炫耀，胜利了也不自傲，用兵是出于不得已，胜利了也不逞强。事物进展到极点了就会走向衰败，没有限度地追求，是不符合道的，而不符合道就会很快灭亡。

孟子曰："威天下不以兵革之利。得道者多助，失道者寡助。寡助之至，亲戚畔之。多助之至，天下顺之。"

作为万民之主，根据道的法则来正心修德，国纲定会大振，上下定能同心同德，天下自然太平，万民自然康乐，生灵自然不遭杀戮。

如果崇尚武力，横暴强行而威镇天下，必然在无形中失去天地之和，扰乱生灵自然之性。人心背离，天下共怨，激起对方以兵力还报。

试观天下每次大乱，干戈四起，你还我报，一来一往，互相残杀，都是因为不以道治国，而由崇尚武力四处侵略所致。

有道的君王在横暴愚顽祸国殃民之时，邻国恃强侵扰国土之际，不得已而用兵，战胜之后，应立即停止战争。虽然战胜了，但却不敢恃强多杀。

生活中，每当愤恨暴虐之心升起，浑身感觉不快，这与本章中"师之所处，荆棘生焉；大军之后，必有凶年"所比喻的情形实质上是类似的。

人如为求其生而喜怒哀乐过甚,举止蛮横粗野,这便与用兵力强制一样,必然在无形中促使心情躁动,百脉不调,疾病来攻,有不幸还报于身。

"物壮则老,不道早已。"细想起来,人生不也是如此吗?不太圆满的人生或许更是一种成功。

在一个讲究包装的社会里,我们常禁不住羡慕别人光鲜华丽的外表,而对自己的欠缺耿耿于怀。但就我多年观察发现,没有一个人的生命是完整无缺的,每个人或这或那总会少了一些东西。

有人夫妻恩爱、月入数十万,却有严重的不孕症;有人才貌双全、能干多财,情字路上却坎坷难行;有人家财万贯,却子孙不孝;有人看似好命,却一辈子脑袋空空。

每个人的生命,都被上苍划了一道缺口,你不想要它,它却如影随形。

以前我也痛恨我人生中的缺失,但现在我却能宽心接受,因为我体认到生命中的缺口仿若我们背上的一根刺,时时提醒我们谦卑,要懂得怜恤。

若没有苦难,我们会骄傲;没有沧桑,我们不会以同理心去安慰不幸的人。

我也相信,人生不要太圆满,有道缺口让福气流向别人是很美的一件事。你不需拥有全部的东西,若你样样俱全,那别人吃什么呢?

每个生命都有欠缺,不与人作无谓的比较,反而更能珍惜自己所拥有的一切。

记得一位企业家,在年近七旬遁入空门前感慨:这辈子所结交的达官显贵不知凡几,他们的外表实在都令人羡慕,但深究其里,每个人都有一本很难念的经,甚至苦不堪言。

因此,不要再去羡慕别人如何如何,好好数算上天给你的恩典,你会发现你所拥有的绝对比没有的要多出许多。而缺失的那一部分,虽不可爱,却也是你生命中的一部分。接受它且善待它,你的人生会快乐豁达许多。

如果你是一个蚌,你愿意受尽一生痛苦而凝结一粒珍珠,还是不要珍珠,宁愿舒舒服服地生活着?

如果你是一只老鼠,你突然发觉在你前面的捕鼠笼里有一块香喷喷的蛋糕,这时,你究竟是吃还是不吃呢?

早期的扑满都是陶器,一旦存满了钱,就要被人敲碎。有这样一只扑满,一直没有钱投进来,一直瓦全到今天,它就成了贵重的古董,你愿意做哪一种扑满?

每想到一次就记下你的答案,直到有一天你的答案不再变动,那就是你成熟了。

三十一　战胜以丧礼处之

夫兵者,不祥之器,物或恶之,故有道者不处。君子居则贵左,用兵则贵右。兵者,不祥之器,非君子之器,不得已而用之,恬淡为上。胜而不美,而美之者,是乐杀人。夫乐杀人者,则不可得志于天下矣。吉事尚左,凶事尚右。偏将军居左,上将军居右,言以丧礼处之。杀人之众,以悲哀莅之,战胜以丧礼处之。

兵器是不祥之物,人们都很厌恶它,所以有道之人不去使用它。君子平时以左边为贵,但在战场上却以右边为贵。兵器是不吉利的器物,不是君子应该摆弄的东西,只有在不得已时才去动用它,平时最好漠然处之。征战获胜了也不应去庆贺,如果去庆贺,这等于以杀人为快乐。以杀人为快乐的人,是不可能得志于天下的。吉庆事以左边为尊贵,凶丧事以右边为尊贵。打仗时副将居于左侧,主将居于右侧,这是说要用办理丧事的悼念心情去处理战争的事务。战争死人众多,要带着沉痛的心情参战,战胜了也要用办理葬事的礼节去处置后事。

有道德的仁人君子,用道的规则治理国家,以无为的治理方式使百姓信服,不主张依靠强兵利器强于天下。他们深知武器不是吉祥之物,在不得已的情况来临时才使用。

人有好生之德,君子仁人更有惜卒爱民之心,他们必然为战争伤民而伤感悲痛。由于这个原因,在古代,战胜了才按丧礼的仪式处理。

战国时的晋国,其大权被智伯瑶、魏桓子、赵襄子和韩康子四位大夫掌握,后来,四位大夫间发生了矛盾,势力最大的智伯瑶依仗自己的势力胁迫其余三家将各自方圆100里的土地交给他。韩、魏两家自知财势逊于智家，无奈勉强答应，不得不忍气吞声地交了出来，唯有赵襄子不愿受其胁迫，没有交出属于自己的这一部分势力范围。

智伯瑶为此勃然大怒，于是联合交出土地的韩、魏两家共同发兵攻打赵家。

赵地百姓们十分痛恨智伯瑶强取豪夺的行径，为了捍卫自己的领土，几乎全城皆兵。面对城外围困着自己的智伯瑶与韩、魏三家的兵马，军民们同心协力抵抗，斗志高昂、众志成城，一直坚持了两年多。

晋阳城久攻不下，令智伯瑶头疼不已，于是他命士兵们将晋河改道，让河水直冲晋阳城，准备水淹晋阳城。此计实施后，晋水淹没了大半个晋阳城，满心欢喜的智伯瑶以为这次一定能让赵襄子投降，将之据为己有已是指日可待。

智伯瑶眼见破城有望，不免得意忘形起来，肆无忌惮的他无意中便说出了在日后必要时，将用同样的方法消灭韩康子和魏桓子两家的话。

说者无心，听者有意。韩康子与魏桓子为此不寒而栗，思之再三，唇亡齿寒的道理终于使韩康子和魏桓子两家下定决心反戈一击。于是他们暗中与被围困在晋阳城中的赵襄子商量好，以其人之道还治其人之身，将晋水反引入智家的营寨中，里应外合攻打智伯瑶的兵马。最后，智伯瑶被杀，其所有的财产、土地及户口被赵、韩、魏三家平分。

形同虚设的晋国国君也被赵、韩、魏三家的后代废除，取而代之的则是赵、韩、魏三国。这也就是历史上有名的"三家分晋"。智伯瑶在当时虽是势力最强大的一家，但却因不知收敛锋芒，终走上自取灭亡的不归路。

这一章与上一章紧密相连，说的是老子对战争所持的态度。老子反对战争，对兵器进行了犀利的批评，认为兵器是不祥之器。

老子把对兵器的看法融入自己高深的哲理中，认为战争是有悖于大道的，为得道之人所不为，甚至是深恶痛绝的。

在老子看来，任何个人、集体、国家或者社会，手执武器去战斗都是一种迫不得已的行为。因此，应以一种恬淡的心境来参与和对待，即使胜利了也不值得庆幸和赞美。战争或许能逞强于一时,但绝不能得志于天下。

我们在生活中也是如此,要尽量减少与他人的暴力冲突。少生气、少争吵,压制住愤怒之心,包容越多,得到越多。

脾气泄露了我们的修养,沉默道出了我们的品味。当感觉天快塌下来的时候,实际上是自己站歪了!有棱有角的害处是别人啃起你来十分方便。

面对伤害,微微一笑是豁达;面对辱骂,不去理会是一种超凡。忍耐不是懦弱,而是宽容;退让不是无能,而是大度。坦然淡然,万般皆自在。

有人打了你一记耳光。这记耳光,有时候,也会变成刻骨的仇恨。仇恨不是因为打得有多疼,而是你在心中一遍一遍地重复着这记耳光,自己把自己打得太久。即便是睚眦之怨,若念念不忘,也会成为心灵的重荷。

曼德拉说:"当我走出监狱大门的时候,早已把仇恨和愤怒留在了身后,否则,我将会把自己一直关在监狱里面。"

解决仇恨的方式,不是把仇恨还回去。那样的话,将会永远纠缠在仇恨之中。况且,生活也不会给你合适的时间与合适的地点,以你最解气的方式再给对方一记耳光。

我们在生活中,远离仇恨比调停仇恨更有意义。

世界上的许多仇恨,不是通过你死我活解决的,而是云淡风轻放下的。一个不能受辱的脾气,看似刚烈血性,但会在生活中处处受辱。

你放下来的太少,势必就会担得太多。

三十二　道之在天下，
　　　　犹川谷之于江海

道常无名，朴。虽小，天下不敢臣。侯王若能守之，万物将自宾。天地相合，以降甘露，民莫之令而自均。始制有名，名亦既有，夫亦将知止。知止可以不殆。譬道之在天下，犹川谷之于江海。

道永远处于一种虚无状态，这种状态幽微无形，天下没有人能够支使它。王侯若能遵循道处理政事，万物将会自然而然地顺服，天之气和地之气就会相互交合而降为甘露，这不用人去指令，它会自己均匀地洒向大地。人类开始活动，也就呈现了各种物质。名称被确定了，也应该知道适可而止。知道适可而止就能避免危险。打个比方，道与天下（万物的特殊规律）的关系，就好像江海与河川的关系一样，是互相贯通的。

太古之初，混元未破，恒常自然的存在，虽然微细而无具体名象可称，但为宇宙万象的主宰，谁也不敢把它当随从一样任意支配。

侯王如果能够恪守道的法则，四海自然宾服，天下自然太平。如果失道离德，那么法度越严明，国家越混乱。

既知如此，应适可而止，不可过于追求控制，而应遵守柔和的自然之道，避免危殆。因此，有道的圣人像大海一样，天下万民无不愿归服于他。

在修养方面，人如果能做到清静无为，恬淡自然，无私无欲，心安理得，身体内的阴阳二气自然交会，百脉畅通，口内甘美之津液自然产生，滋润百骸。

人若能心如明镜，性如大海，一念不起，则天地之气必然来聚，日月精华自然来会。

老子曰："名亦既有，夫亦将知止。知止可以不殆。"知道适时终止不会陷入危险的境地，因为没有达到满盈的程度，所以能够在事物趋于破旧的时候浴火重生。

老子在第三十章也表达了同样的想法，认为"物壮则老，是谓不道，不道早已"。事物发展壮大而达到满盈的程度，就必然逐渐走向衰老死亡，就是说它渐渐不再近于道了，不近于道就会过早衰亡。

因此，领导者不应当过分追求壮大，使事物趋于满盈而过早走向死亡。反而应当注意要使发展控制在一定的程度上，保持不至于过早满盈的程度，因而能够从容创新，使事物能够在破旧死亡之前浴火重生，脱胎换骨而处于有足够发展空间的新状态，从而能够继续发展。

军事多了，肯定十分消耗国力。比如 20 世纪 60 年代的中印战争，解放军一度接近印度的首都，但是后来又撤回来，因为当时国内的经济太虚弱。如果驻扎在印度不走，必定会遭到印度游击队的长期反抗，解放军将长期消耗人力、物力，最终将可能被拖垮，就像后来的美军在伊拉克和阿富汗一样。当时的领导者知止，打赢了就止。

国家的经济如果发展得过快，也可能会突然崩溃。十八大以后，习近平总书记表示，中国的经济增长还是可以很快，但我们不让它那么快，这就是宏观调控的智慧。

有时，也要把止也止掉。比如，解放战争后期百万大军过长江，直攻南京。如果当时还跟蒋介石客气，还要谈判，那就扯不清了。这就不需要止，而是要彻底打过去。也就是说，对势力的对比要有很明白的判断。

美国一代名将乔治·马歇尔在第二次世界大战中作为美国陆军参谋长，对建立国际反法西斯统一战线做出了重要贡献。

鉴于其卓越功勋，1943 年，美国国会同意授予马歇尔美国历史上从未有过的最高军衔——陆军元帅，但马歇尔坚决反对。

让马歇尔拒绝接受职衔的是此举将使他的地位高于当时已病倒的潘兴陆军四星上将。马歇尔认为潘兴才是美国当代最伟大的军人，自己又多受潘兴提拔和力荐之恩，因此，他不愿使老将军的地位和感情受到伤害。

马歇尔拒绝当元帅后,为了表示对他的敬意,美军从此不再设元帅军衔。1944 年底,马歇尔晋升五星上将——美军的最高军衔。

泰戈尔说:"当我们大为谦卑的时候,便是我们最近于伟大的时候。"

三十三　知人者智,自知者明

知人者智,自知者明。胜人者有力,自胜者强。知足者富,强行者有志。不失其所者久,死而不亡者寿。

能够了解别人的人是聪明的,能够了解自己的人则是明智的。能够战胜别人的人是有力量的,能够战胜自己的人则是更强大的。知道满足的人富有,坚持力行的人志向高远。不违反道的人能够长久,死而精神永存的人是真正的长寿。

老子说"知人者智",能识别他人的人很聪明。陶渊明也曾说:"知人不易,相知实难。"虽说知人甚难,但并不是没有人能做到。

有这样一个寓言故事:大门被一把结实的大锁锁住了,一根强壮的铁杆费了九牛二虎之力,还是打不开。瘦小的钥匙来了,它钻进锁眼,轻轻一转,大锁"啪"的一声就打开了。

铁杆很奇怪,问:"为了打开它,我费尽了力气都做不到,你为什么可以不费吹灰之力就把它打开?"

钥匙说:"因为我深入了它的心里。"

每个人的心里都有一把大锁,如果强行进入,那么再粗的铁杆也撬不开。只有以诚相见,真心对真心,才能变成开锁的钥匙。

老子接着说"自知者明",能真正了解自己的人才算是聪明。有人问苏格拉底:"世界上什么最珍贵?"他的回答是:"认识你自己。"

法国的思想家卢梭一针见血地指出:"人之所以犯错误,不是因为他们不懂,而是因为他们以为什么都懂。"

自知,要客观地审视自己,跳出主观局限。如同照镜子,不但看正面,也要看反面;不但要看到自身的亮点,更要觉察自身的瑕疵。在对自己的学识、能力、人格、品质等进行自我评判时,切忌孤芳自赏、妄自尊大。

当你认识到自己的不足时,就是进步的开始。正所谓"自知者明"。

权越大,钱越多,名越大,就越难有自知之明。周围全是赞美、吹捧、阿谀、奉承,忠言已觉逆耳,怎么能够自我反省呢? 这就是为什么这些人照样会犯错误,而且犯了错误危害更大。

即便是普通人,成绩、学历、门第乃至容貌等都会成为正确认识自己的障碍。人一旦自我感觉良好过了头,是很难认清自己的。

做人,最重要的就是要有自知之明,自视过高没有好下场。拿破仑自诩战无不胜,攻无不克,但终有滑铁卢之败;手捧《春秋》、过五关斩六将的关羽也正是因为自高自大而"败走麦城",成了后来人们形容失败的典型。

拿破仑失败的原因在于他没有清醒地认识到——他的军队还没有强大到可以向任何客观条件投去蔑视的眼光,而他的战术也没有巧妙到可以无视任何客观因素。事实上,也不可能存在这样的军队和战术。

关羽则盲目自信,出击樊城在先;狂妄自大,轻视陆逊在后。因此,他的惨败也就在意料之中了。

设想若拿破仑能让自己燥热的头脑稍微冷静一下,客观地分析当前的形势,而关羽若能对陆逊有一些重视,抑或他肯听从参将王甫的意见,而不是在事后才感叹"悔不听足下之言,今日果有此事",那么这个世界以及中国的历史就有可能被改写了。

由此可见,自视过高的后果是严重的,没有自知之明是兵家之大忌,进一步说,也是人生之大忌。

很多时候,人没有自知之明的原因常常是虚荣心在作怪,而许多人都很爱慕虚荣。比如,一味地盲目效仿,反倒弄巧成拙。

人都喜爱听好话、奉承话。不自知的人听到好话、奉承话信以为真,飘飘然,觉得自己十分厉害,而并没有考虑说这些话的人的目的是什么。

一个人若总被欲望牵引,就是没有自知,不知道心灵的贪婪和心灵的陷阱。

　　一个人面对外面的世界时,需要的是窗子;一个人面对自我时,需要的是镜子。通过窗子,才能看见世界的明亮;通过镜子,才能看见自己的缺点。

　　其实,窗子、镜子并不重要,重要的是你的心。你的心大了,你的格局就大了;你的心明亮,世界就明亮。

　　人们常说,自己的情况自己还不了解吗? 不尽然,实体的事自己清楚,如过去自己发生了何事,但虚体的事就不见得了。你能了解自己的全部优点、缺点吗? 即使你认为是正确的,果真就是正确吗?

　　由于私心杂念的原因,私心蒙住了眼,误将错误当正确;因为主观,戴有色眼镜,误将谬误当成真理;因为没有知识而成愚昧,就不能正确认识他人与自己;因为没有文化素养,缺道德,缺教养,也不能成为一个真正有知识的人。

　　现实中自己不能正确认识自己的事多得很。

　　实际上,一个人最难了解的往往是自己,最难战胜的也往往是自己。自知贵在知道、了解自己的心。

　　一个人真正了解了自己,那么他就真的成熟了;战胜了自己,则是真正的强大,才是老子所说的"自胜者强"。

　　知而不能知足知止,便是不自胜,没有战胜欲望。自胜,就是战胜自己的不良习气或者性格弱点,有很多人曾经为自己的贪婪或软弱或强势所造成的不良后果后悔过。

　　在第二次世界大战期间,内森堡曾与无数的犹太人被关押在纳粹集中营里,忍受着惨无人道的摧残,时刻都有被杀死的可能,许多犹太人因无法忍受巨大的精神压力而病倒甚至崩溃。

　　开始,内森堡也与大家一样处于极度悲观的精神崩溃的边缘。过了不久,他想,如果总是这样,即使不被杀害,也无法活下去。

　　为了生存,他强迫自己不再去想那些可怕的事,而是刻意想象自己正踏着早晨的阳光,前往一所大学去听演讲,或者在明亮宽敞的礼堂中发表自己的演讲。

在想象的掌声与欢呼中,他的脸上浮现出久违的笑容。他知道自己还能笑,还有希望和期待。从这一刻起,他的笑容就再也没有离开自己的脸……

有难友不解地问他:"你笑什么?"

他自信地回答:"我在细细地品味阳光的滋味。"

在地狱的边缘,他智慧地将头转向了阳光的一面、天堂的一面。

后来,纳粹失败了,他果真活着走出了集中营,开始了他幻想中的美好生活。在集中营的残酷中,内森堡真正做到了"自胜者强"。

就人生而言,成功是不是意味着挣更多的钱,身居高位和手握大权呢?在老子看来,这些只是"胜人者有力",并不一定代表成功,它可能还代表着被贪婪和冷漠所支配而带来的拥有。权、利是欲望的奴隶,因而不是"道"的意义上的成功。

《道德经》里的成功是"自胜者强,道法自然""居善地,心善渊,与善仁,言善信,政善治,事善能,动善时。夫唯不争,故无尤"。也就是说,住在别人不去的地方,不出风头,不突出自己,心情舒畅深远,经常给别人以仁爱。

老子的话是值得信任的。为人正直,和蔼可亲,处事能力很强,又善于选择时机行动,不与人争斗,所以无忧无虑。

一个达到这样境界的人难道不算成功吗?这是金钱、地位和权力所能够换得来的吗?当一个人能够正确地管理自己的思想和正确地管理自己的金钱以及时间时,这就是成功。

正确地管理自己的思想就意味着"方而不割"(大脑思维方寸不乱)和"自胜者强";正确地管理自己的金钱就意味着节俭、仁爱和富有远见;正确管理自己的时间意味着智慧、实干和值得信任。

按照现代的标准,这就是道德水平、情商、智商和能力非常高的人,这就是"道"的意义上的成功。

因此,成功最重要的标准在于拥有一个不随环境、金钱、权力、地位而变化,只属于心灵素质里的某种坚韧的品质。

有一个学业成绩优秀的青年，报考一家大公司，考试结果名落孙山。这位青年得知这一消息后，深感绝望，顿生轻生之念，幸亏抢救及时，自杀未遂。

不久传来消息，他的考试成绩名列榜首，是电脑统计考分时出了差错，他被公司录用了。

但很快又传来消息，说他又被公司解聘了。理由是一个人连如此小小的打击都承受不起，又怎么能在今后的岗位上建功立业呢？

这个青年虽然在考分上击败了其他对手，可他没有打败自己心理上的敌人，他的心理敌人就是惧怕失败，对自己缺乏信心，遇事自己给自己制造心理上的紧张和压力。

《吕氏春秋·先己篇》曰："故欲胜人者必先自胜，欲论人者必先自论，欲知人者必先自知"；《自知篇》曰："存亡安危，勿求于外，务在自知。……败莫大于不自知。"一个管理者如果缺乏自知之明、自胜之功力，就很难知人善任而进行有效的管理。

毛泽东曾说过："吾于近人，独服曾文正。"蒋介石也将曾国藩作为自己的人生楷模，处处效法。独树一帜的曾氏之学，是对中国传统优秀文化的传承和发展，是他"修身齐家治国平天下"大智慧的凝结。

曾国藩一生"用将则胜，自将则败"。曾之用兵，靠"敬"与"诚"两字，广得人才。一旦委以全权，用将得当，屡建大功；胜则自傲，自将而一试身手，屡战屡败，至于数次自杀未遂。正是这些磨难和经验教训使他逐渐明了"知人者智，自知者明，胜人者有力，自胜者强"的哲理，达到"倚天照海花无数，高山流水心自知"的人生境界，能够自胜而拥有强大的人格力量。

老子接着说："知足者富。"一个人能够做到除简单的人生欲求外，没有奢恋特别的欲求，自然就不会害怕别人的要挟，因为他没有任何需要别人来施舍的。这种气度就是人们所说的"弃天下如敝屣，薄帝王将相而不为"。

富贵是可居之地么？否！"富贵而骄，自遗其咎。"财货是可止之所么？否！"金玉满堂，莫之能守"。然则究竟何处是长久之地、应止之所？唯独天地之正气，人伦之大德也。

正人君子以顺应天理为常德，以尊重他人为处世准则，诚信而不欺诈。在言行上深明大义而不狂妄，为国效忠，对社会做出突出的贡献。他的形体虽死，其功绩永不磨灭，正所谓"死而不亡者寿"。

三十四 以其终不自为大,故能成其大

大道汜兮,其可左右。万物恃之以生而不辞,功成而不有。衣养万物而不为主,常无欲,可名于小。万物归焉而不为主,可名为大。以其终不自为大,故能成其大。

大道广泛流行,无所不至,无所不达。它生化万物,创造世界而不推辞,做出巨大成就而不自以为有功,养育了万物而不加宰制。它不求名利,无私无欲。可称它为"小",万物归附于它而它自不以为主;称它为"大",由于它从来不自大,所以能成就其伟大。

"道"生成万物,助长万物,不是刻意的,不是让人有感觉的,而是一种安静的潜移默化的力量,其作用在成就以后就自然地不再发挥影响了,这就是"不有"。正因为这样,"道"才可以至大无边。

"道"是这样,做人不应该也是这样吗?

冯异在汉光武帝刘秀刚起兵的时候就紧紧追随。刘秀发现冯异是个将才,就让他带领军队。冯异并没有让刘秀失望,屡建战功。可是每当战斗结束,刘秀要论功行赏的时候,他却从不争功争赏。别的将领为了争功吵得面红耳赤,有的人看到别人的功劳比自己高时,甚至会气愤地用剑击树。这时的冯异独自坐在大树之下,任凭光武帝评判。于是,大家都叫他"大树将军"。

"大树将军"的名声从此在军中传开,无人不晓。

东汉建立,刘秀称帝。为了平定各地的战乱,刘秀对冯异委以重任,让他率军前去平定关中地区。冯异只用几个月的时间就完成了使命,这一次他又立下了汗马功劳。随着冯异的功勋越来越大,名声在外越传越大,难免会招致嫉妒。

有人在刘秀面前进谗言说,冯异凭着德高望重,现在到处收买人心,排除异己,有不臣之心。这个坏话可太"坏"了,如果君主听信了,冯异可能早就没命了。刘秀不愧是一代明君,凭着自己对冯异的信任,再加上冯异素来不喜欢与人争功,不但没有被那个人挑拨离间,还将那个人的话如实地转达给了冯异。刘秀说:"冯将军,你是国家重臣,虽然从礼义上讲,与朕是君臣关系,但从恩情上讲,就好像父子一样。我是不会听信谗言的。"

冯异战功赫赫,但为人谦逊,从不争功。他不标明自己有多忠诚,却得到了刘秀的深度信任。这正如老子所说:"以其终不自为大,故能成其大。"

一个下属应该具备像泥土一样的素养,默默无闻地奉献,不与他人争功,不抢他人尤其是领导的风头。其实,在这种情况下,领导心里很清楚功劳是真正属于谁的,不要担心领导会忽略你的存在,其实他已经离不开默默奉献的你了。

在老子眼里,天地之间的大道像河水一般广泛流行、周延四方,世间万物没有任何东西是如此存在的。"可名于小。万物归焉而不为主。"通过这句话,老子把道的性质刻画得淋漓尽致,什么东西能够永远没有自己的欲望?只有大道永远没有自己的欲望,没有欲望便不需要追求名声,所以它在自然万物也包括人类的眼里,始终是微不足道的渺小的存在。

老子最后指出:"以其终不自为大,故能成其大。"成功的圣人们就是因为不认为自己伟大,才终成其伟大。

除了一不小心活到了105岁,尼古拉斯·温顿不觉得自己有什么异于常人的地方。可在旁人看来,从纳粹手下救走669个孩子,这事好像没那么容易被忽视。

第二次世界大战爆发前,这个普通的英国人组织了8列火车,将669名犹太儿童从纳粹占领的捷克斯洛伐克送往英国,与集中营和死神擦身而过。近70年过去,这些"温顿儿童"及其子孙,约有6 000人因温顿而得以存活于世。

然而,整整50年间,温顿没有对任何人提及此事。

直到 1988 年,温顿的妻子格莱塔在整理阁楼时发现了一本已经发黄的剪贴簿,上面详细记录了每一个犹太孩子的信息和收留的家庭情况,这段历史才为世人所知。

这位"拯救了一代捷克犹太人"的英雄被誉为"英国辛德勒",英国女王封他为爵士,捷克总统亲自为他授予了最高荣誉"白狮勋章",被他所救的"孩子们"把他视为亲生父亲,伦敦和布拉格车站立着他的雕像,太空中甚至游荡着一颗由捷克发现的以他的名字命名的小行星。

可这位"隐瞒"了自己善举长达半个世纪的倔老头固执地认为,自己只是做了一件正常人都会做的事,换做谁都会如此,只不过当时的欧洲疯了而已。

"有的人生来伟大,有的人追求伟大,有的人硬被人说伟大。"温顿认为自己显然是第三种。

捷克总统米洛什·泽曼在给温顿 105 岁生日的贺信中写道:"你的生命因众多原因而非比寻常。但你不认为自己是个英雄,你的义举树立了一个人道主义、利他主义、个人勇气和谦虚低调的榜样。"

遗憾的是,我们大多数人与大道的做法截然不同。我们认为人类是万物之灵,我们有思想和意识,可以创造事物,也可以改变事物,所以我们就自认为是万物的主人,可以任意命令和指使万物,主宰万物的生长和发展,可以想怎样奴役就怎样奴役万物。

这种想法是多么的幼稚和无知,这种心态是多么的可悲和可叹!殊不知我们是依靠万物得以生存和发展的,我们也同样是从大道中衍生出来的。换而言之,大道是我们的主宰,万物为我们提供了生机和能量。

如果人们真是万物的主宰,那么在人们肆意蹂躏万物的时候,它们就只有忍气吞声,不敢反抗。但是为什么我们会遭到大自然的报复?

比如,人们大量砍伐树木,毁坏植被,造成水土流失,结果是大地干旱,河流干涸,狂风肆虐,黄沙漫天。

又比如,人们任意捕杀野生动物,结果导致生态链被破坏,使人类的生存环境日益恶劣。

懂得敬畏,才能长久生存。

三十五　执大象，天下往

执大象，天下往。往而不害，安平太。乐与饵，过客止。道之出口，淡乎其无味。视之不足见，听之不足闻，用之不足既。

谁掌握了规律，天下人就会归从于他。归从他不会有什么妨害，都能过上宁静祥和的生活。然而，各种生活享乐的诱惑，往往使人们半途而废。道说出来平淡无味，观之又看不见，听之又听不到，可运用起来却是无有穷尽。

倘若能遵从无与伦比的自然之道，天下的品物万类，"不言而善应，不招而自来"，无不宾服与归往。利欲的美色、动听的音声、爽口的厚味、香鼻的看馔，不过只能引人注其耳目、快利口鼻，犹如过客逗留一时。

唯有纯粹、素朴、清静、无为的自然之道，虽淡而无味，视而不见，听而不闻，但它的功能及作用是无与伦比的，是任何事物达不到的。

圣明的统治者就如同大道一般气象宏大，不争名夺利，不计较个人得失，不以天下的统治者自居。正因为如此，成全了他的地位和声望，人们争相投靠他。他对来投靠他的人不予以干涉，不采取强硬的措施限制他们的自由，人们感到了极度的安全可靠。

老子在前面的章节中反复提到大道的特征，它无处不在，而又不被人们看见或听到；它默无声息，就像一个平凡的默默无闻的人；它是那么的安静，悄无声息，不为人所知；它没有华丽的外表，不会引诱人，也不会被人所引诱。

高明的统治者与大道同步，他们具有大道的一切特征，人们自然心甘情愿地归顺于他。

这种归顺不同于世俗的归往。世俗意义上的归往是由于名利的驱使,人类有追名逐利的需求和欲望,一旦这种欲望有了实现的物质前提,人们就会趋之若鹜,就如在路旁设置可供娱乐的设施或摆设散发着诱人香气的美味佳肴,有几个人能抵挡住这种声色诱惑呢?

大道无声无形,根本不可能对人构成诱惑,我们看不见它、摸不着它,无法对它执着追求,更无所谓争夺和占有它,但它能使我们受用不尽。

高明的统治与大道同步,他们不对人们进行声色诱惑。统治者深知,声色诱惑不会长久,一旦诱惑终结,必将引起人心的不安,天下大乱也就成了必然。因此,高明的统治者采取与大道统一的方式,实行无为而治,人们自然会受益无穷。

我们常常无法克服自身的欲望,追求享乐是人的一大本性。当今社会,物质丰富,人们在追求精神享受之前,必将满足自己对物质的占有。

在波涛翻滚的商海中,头脑成了制胜的关键。有些人看到别人发财也蠢蠢欲动,满脑子赚钱的欲望使他无法正常发挥自己的聪明才智,他们没能如愿以偿,甚至一败涂地,所以表现出狼狈不堪、失魂落魄的样子,而在这一表象的背后,其内心是痛苦难耐的。

有人受不了这种煎熬而走上歧途,自毁前途;有的人干脆一蹶不振,生不如死。

生活在大好机遇中的现代人为什么会活得这么累? 为什么接受了高等教育的大学生有些还产生自杀的念头?

欲望! 是欲望挑拨人的内心,使人不得安静,人心不安必然生是非。整日生活在欲望中,能有什么幸福可言呢?

一个青年向智者抱怨自己生活中的痛苦太多,智者带青年来到河边,他们坐船过了河。

上岸后,智者说:"你扛着船赶路吧!"

"什么,扛着船赶路?"青年很惊讶,"它那么沉,我扛得动吗?"

"是的,你扛不动它。"智者微微一笑,说:"过河时,船是有用的。但过河后,我们就要放下船赶路,否则它会变成我们的包袱。痛苦、孤独、寂寞、灾难、眼泪,这些对人生都是有用的。它能使生命得到升华,但须臾不忘,就成了人生的包袱。放下它吧!孩子,生命不能太负重。"

青年放下包袱,继续赶路,他发觉自己的步子轻松而愉悦,比以前快得多。

放下,是一种选择;放下,是一种智慧。事实上,我们每个人都要学会放弃人生道路上遭遇的痛苦、孤独、寂寞、灾难等,让自己轻装前进。

人的一生有三个层次:

第一层,求。一直活在物质的世界里,一辈子被物质假相迷惑所困,以全部精力去追求财富、名利,身体消亡那一刻也没弄明白为何而来以及回归何处,这一世等于白来!85%的人活在这一层。这一层的标签是:恐惧、焦虑、贪婪、自私、愤怒、冷漠、羞愧、内疚、自责、悲伤、轻狂、傲慢、自以为是。

第二层,缘。开始了舍外求内,逐步脱离部分物质控制,有意识地选择放下一些,开始回归到身体本质层面,明白身体是修行的根基,开始爱自己,花精力去修复还原自我的身体和心灵!这些人已经懂得了回归生命,进入到本源!世界上有11%的人活在这一层。这一层的标签是:中庸淡定、积极进取、自主承担、理智明智、随缘随性、责任担当、大爱大德。

第三层,舍。上升到灵性境界,此阶段终于悟到:一切遇到的人,一切创造的事,一切经历的情,都是为了帮自己完成这一世的修行圆满,没有好与坏,没有对与错。你看清了自己经历的一切痛苦都来自头脑的判断分别,这个世界本是一个幻象!再也不为一切所困扰,没有了执着,也没有了痛苦。神性意识与身体完整合一,体会到所谓的极乐世界,信基督者为有福,修道为得道,学佛为开悟,灵修为觉醒,终获真正的解脱,得大自在。世界仅有4%的人在这一层次,其标签为:无条件的爱、喜悦、和平、宁静、开悟、觉醒、幽默。

当你知道你在哪里,才能去到你想要去的地方!

关于活着的误区,我最喜欢的女作家多丽丝·莱辛在《幸存者回忆录》中,写过这样一段话:

做孩子的时候,感到无聊,盼望着长大。长大后又向往返回童年。

我们浪费自己的健康,去赢得个人的财富,然后又浪费自己的财富去重建自己的健康。

我们焦虑地憧憬着未来,忘记了眼前的生活,活得既不是为了现在,也不是为了未来。

我们活得似乎永远不会死,我们死得好像从来没活过。

人生一世百十年,匆匆而过,本来就很短,却还只是一味地被欲望引诱,用有限的生命去追求无限的欲望,就会使生命丧失意义,使自身的存在没有价值,那只不过是时间的过客。

"过客"都是世俗之人,他们总是被欲望牵引,今天停留在这里歇息,明天就在那里安眠,就好像没有根的浮萍,永远找不到归宿,永远无家可归。

往往越是根本的东西越朴素,越容易被人忽略,而世俗之人又都被看到的、听到的蒙蔽了,只追逐享受,便舍弃了让生命平静、有意义的根本,去追逐那些不重要的东西。

心中有"道",才能不被表面的声色迷惑,从而清静淡泊。

希腊哲学家第欧根尼在晒太阳。亚历山大皇帝对他说:"你可以向我请求你所要的任何恩赐。"第欧根尼躺在桶里伸着懒腰说:"那么请阁下别挡住我的阳光。"

谁说太阳底下没有新鲜事?就拿晒太阳来说,当亚历山大皇帝没趣地走后,第欧根尼肯定会发现桶外的阳光更温暖了,而且充满笑意。

从养生方面讲,元气在五脏六腑间,它可使人安静、平和、康泰,对我们的健康绝对是有益的。养生就是要握住元气,日常工夫就是练养元气。

如果放纵耳目、口舌之欲,欢快意识,会使元气大量流失。为得一时之快而损害长久之健康,这叫得不偿失。

只有通过节制自己的欲望,才能减少心中的杂念,才能让心灵在真正意义上沉静下来,让自己脱身欲海,做一些有价值的事情。

如此,才能获得真正的快乐。

三十六　柔弱胜刚强

将欲歙之,必固张之;将欲弱之,必固强之;将欲废之,必固兴之;将欲夺之,必固与之。是谓微明。柔弱胜刚强。鱼不可脱于渊,国之利器不可以示人。

要想缩小它,必须暂时扩张它;要想削弱它,必须暂时加强它;要想废除它,必须先要纵容它;要想夺取它,必须暂时给予它。这叫作韬晦。柔弱的必能胜过刚强。鱼不能离开水的掩护,国家的优良武器不能在别人面前显示。

如果想要收缩合拢,则首先要张开放大。比如白起借赵括之攻势,首先张开国境,以诈败诱赵兵入围,然后封闭国境,断其后路,终使数十万赵军成为俘虏。

如果想要夺取它,必须在开始先给予它。比如易牙为了取得君主的宠信,杀子煮肉献于桓公,而齐桓公终饿死于围困之中。

事物如此变化,并非有意造作以及人为的诈术,而是天地气运在大道运化中有升沉变迁、消息盈虚之数。万物兴亡,成毁起伏,离合盛衰,自然而已。故《素书》中云:"盛衰有道,成败有数,治乱有势,去就有理。"谦让柔和的君子,常胜过横暴刚强的小人。

物极必反,是天下万物、人事都遵循的自然规律。阳光最强烈时,正午就已到来,这之后太阳就逐渐西落了;月亮呈现满月之后,就开始一点点缺损了;花儿开得最好的时候,也该凋谢了。

在事物的发展过程中,都会走到某一个极限,此时,它必然会向相反的方向变化。矛盾的双方相互转化、互为生灭,谁也改变不了。

在歙与张、弱与强、废与兴、取与予这四对矛盾的对立统一中,老子宁可居于柔弱的一面。

在对人与物做了深入而普遍的观察研究之后,他认识到,柔弱的东西里面蕴含着内敛,往往富于韧性,生命力旺盛,发展的余地更大。

相反,看起来似乎强大刚烈的东西,由于它的显露外扬,往往失去发展的前景,因而不能持久。

在柔弱与刚强的对立中,老子认为柔弱的呈现胜于刚强的外表。

传说寒山和拾得原本是佛界的两位罗汉,在凡间化作僧人修行。一日,寒山受人侮辱,气愤至极,便找拾得讲理:"世间有人谤我、欺我、辱我、笑我、轻我、贱我、骗我,如何处治乎?"

拾得曰:"只是忍他、让他、由他、避他、耐他、敬他、不要理他,再待几年你且看他。"

在这段对话中,寒山师父问得很好,拾得师父答得很妙。这种处世方法,既不明争,也不暗斗,而是不斗气也不生气,正起眼走自己的路,相信对方物壮则老,相信自己能笑到最后。

柔弱意味着更大的成长机会,也意味着根基尚浅。根基既固,才有枝繁叶茂,硕果累累;倘若根基浅薄,便难免枝衰叶弱,不禁风雨。低调做人就是在社会上加固立世根基的绝好姿态。

保持柔弱,低调做人,不仅可以保护自己、融入人群,与人们和谐相处,也可以让人暗蓄力量、悄然潜行,在不显风露水中成就事业。

低调做人需要适时地低头。人性是固执的,做到低头也是困难的,如果不懂得在现实面前适时地低头,人生也就不会有太大的成就,懂得适时地低头,是一种巧妙的智慧和沉稳的成熟。

谷子成熟了,就低下了头;向日葵成熟了,也低下了头。昂头是为了吸收正面的能量,低头是为了避让危险的冲撞。事实如此,正应了一句俗语:"低头的是稻穗,昂头的是秕子。"

人生也是如此,至刚易折,至柔则无损。上善若水,是最好的选择。便利万物,而又能高能低、能屈能伸,方能顺利长远。

有的人,不屑于低头,直来直去,硬撑强做,一直奉行"宁可玉碎,不为瓦全"的精神,到最后伤害了别人,也断送了自己。

有的人,把低头看作耻辱和退缩,总觉得刚、猛、直才是英雄所为,才是硬汉子的做法,做事横冲直撞,锋芒毕露。他们却不知,即使是最硬的弓,拉得太满也会折断;他们更不知道,即使是最美的月亮,也会有盈亏的自然之道。

适时低头,就是我们的人生要有弹性和韧性。勾践卧薪尝胆,韩信受胯下之辱,这些典故充分说明了"小不忍,则乱大谋"的低头智慧。

适时低头,是一种明智的选择。过一扇门,爬一座山,我们都需要低头。当一根棍子横扫过来,人们会自然地选择低头和放低身段,否则,受伤的一定是那个自以为是的硬汉。

人生路途,荆棘遍布,低调做人,信奉"虚心竹有低头叶,傲骨梅无仰面花",这样,也许我们的人生会走得更顺利、更长远,也将拥有宽容、大度的成熟和智慧。这也是老子所说的"柔弱胜刚强"的题中应有之义。

三十七　不欲以静,天下将自定

道常无为而无不为。侯王若能守,万物将自化。化而欲作,吾将镇之以无名之朴。无名之朴,夫亦将不欲。不欲以静,天下将自定。

"道"永远是无为的,然而却又成就了所有的事物。统治者如果能遵循它,万物将自我发育进展。在发育进展的过程中,如果有欲望产生,我将用无声无形的"道"去镇抚他们,使之平静下来。无声无形的"道"镇抚住欲望,也就不会再有欲望滋生了。如果万物没有了欲望,都能归复平静,天下自然就会安宁了。

清静无为的自然之道,永远不劳心力,顺应自然,没有任何私意造作和妄为,但天下事物,各有条有理,皆是道之所成。

在心底升起烦恼妄想,被情欲缠绕时,应立即遏制守静。浑全未破的"无名之朴",即是自然之道的体性。在人身,就是未被情欲凿丧的先天本性,它没有任何思欲和情妄,至为清静、纯粹。它是自然的,能镇百邪,能调理一切纷乱。能持守这一体性,身自修,天下自然太平。

"无为"是老子哲学思想的核心。老子主张因循事物自然的本性,而不以主观意志干涉事物的发展。后世有不少统治者以此为治国之纲,老百姓也有意识或无意识地按此标准行事,逐渐累积而成中国传统文化的基因,成为中华民族心理的一部分。

不同的人对"无为"有不同的理解。老子的"无为"并不是让人们消极地无所作为,也不是说当有人来侵犯时,一味地逃避退让,任由他人欺负。世人皆欲为大为强为雄,不愿为小为弱为雌,而我却要为小为弱为雌,这便是老子所谓的"无为"。

老子的"无为"可以这样来理解：首先指没有目的、没有意志的思想和行为，这主要是就自己而言的；其次是不勉强而为，不勉强自己，也不勉强他人。"无为"，不是无所作为，而是要大有所为，只不过要过滤掉一己之"私"的部分："私意不得入公道，嗜欲不得枉正术，循理而举事，因资而立功。"

在治国方面，如果王侯放弃个人的意志，不再妄加干涉，人民自然会按照需要发展生产，安居乐业，从而就达到了"无为而无不为"的状态。

在个人修身方面，一心想着有为，结果总是达不到目的。只有用无为之心对待事情，才能无不为。

换句话说，人在红尘中，面临着形形色色的诱惑，不能理性对待，便终日奔波在追求这些欲望的路上，到头来却发现一切只是一场虚空、一场梦幻，最后反而丢失了自己最根本、最宝贵的东西。

因此，只有放下过多的欲望，才能做到无为。

《道德经》里说了很多次"无为"，一些人理解"无为"的意思就是放下、什么都不做。无为而治，就是不要管理；个人无为就是放下自己，什么都放下。放下名利、地位是对的，但是什么都不做，都去打坐，或者认为连打坐都是"有为"，所以整天呆坐，或者认为坐在那儿也是"为"，尽量飘，什么都不做，这才是"无为"。这样的理解显然是完全误解了老子的本意。

真正的"无为而治"是什么？"无为"的意思是跟天道学习，所以大家看老子说"道恒无为"。天道怎么无为？

天道创造这个世界并生养这个世界，让这个世界正常运转，可是天道没有为自己捞取。它没有捞取地位，因为人家隐身于背后，连形象都不出去，所以它不要地位、不要金钱回报，这叫真正的"无为"。它没有为自己捞取任何私利，彻底无我，利众生，利万物，这种品性就是"无为"。

因此，解开《道德经》钥匙的核心在研究天道、效仿天道，以完成圣人之道。离开这个，谈人间无为就容易解偏。

我们时常看天道就明白了。原来天道是这样做的，它没为自己捞取，连这么大贡献都没为自己捞名誉、地位等，这叫"无为"，无我就是无为。

"侯王若能守之，万物将自化。"把心摆正，放下自己的私利为大家做事的时候，就会发现整个天道与你呼应，周围的世界会改变。比如，当你无我利他、为大家做事的时候,会发现机缘会不断地成熟,并且到你眼前来。

放下自己,你会发现慢慢地条件越来越成熟,做事越做越顺畅。

我经常能体悟到这样一个道理:但凡办一件事,如有我的私心在里面,这个事办得总是磕磕绊绊,办得很费劲,里面产生各种矛盾,总是办不下去。

真正决心放下自己,为别人、为大家做事以后,发现这事办得就痛快了。哪个问题要解决,刚想到这问题,帮着解决的人就来了。

以开车为例,很多人都有这样的经验:安静地行驶在自己的车道上,不争道、不抢路,这就是无为;内心焦躁,左变线、右超车,这就是有为。

实际上,这两种开车方式到达同一个目的地的时间相差不了多少,但后一种所谓的"有为"却蕴含着很大的风险。不仅如此,还会使你的情绪高度紧张,血压升高,脉搏加快。

现在社会上很多人性子急,就是因为资源有限,凡事都抢。

因此,我开车的时候有时都会害怕,每一个人都像过街的老鼠一样,开着车往你前面穿,按说应该跟前面的车保持一定的车距,但如果保持一定的车距马上就有车挤进来,这时又要拉开车距,然后马上又有车挤进来了,所以永远是在缓慢地开车,一辆辆车穿插进去,就加在你前面。

这就是急,生怕晚了,生怕绿灯时过不去,所以都往前冲。到了黄灯亮起,一踩油门就冲过去了,这是我们的性格特点。

这样的时候人们就会互相挤,看见你要抢我的,我就会针锋相对。你敢抢,你敢往前抢,你抢我的道,我就抢你的道。这样人与人之间的关系就是恶意的,不是善意的。

再举一个例子。在一家单位,一些人稍不满意,就把问题看得比天还重,认为自己在这家单位已经没有前途了,于是跳槽。怀着这样的心态,到下一家单位后再有不顺心的事就继续跳。跳来跳去,最后一事无成。这是所谓的"有为"。

有的人,则在单位沉淀下来,努力工作充实自己,在别人跳来跳去的时候,他已经是部门领导甚至公司高管了。从频繁跳槽换工作这层意义上来讲,这就叫"无为"。

安于工作,甘于坐冷板凳,正所谓"无为而无不为"。

化而欲作,无法做到无为,则镇之以"无名之朴"。老子所讲之"朴",是宇宙无形无象、恍惚杳冥的状态,是一种得"道"的境界。

因为一切都能顺其自然,于是就会像天地一样没有生死,没有烦恼,不受物欲牵引,不被浮名诱惑。这就是大智慧。

达到这种状态,就没有东西能牵绊你的心。因为心不受牵绊了,意志就自由了,从而没有什么使你恐惧,没有什么妨碍你前进,从而使生命得以永恒。

在发展的过程中,如果有邪念、贪欲侵入,就可以用这种淳朴之道,让自己清静、清醒。

"不欲以静",当你的欲望被镇下去或被清除掉以后,内心就会变得清静。然后,当内心变得清静、安定以后,"万物将自定",整个世界都会慢慢跟着改变,又会重新回到安定状态。

当按照"道"的原则做事以后,事情会顺利,大家会来支持你,会建立起来功业。但是,这种时候私心很容易滋生,所以我们要用"道"去镇它,来清除这些欲望。将这些欲望清除掉以后,内心就安定了。安静了、清静了以后,万物又将回到那种安定的状态。

因此,老子讲了这样一个过程,这个过程的核心是我们自己,不是万物将怎么样,而是我们自己。

多少人的眼光只看到眼前的利益,看不到未来等待我们的是什么。因此,为了地位,为了利益,为了获得金钱,玩命地工作,消耗自己的身体。

不是说工作不好,工作是必须的,但是千万不要玩命去工作,不要通过消耗健康去获得业绩等,这样会出问题。

佛经给我们的智慧是放下,是跳到高处看世界的眼界和格局。当你跳出来看,人生这么短,随缘去做,"凡所有相,皆是虚妄"。我们只要随缘发出善念,服务大家就行了,不要太在意结果,因为想要获得的那些更高的名誉、更高的位置和权力等,都是转眼即逝的。当你做得好时自然会拥有这些东西,但是不要为了这个结果去拼命做事,这是一种智慧。

因此,修养自己的内心,我们需要不断地学习,不断地提升。这种提升会使你的欲望被控制在可以控制的范围里,这时你就能跟天道接近。

在这方面,佛、道是一致的,认为无为就是放下,放下过多的欲望。

很多时候,我们觉得累,一般都不是身体的累,而是心累。心被太多放不下的东西纠缠不休,被工作的压力折腾得疲惫不堪,于是,生命中最淳朴的快乐就会如同海市蜃楼般遥不可及。

因此,要享有大自在的人生,就必须学会放下。

世间凡人肩上的重担、内心无形的压力,远远超过了内心的承受能力。正是这些重担与压力,使人的生活过得非常艰苦。

我们需要放下这些多余的负荷,这就是平常修行人所说的"一念放下,万般自在"的道理。

所谓的放下,就是放下过去的烦恼,不担忧未来,不执着现在。

唯有放下才是真正的提起,唯有放下,才能得到真正的解脱与自在。反之,则无法摆脱精神上的桎梏,就像手中紧攥着某样东西、害怕失去时,就会觉得心累,不肯放手就不会有机会拥有新的东西。

如果固执于自己的观念,不去吐故纳新,那么你的智慧就不会有所长进,甚至容易钻死胡同。

然而,放下并不是轻易就能做到的。大千世界,到处都充满了诱惑:人们有了功名就对功名放不下,有了富贵就对富贵放不下,有了金钱就对金钱放不下,有了华屋就对华屋放不下,有了娇妻就对娇妻放不下。权势、名利、金钱、美女……这些世俗的东西,你蔑视它,反对它,抨击它,口口声声要与之决裂,信誓旦旦抛却它,全是因为你心中装着这些东西。

得不到会痛苦,寝食难安;得到了更麻烦,一旦被权力、金钱、富贵等欲望所控制,就会常有烦恼相伴,割不掉、放不下。

一个人喜爱的固然放不下,不喜爱的也放不下。为了一个人、一件事,心里别扭,放不下;为了一句话、一样东西,耿耿于怀,放不下。

因为放不下,心里就会被"喜、怒、哀、惧、爱、恶、欲"所占据,这些就像一块块压在心间的石头使人喘不过气来,让人多了许多不快与烦恼,无法得到解脱与自由。

不把这些东西去除,日子怎么好过?

然而,心中的石头一定要靠自己拿开,靠别人帮忙是不可能的,别人的劝解、安慰、鼓励只是一时的,只有让你的心静下来,增长自己的智慧。没有智慧,就放不下。

无论别人占了你多少便宜,无论别人伤害你多深,无论别人给你多少委屈,无论别人欺骗了你什么,事情过去了,如将这些置之脑外,你就会万般自在。

总而言之,放下是一种大度,是一种彻悟,是一种灵性。

懂得放下,学会放下,试着放下,才能得到自由快乐,才能得到真正的解脱。

三十八 上德不德,是以有德

上德不德,是以有德;下德不失德,是以无德。上德无为而无以为,下德为之而有以为。上仁为之而无以为,上义为之而有以为。上礼为之而莫之应,则攘臂而扔之。故失道而后德,失德而后仁,失仁而后义,失义而后礼。夫礼者,忠信之薄,而乱之首;前识者,道之华,而愚之始。是以大丈夫处其厚,不居其薄;处其实,不居其华。故去彼取此。

真正崇尚美德的人并不炫耀自己的美德,所以他才保持美德;不重视美德的人却处处想夸耀自己的美德,所以他就没有美德。拥有美德的人清净无为,无为是因为没有私欲;不重视美德的人碌碌多为,多是为了满足私欲。重视"仁"的人施恩于别人,多是无意而为;重视"义"的人帮助别人,多是有意而为;重视"礼"的人讲究繁杂的礼数,如果得不到别人的响应,就会卷起袖子,强迫人就范。所以说失去了"道"才会有"德",失去了"德"才会有"仁",失去了"仁"才会有"义",失去了"义"才会有"礼"。"礼",是忠信不足的产物,是祸乱的开端。所谓的先见之明,对道来说是华而不实的东西,是愚昧的开始。因此,大丈夫笃守诚信,摒弃浅薄;遵循规律,不崇尚浮华。也就是说,要舍弃仁义礼智,选取忠厚诚实。

从第三十八章开始老子《道德经》的第二部分——《德经》。在前面的章节我们探讨了老子的《道经》,《道经》向我们阐明的是天道,即自然规律。《德经》向我们揭示的是人德,即人生的行为准则。天道和人德二者共同构成了老子整个的哲学思想体系。时至两千多年后的今天,老子的道德思想依然深深地影响着我们。

作为《德经》的开篇,老子首先向人们揭示的是"有德"与"无德"的概念及其行为之间的区别。

"德"源于"道",通于"道",其体性特征亦同于"道"。"道"无形无象,含藏而不显露,空虚而无迹象,却无所不有、无所不在、无所不为、无所不成。生育天地,运行日月,长养万物,却不自恃、自彰。

"道"的这种特性映射到人,则为"上德"。"上德"和"常道"一样,是内在的、实质的、无形的、自然的,而不是外在的、表面的、形式上的东西。因而无形的"道"是大"道",无形的内在之"德"是"上德"。

这种非形式主义的"德"好像无"德",其实是真正的大"德",是"上德"。外在的、形式上的、故意彰示的"德",是谓"下德"。"下德"处处显示为很有"德",其实还算不上"德"。

具有最大德性的人,根本就没有德与不德的概念,所以在别人看来,他的行为才是合乎道德的。也就是说,大道无言无名,大德同样也无言无名。一旦有名,那就进入了后天的分别之中,而具有分别心的人就是凡夫俗子。

因此,那些具有"下德"的人,把道德看得很重,生怕失去了道德,做什么事情都要用道德去衡量。这样一来,他所做的事情也就称不上真正的道德了。

从政治角度分析和理解所谓"上德",我们认为它不同于儒家所讲的德政。老子批评儒家的德政不顾客观实际情况,仅凭人的主观意志加以推行,这不是"上德",而是"不德"。老子的"上德"则是无以为、无为,它不脱离客观的自然规律,施政者没有功利的意图,不单凭主观意志办事,这样做的结果当然是"无为而无不为",即把道的精神充分体现在人间,所以又是"有德"。然而,"下德"是"有以为的无为",但却抱着功利的目的,凭着主观意志办事。

在本章里,老子把政治分成两个类型、五个层次。

两个类型即"无为"和"有为"。"道"和"德"属于无为的类型;"仁""义""礼"属于有为的类型。

五个层次是"道""德""仁""义""礼"。

在这五个层次中,"道"和"德"是最高标准,但"德"是指"上德",不是"下德"。

"失道而后德",这是在无为的类型内部说的,失道则沦为"下德",那就与"上仁"相差无几了。

"失德而后仁",是指离开了无为的类型才有了"仁"。"仁"已经是有为、为之了,所以"失仁而后义""失义而后礼"就是在有为的范围内所显示出来的不同层次。

黄石公《素书》曰:"夫道、德、仁、义、礼五者一体也。夫欲为人之本者,不可无一焉!"此言"道""德""仁""义""礼"五者的关系是根茎与枝叶的关系。道德是根本,仁、义、礼是枝末。事物无本,焉能有末?

如失去了"道"这一主体而去讲"德",相当于失去了车马却追求载重致远,无异于是空谈,"仁""义""礼"更是无从谈起。

最高的德,首先是行不言之教,让百姓自化,这是"上德";其次是告诉百姓应该怎样,这是"下德";其次,"下德"之行丛生,百姓各行其德,教导他们"道不同,不相为谋",不要互相攻伐和伤害,这是"仁";最后,塑造社会的正当性价值规范,引导百姓自觉地有所为而有所不为,这是"义"。

"仁"和"义",都是发乎人的自觉,是靠忠信来驱动的,并不需要靠强制。如果人丧失了这种自觉,那么仁义的社会规范就会失序。这时候就需要带些约束性质的行为指南,用这个行为指南,拉扯着百姓的胳膊指导他们如何行事生活,这就是"礼"。

这种强制性地拖着百姓的胳膊指导他们如何生活的,未必就是发自百姓的本性和意愿,所以忠信无从谈起,社会失序、国家混乱也就开始发生了。

一位远途而来、饥饿不堪的官吏与一位几日未餐的得道高僧一同用饭,桌子上摆着一大一小两碗面。官吏将大碗推到高僧面前,以示敬重。这位高僧毫不客气地将这碗面很快吃下。官吏又将小碗推过去说:"师父,您如果没有饱,就将这碗也吃了吧。"高僧毫不犹豫地又把这碗吃下。

此时饿极的官吏很是恼火,呵斥道:"你既是得道高僧,看来实为徒有虚名,连起码的谦让礼貌都不懂得。你饿,我也很饿。你非但不替人解难,反而加难于人,谈何得道?出家人慈悲为怀,你又何以普度众生?"

高僧缓缓地道:"先前你推让大碗的给我,而我原本就是愿吃大碗的。

我若再推向于你,这非我的本愿,我何必要去那样做呢?后你又将小碗的让给我吃,而我的本愿也是想再吃下这个小碗的,所以我也没有推辞。而你两次对我的谦让,是出于你的真心吗?"官吏顿时大悟,谢过高僧的教诲。

宠辱不惊,得失无意,凡事只要自然就好,不需要太多外在的形式。这样可以获得身心的自然安宁、惬意、舒适与安逸,幸福的生活也会随之而来。顺其自然,往往是最好的处世方式。

礼仪是一种形式,而拘泥于礼仪的形式不过是虚假的表现,坦率真诚才是做人的真谛。当然,谦让并不是坏事。对别人的谦让,不必苛求回报,达到如此境界的人,才可以获得人生的真谛。

老子认为,德是道在人身上的具体体现,圣人,或者说高明的人莫不尊道而贵德。茫茫宇宙间,所有的生命都只是一次偶然的发生和或然的出现,他们犹如虚空寂寞清冷的大自然中的一时之过客而来去匆匆,既不能对大自然的生生不已有所助益,也不能构成任何重大危害。他们自以为丰富多彩的瞬间生命之显现,在大自然中连一丝痕迹都不会留下。因此,所有的生命都只有当下的存在意义而没有原始的或终极的纪念意义。

我们不禁为生命的短暂和自身的渺小而扼腕叹息,可叹息本身是毫无价值的,它只会空耗我们的生命。在这短暂的一生里,我们该如何有意义地度过自己的一生? 这是人们都十分关心的问题。

人之所以比别的动物高明,是因为人们有自己的思想和意志,能够区分善恶、美丑。正因为有了区别,我们才会存在道德的标准,当然,这种标准也是人为规定的。在老子看来,真正的德是无需形式的,这就为我们提供了足以参考的指标。我们在参透这一思想的同时,也就明白了什么是该做的而什么是不该做的,让自己做一个大写的人。只有这样,我们才不负自己的一生。

泥问佛祖:"我以全部的生命滋养荷,荷高贵美丽,享尽人间一切荣华富贵,而我却饱受讥嘲冷落,我不嫉妒、不为自己抱屈吗?"

佛祖说:"从来没有做母亲的嫌弃女儿出众,也从来没有做父母的嫉恨儿子的成就超过自己。爱里没有包容,爱就不完全了。"

泥又问佛祖:"与荷相比,她有美丽的外形,有芬芳的气息,有亭亭的风姿。古今中外,多少骚人墨客吟诗作词颂赞她,多少画家、艺人描绘她,多少人欣赏她,多少人喜爱她,而我呢? 我什么都没有。"

佛祖说:"你错了,你有荷全部生长的经历。她的萌芽新生,你分享她的期望;她的青涩岁月,你体会她的苦闷;她的含羞待放,你分担她隐藏的心事;她的风华绝代,你默享她的荣誉和掌声;她的饱满圆熟,你们一同欢呼丰收的喜悦;一直到她枯残死亡,你仍为她担负哺育下一代的责任。你知道吗? 人们所有的了解,不过是荷外在的形象,而你却拥有她整个生命!"

泥再一次问佛祖:"我委身在地,无声无息,受人践踏,又无华彩的外衣,我不觉得自己一无是处吗?"

佛祖说:"真正的智慧在于隐藏,真正的才华在于沉默。你让花草树木蓬勃生长,供应她们成长的养分,你无穷的生命力还不够显现吗?"

泥笑了……

我们眼中的世界,其实是我们心灵照射出来的影子,世界就是摆在我们面前的一面镜子。有的人说,哦,好漂亮的一面镜子啊,借点儿阳光就可以把屋子照亮;有的人说,这镜子太小了,只能照出我的脸,照不出我的全身。

两个人说的都是实话,但两个人所看到的却是两个截然不同的世界:一个充满阳光,另一个只有一张脸。把这种态度放大到人生当中,前者的人生格局无疑是明亮的、宽广的,而后者的人生就很自我、很局限。

一个人干不干净,不是看他的外表是否光鲜,而在于他的内心是否纯净。在心灵纯净的人眼中,整个世界都是纯净的;在心理阴暗的人眼中,全世界都是肮脏的。

五岁的汉克和爸爸、妈妈、哥哥一起到森林干活,突然间下起雨来,可是他们只带了一件雨披。

爸爸将雨披给了妈妈,妈妈给了哥哥,哥哥又给了汉克。

汉克问道:"为什么爸爸给了妈妈,妈妈给了哥哥,哥哥又给了我呢?"

爸爸回答道:"因为爸爸比妈妈强大,妈妈比哥哥强大,哥哥又比你强大呀。我们都会保护比较弱小的人。"

汉克左右看了看,跑过去将雨披撑开来挡在了一朵风雨中飘摇的娇弱的小花上面。

上面这个故事告诉我们,真正的强者不一定是多有力,或者多有钱,而是他对别人多有帮助。生命的价值在于被别人需要,就如同金钱的价值在于使用。

有人说,一个社会的进步是慈悲心的进步,我觉得很有道理。每一个社会都有弱者,远古开始的弱肉强食,时代进步到今天仍然推崇大鱼吃小鱼、小鱼吃虾米。然而,真正的强是心灵的强,是海纳百川的肚量,是高山仰止的气势。

每个人从呱呱坠地那天起,就注定要走一条自己的路。有的路很长,有的路很短,有的人成功,有的人失败,也有的人大成大败、千转百回。不管怎样的路,到最后都会空空而往。

人是需要有慈悲心的,在力所能及的情况下尽可能地为别人多做事情,哪怕是微不足道的小事,也是生命价值的体现。男人有慈悲心是上品,他一定心地善良,为人仁厚,凡事谦让,具有名流风度;女人有慈悲心也是上品,一定知书达理,聪慧贤淑,具有淑女风范。

爱是宇宙间最强大的气场,因为它与宇宙和谐一致,爱是一个人身上正面的气场。

只有发出爱,你才会吸引爱。因此,不要只爱你自己的那个小我,要爱周围所有的人,爱你的父母、爱人、亲人、朋友、同事、敌人、一花一草。发出的爱越多,积聚在宇宙间的爱的气场就会越大,同时收获的爱也就越多。这样的爱,便是"上德"。

宇宙间有一个强大的法则就是吸引力法则,你的思想是有气场、有能量、有吸引力的。

一个人广做善事,他就积聚了宇宙间的爱的磁场。当他有危险时,他的潜意识会有感知,身体哪方面不适或出现信号,让他知道,然后避免灾难,就算真有灾难,他也会化险为夷。

责任可以让我们把事做完整,内心的德行、慈悲与爱可以让我们把事情做得更好。利于社会、利于众生的事业才是真的事业。

在本章的最后,老子说道:"是以大丈夫居其厚,不居其薄;居其实,不居其华。"老先生为什么要这么说呢?

在此,老子提出了与人相处的基本准则——宽厚待人,不刻薄。

"如何待人?"这是一门最高的学问,有的人尽其一生都没有学好"待人之道"。为什么呢? 这主要是因为人有多种,人有不同的性格、不同的要求,所以做人做事很难"尽如人意"。所谓"顺了姑意,逆了嫂意",做人难,就难在不能让人人都满意。

待人虽有种种不同的情况,但是"待人以宽"则是一条不变的定律。待人时谦虚、尊重固然重要,但是宽厚、宽容更得人缘。有些人待人刻薄、严峻,如此想要获得人缘、获得别人的认同,是十分困难的。

人与人相交,不要看别人待我们如何,而要看我们如何待人。因为待人以宽,才肯对人信任、对人体贴、对人谅解、对人包容;一切于宽厚中,才能看出我们待人的道德、待人的艺术。

两个朋友在沙漠旅行,旅途中他们为了一件小事而发生争吵,其中一个还打了另一个一记耳光。被打的人觉得深受屈辱,独自走到帐篷外,一言不发地在沙子上写下了一句话:"今天我的好朋友打了我一巴掌。"

然后,他们继续往前走,一直到一片绿洲,停下来饮水和洗澡。在河边,那个被打了一巴掌的人差点被淹死,幸好朋友救起了他。上岸后,那个人拿了一把小剑在石头上刻下了一句话:"今天我的好朋友救了我一命。"

朋友看到后好奇地问道:"为什么我打了你,你要写在沙子上,而现在要刻在石头上呢?"

那个人笑着回答说:"当被一个朋友伤害时,要写在易忘的地方,风会负责抹去它;相反,如果被帮助,我们要把它刻在心里的深处,那里任何风都不能磨灭它。"

忘掉朋友对你的不好,记着朋友对你的好,这就是宽容与感恩。

人与人之间贵在和谐,如果谴责别人的小过失,念念不忘别人的旧恶,将使我们的心受到挟制。心眼狭小,更造成自己与别人相处时的潜藏危机,为自己树立更多的敌人。

三十九　天得一以清,地得一以宁

昔之得一者:天得一以清,地得一以宁;神得一以灵,谷得一以盈;万物得一以生,侯王得一以为天下贞。其致之也,谓:天无以清,将恐裂;地无以宁,将恐废;神无以灵,将恐歇;谷无以盈,将恐竭;万物无以生,将恐灭;侯王无以贵高,将恐蹶。故贵以贱为本,高以下为基。是以侯王自谓孤、寡、不谷,此非以贱为本耶? 非乎? 故致誉无誉。不欲琭琭如玉,珞珞如石。

过去凡是能够与"道"保持一致的:天由此而清净;地由此而安宁;神由此而灵验;川谷由此而丰足;万物由此而繁衍;侯王由此而成为天下主宰。反之,天无法清朗,恐怕要崩裂;地无法安宁,恐怕要塌陷;神无法灵验,恐怕要失去供奉;川谷无法丰足,恐怕要枯竭;万物无法繁衍,恐怕要灭绝;侯王无法维持高贵的地位,恐怕要夭亡。因此,贵要以贱为根本,高要以低为基础。侯王自称"孤""寡""不谷",这不正是以贱为根本吗? 不是吗? 所以说过分地追求荣誉反而会失去荣誉。因此,圣人之道,就是既不要做什么华丽夺目的美玉,也不要做坚硬不化的顽石。

老子认为,天下的治理模式,每次失范,就都会沦入更低级的下一个治理模式,如果放任这样下去,那么灭亡是必然的结果。

天下大乱的路线图:失道而后德,失德而后仁,失仁而后义,失义而后礼,失礼而天下大乱。等天下大乱了,再去收拾乱局,就只能用粗暴的武力机器了。老子认为,没有天生的刁民,只有无道的国君。社会乱,不是百姓的责任,而是国君失职。

第一步是从失道开始,后面的各种统治模式就无法控制了,自发地往更下一等的统治模式流变,直至天下大乱。因此,治理天下的关键在于不失道。天下大乱的根本原因也是因为失道。

自古以来,就有许多人探索王朝兴衰更替的原因。他们给出的解释也五花八门:有的人认为是环境,有的人认为是气候,有的人认为是人口数量,有的人认为是内忧外患,还有的人认为是帝王是否勤政英明,更有甚者,认为是不是有民主。

按照老子的思想,这些结论都是不足取的,真正的原因只有一个,那就是天下失道,或者是有道。失不失道,才是王朝兴衰更替真正的根源和本质。

天下万物和百姓只是由"天""地""神""谷"组成的造物车间加工出来的产品。这些产品加工出来之后,要受到侯王的统治,以便使它们各得其所,各行其是。

侯王如果不能通晓贯彻这个造物车间的奥秘,那么他也就无从使得天下万物各得其所。于是也就无法对天下万物和百姓进行统治。没有"贞",也就没有"元",接着也就没有"亨"和"利"。因此,象征人类社会最佳状态的"元""亨""利""贞"也就无从谈起。天下丧失了生机,如同石头那样僵死。

侯王常以"孤""寡""不毂"自称,自认为"至下"。"至上"与"至下"折中平衡,达至中平,此谓"一",从而"侯得一以为天下正"。

至高无上的侯王若能出之于言、践之于行,自然无为,柔弱谦下,不贪财货,不施暴政,以百姓心为心,以爱民为至上,则必为万民拥护,四海宾服,天下太平,百业兴旺,风气淳正。

"贵以贱为本,高以下为基。"很多时候我们翻开史书,却发现历史在无意中被很多小人物不经意的举动或想法逆转了本来的走向,成为我们今天所看到的存在。

大家都听说过"荆轲刺秦王"的故事,但你知道是谁救了秦王吗?

公元前227年,强秦先后灭韩国和赵国,燕国成了秦军下一个目标,太子丹知道燕兵不可能抵御秦师,于是孤注一掷,想刺杀秦王。

刺客荆轲提着秦国叛将樊於期的人头和督亢地图来到了秦都,经严格检查后,荆轲见到了秦王嬴政,他展开督亢地图,图穷匕首见,毫无防备的秦国君臣被这突如其来的变故吓呆了,秦国规定不得带兵器见君王,大臣们只能看着干着急。

嬴政急忙绕着柱子跑,腰中宝剑因太长,一时拔不出,就在荆轲快要追上时,秦王侍医夏无且将药囊当作武器丢向荆轲,得到这片刻时间,秦王把长剑拔出,击杀了荆轲。

一个小小的侍医,一个下意识的投掷动作,却救了自己的大王,而他的大王在此后的数年间平灭了六国,结束了中国五百多年诸侯纷争的局面,建立了中国历史上第一个封建王朝,开辟了中国两千多年的帝制时代!

表演圈子里有句常说的话,即"只有小角色,没有小人物"。作为无人注意、微不足道的小人物,其地位自然是无法与叱咤风云的大人物相比的,但是历史就是这样奇妙,许多大人物的命运有时是由一些微不足道的小人物决定的。

小人物不同于小人,他们不像小人那样奸同鬼蜮、行若狐鼠,只是看起来人微言轻,无足轻重。但有一句话说得很好:"站在山顶和站在山脚的两个人,虽然地位不同,但在对方的眼里,同样的渺小。"手握乾坤的大人物们一旦忽视了小人物的利益或作用,那后果就可能难以预料、不堪设想了。

生活中,我们常把财富、地位远不如己的人看成小人物。例如,对公司经理来说,看门老头、新进职员算小人物;往大了说,相对省级干部,一县之长也是小人物。但要记住,千万不能小瞧小人物,否则你就会吃大亏。如果小人物存心要整你,那你就算是进了是非圈,再也难以脱身了。

正如"水可载舟,也可覆舟",小人物的能量一旦被激发,在特殊的时候,他在背后给你几拳,照样能让你伤筋动骨。小人物的力量汇在一起,足以推翻任何一个小人物甚至大人物。

因此,作为领导,一般不要轻易得罪小人物,不要与他们发生正面冲突,以免留下后患。

要学会与小人物交朋友。俗话说,"多一个朋友多一条路","尺有所短,寸有所长"。不要用实用主义的观点去处理与小人物的关系,不要平时不烧香，临时抱佛脚，等到"有事才登三宝殿"时就晚了。因此，要记住，你平时花在小人物身上的精力、时间都是具有长远效益和潜在优势的。在不远的一天，也许就在明天，你将得到加倍的报答。

"贵以贱为本"，这里是顺承着"昔之得一者"说的，我们要得到这个玄妙、伟大的"一"，就必须抛弃分别心和私心杂念，达到"物我两忘"的至境。

外物与我无分别，心中无所谓美丑、善恶、荣辱，没有这些概念也就没有分别对待，没有分别对待也就没有争夺，没有争夺也就没有不达目的的痛苦和烦恼，人生也就达到无欲无求的境界，达到与大道的完美合一。

我们只要没有了妄想，也就不可能去妄为，不妄为也就不会违背道德规范。我们经常所说的缺德，就是违背道德规范的行为。

我们知道大道和大德无处不在、无所不在，它们无言无为，没有分别，自然而然地，无所谓喜欢和不喜欢，万物都由它们衍生出来，它们无所谓追求和索取，自然也就无执着心。

欲念是我们必须抛弃的东西，因为它会制约我们对幸福感的认知。人生一世，短短几个秋，如果只限于满足自己的贪欲，难免会陷入痛苦的境地。在欲望的驱使下，人们会干出一些伤天害理的事情，这是违背自然和道德的行为，不仅伤害别人，也伤害自己的良知，并将自己的幸福毁于一旦，何苦呢？

只有没有了欲望的驱使，我们才会甘于做一块厚道、朴实、毫不张扬的石头，而不是一块精雕细琢、华贵无比的美玉。正所谓"不欲琭琭如玉，珞珞如石。"

四十 反者道之动，弱者道之用

反者道之动，弱者道之用。天下万物生于有，有生于无。

道的运动是向相反的方向发展，道的特点就在于它能保持柔弱的状态。天下万物产生于道的实质，而道的实质产生于虚无之中。

这一章虽然只有两句话，但含义十分丰富、深邃。在这一章，老子重申了道和德的关系。道无形、无言、无为，不能被人们真正认识，人们所认识到的只是道的德性而已，因此，可以说德是道的属性。

"反者道之动"，意思是说事物运动变化的规律是循环往复的。如果善于观察就不难发现，我们周围的事物都处于永不停息的运动变化之中。蝉皮挂在枝头，而蝉却没了踪影。我们四处寻找，树叶深处传来蝉的鸣叫，原来它的翅膀长硬后躲到密叶深处唱歌去了。然而，好景不长，随着夏天的飞逝，它的生命也就走到了尽头。第二年的夏天，蝉声又起。如此循环往复，永不衰竭。

"弱者道之用"，道在发挥作用的时候，用的是柔弱的方法，它一切顺应事物的发展变化，任由万物自然而然地发生和成长，而绝不强加自己的意志，不去干涉，给万物足够的生长发展空间。

万物在阴阳消长中，往来伸屈，周而复始地运化着，但繁盛的反面——虚静之处，含藏着无限的生发动力。这就是"道"的运化规律。

道孕育了万物，而不据为己有，不使万物感到自己的压迫力量。如果天下的统治者能够用这种柔弱的手段来治理天下，顺应民心民意，自然会得到民众的拥护和爱戴，自然会拥有大道的力量而永不枯竭。

由此可见，大道的德性就是循环往复和柔弱顺应。宇宙万物由道而生，自然应该合乎大道的德性，才能得以正常生长、发展、运行。一旦违背道的德性,就无法得以运作,就会被淘汰出局,这是因为宇宙万物都由大道孕育而生成。我们必须清楚的是大道的孕育状态又来自于无的混沌未开的状态,无的状态也就是道的德性了。

人是万物中的一员,处于宇宙万物中,就如同滴水藏海一般,是那么的微不足道。人们喜欢夸大自身存在的价值,虚妄致使人类忽略自然规律的存在而恣意妄为。

恣意妄为是对大道的公然叛逆,其表现是多方面的,比如任意砍伐森林、任意捕杀野生动物、污染环境、自虐和虐他……人类自认强大和睿智,是不自知的表现,其结果必将是自我毁灭。

我们只有顺应自然之道,明晓生死皆自然,短暂的人生不容许我们蹉跎岁月,也不容许我们陷于无谓的纷争中。

生命就如同一次短暂的旅行,从起点出发,最后又复归于起点,这种循环往复不会以人的主观意志为转移。有生就有死,有得就有失,这是大道的规律,没有人能够改变得了。既然无法改变,我们为什么不能换一种方式对待它呢? 顺应它就合乎了道的大德,就能活得自然、坦然、悠然。

有一位著名的收藏家酷爱陶壶,只要听说哪里有好壶,不管路途多远一定亲自前往鉴赏,如果看中意了,而对方愿意割爱,花再多钱他也舍得。在他所搜集的茶壶中,他最中意的是一只龙头壶。

一日,一个久未见面的好友前来拜访,于是他拿出这只茶壶,泡茶招待这位朋友。二人开心地畅谈着,朋友对这只茶壶所泡出的茶赞不绝口,因而好奇地将它拿起来把玩。结果,一不小心将它掉落到地上,茶壶应声破裂。全场陷入一片寂静,每个人都为这巧夺天工的茶壶惋惜不已。

这时,这位收藏家站了起来,默默收拾这些碎片,将他交给一旁的下人,然后拿出另一只茶壶继续泡茶说笑,好像什么事也没发生过一样。

在场的人很诧异,就问他:"这是你最钟爱的一只壶,被打破了,难道你不难过、觉得惋惜吗?"

收藏家说:"事实已经造成,留恋摔碎的壶又有什么好处? 不如重新去寻找,也许能找到更好的呢!"

一位僧人说:"世间的冷暖荣辱、得失成败,只要都能放得下,就是佛。"我们常常对已失去的事物和已成为过去的美好情感念念不忘,对比眼前,往往会黯然神伤。既然已失去,既然已成为过去,是无法挽回的,不如豁达些,向前看,看看自己能够做些什么更有意义的事。

阴至而阳,阳至而阴,物极必反。"弱"是一种"无为"的状态,但"无为"不是目的,目的是"无不为"。"无不为"又是"无为"的自然的结果,不是刻意所能得来的。

"弱者道之用",万物在发展过程中,并不是强势而有压迫力的,它们总是呈现出柔和、自然,与其他事物不相排挤。只有"弱",才能为变"强"留有余地。

凡强大之物皆来自弱小,"合抱之木生于毫末"。因此,只有处事柔弱,不争、谦下,方可成就大事业,达到成功之目的。这就是"无为而无不为"。

人生有很多不如意、不痛快,这时,忍是非常重要的。很多时候,因为小事忍不住而误了大事,这就非常不值得了。

老子认为,事物总是向对立面转移的,阴极阳生,阳消阴长,物极必反。一般情况下,人们只看到强大。对于人自身也是,总是看到自己的长处和优势,并加以利用。其实,"强"只是"弱"的变化,并且弱点也不完全是弱点。换个角度看,善于加以利用,示弱往往会为自己赢得机会,并成为突破口。

因此,我们应学会"强大处下,柔弱处上",要"知其雄,守其雌,为天下谿。……知其荣,守其辱,为天下谷",谿、谷为谦和柔弱之谓。故解决问题的诀窍就在于从事物的反面或反方向入手。当你不愿让命运来主宰你的一切,但又没有扼住命运咽喉的本领时,切记应当学会忍耐。

儒家和道家都强调忍耐的重要,只有忍到最后一刻才会发生意想不到的变化,才有希望看到转机。

或许你仍在向往一帆风顺,可是面对曲曲折折的人生,所谓的一帆风顺只能是心灵的一种慰藉而已,唯有奋斗不息才能够让你成为命运的主人,而在这一步步的努力中,你必须学会忍耐。

忍耐不是逆来顺受,屈服于命运之神的支配与调遣,让岁月的沧桑把自己的追求一点点地消磨掉而功亏一篑,这都是因为不懂得忍耐的真正含义。

坚韧不拔地追求并排除万难、有所超越才是忍耐。

忍耐不是消极颓废,也不是要放弃自己的信念,而是考验意志、毅力和检验成功的一种方式。

有人将"忍"作为一种修行。这个时候,忍,不是一味消极避世、清心寡欲,而是要将时间花在修身养性和自我完善上。世界之大,总有一些人看你不顺眼,与你作对,你不与他计较,努力成长,才是最好的选择。

何谓"忍"?词典的解释是"将事情藏在内心,克制忍耐,不作表示"。宋朝文天祥的《指南录后序》中有"隐忍不发,隐忍以行,厚积薄发"之说。

隐忍之道,最早从老子和庄子这些人就开始了,他们默默无闻,不问江湖世事,以此获得内心的平静,而另一些人,如姜子牙渭水之滨默默等待、勾践十年卧薪尝胆,司马迁受极刑而终成《史记》,则是为了功成名就。

忍,是君子之勇。韩信从小抱负远大,研究兵法,练习武艺,所以习惯于佩带宝剑。一次,一个屠夫当众羞辱韩信:"你虽然长得又高又大,喜欢带刀配剑,其实你的胆子小得很。你敢用剑刺我吗?如果不敢,就从我的裤裆下钻过去。"于是,韩信当着许多围观人的面,从那个屠夫的裤裆下钻了过去。史书上称"胯下之辱"。

胯下之辱对一个男人来说是奇耻大辱,韩信为什么接受这样一个奇耻大辱?历史评论家柏杨先生有个说法很有意思:"不要认为弯下膝盖就是懦弱,有时候,人只有蹲下来以后才能跳得高——如果是为了将来跳得高些蹲下来,这是英雄。"

苏东坡在《留侯论》中说过这样一段话:遇到常理所不能忍的事情,"匹夫见辱,拔剑而起",那些小人物,在受到一点侮辱以后,第一反应就是拔刀子或者掏拳头,这不算勇敢,这叫鲁莽。

真正的大智大勇,是"卒然临之而不惊,无故加之而不怒"。遇到突发事件而神色不变,别人无缘无故把一个罪名加在你身上也不生气,这才是君子之勇,是大丈夫之勇,韩信就是如此。

隐忍背后的逻辑是隐忍待发,也就是说,要不动声色,慢慢积蓄力量,厚积薄发,正如越王勾践。

或是为了获取更大的利益,而采取隐忍、退让的策略,暂时放弃一部分利益。但这绝不是一味地退让,因为小忍未必会成大谋。《东周列国志》第三回,大臣向平王说:"若隐忍避仇,弃此适彼,我退一尺,敌进一尺,恐蚕食之忧。"也就是说,我退敌必进,蹬了鼻子还忍让,对方一定会上脸。

许多事都是如此,或许忍耐已经如同基因化入了我们的性格,我们在面对某些现实问题的时候,反而显得无动于衷,甚至逆来顺受。

小忍,是一种修行;大忍,是一种企图。它们都不是退让的借口——只有将来的厚积薄发,才是此刻忍耐的理由。

"天下万物生于有,有生于无。"你要认识到自己本来一无所有,现有的一切都是赚的。你同时要认识到别人也本来一无所有,现有的一切全是多,全是空。

于是,你便无畏,便有智慧笑看世人。

四十一　大音希声,大象无形

上士闻道,勤而行之;中士闻道,若存若亡;下士闻道,大笑之。不笑不足以为道。故建言有之:明道若昧,进道若退,夷道若纇。上德若谷,大白若辱,广德若不足,建德若偷,质真若渝。大方无隅,大器晚成,大音希声,大象无形,道隐无名,夫唯道,善贷且成。

最有智慧的人听到"道",就努力勤勉地照它去行事;智慧一般的人听到"道",反应迟钝,半信半疑;愚笨的人听到"道",就认为它迂腐空洞而加以嘲笑。若是不被蠢人嘲讽,那"道"也就不成其为"道"了。因此,《建言》中说:"明白易懂的道理反而像难以理解,促人上进的道理反而像劝人后退,容易倡导的道理反而像难以实施,至高无上的品德反而像空无所有,最洁白的颜色反而像是沾染了杂色,广博的品德像有什么缺失,能够有所建树的品德反而像惰气十足,品质纯真反而像变化无常,最大的方形反而像没有棱角,最大的器物总是很晚才能完成,最高级的音乐只有微细的声音,最宏大的形象反倒无形。"道虽然无形无声,不可言说,然而它却最能够辅助万物且成就万物。

知晓大"道"的人,不露锋芒,含藏内敛,不尚机智,庸庸愚愚,似无所知;掌握大"道"的人,自然无为,清静自修,事事不敢为天下先,处处以为己不足;恪守大"道"的人,言行举止平常自然,在人群中丝毫不出风头,表面上与常人没有什么不同。

有大德的人,谦虚自慎,常常感到自己的德不足;品德上有建树的人,虽积德已厚,却认为自己的修行还相差甚远;天真纯素、真诚不妄的人,内心虽朴实敦厚,但外表可随方就圆,顺应环境的变化而变化。

没有绝对的好和坏。正与反相辅相成、互相包含、互相转化,天地万物就是这么永恒变化着。因此,事物发展到极端,就会呈现相反的状态。至刚的大道,却是最柔弱的。

比如,最紧张的气氛反倒是大寂静,"大音希声""于无声处听惊雷";最高明的进攻是"不战而屈人之兵";最智慧的言说是拈花一笑……因此,能成大器的,都是隐忍质朴、不张狂也不卖弄的;有智慧的,都不会夸夸其谈。

面对难事,就像做简易的事情;面对大事,从做小事里求。好大喜功,指望一蹴而就、一口吃个胖子的,终难成事。

成大器的人,无不经受长期磨炼,艰苦奋斗。姜尚直至八十余岁才辅佐文王灭纣兴周,大展宏图,功勋卓著。此乃"大器晚成"的典型例子。

"大象无形。"最大的物象是无形之象。虚无自然的真常之道,隐含在天地万物之内,无名象可睹可闻,此谓"道隐无名"。

一些人,听闻了大道也嘲笑不已。我们就明白了,就连大道都会遭到人的嘲笑,更何况是我们普通人做事呢?所以千万不要怕被人嘲笑。《论语》中有记载,弟子问孔子,所有人都说这个人好,这个人是不是很好呢?孔子说,这个人肯定不好。真正的好人是这样的,好人夸奖他,坏人损贬他。

一次,唐太宗问许敬宗:"我看满朝的文武百官中,你是最贤能的一个,但还是有人不断地在我面前谈论你的过失,这是为什么呢?"

许敬宗回答:"春雨贵如油,农夫因为它滋润了庄稼而喜爱它,行路的人却因为春雨使道路泥泞难行而嫌恶它;秋天的月亮像一轮明镜辉映四方,才子佳人欣喜地对月欣赏,吟诗作赋,盗贼却讨厌它,怕照出了他们丑恶的行径。

无所不能的上天尚且不能令每个人满意,何况我一个普通人呢?我没有用肥羊美酒去调和众口是非。况且,是非之言本不可听信,听到之后,也不可传播。

君王盲目听信臣子的,可能要遭受杀戮;父亲盲目听信儿子的,可能要遭受诛杀;夫妻听到谗言,可能会离弃;朋友听信谗言,可能会断交;亲人听到谗言,可能会疏远;乡邻听信谗言,可能会生分。

人生有七尺高的身躯,要谨慎对待听到的传言。舌头上有龙泉剑,杀人不见血。哪个人在人前没有说过别人?哪个人背后不被别人评说?"

唐太宗说:"你讲得很好,我会记住的!"

的确,一个人若想取悦于每个人是不可能的,但只要凡事依正道而行,无愧于心,别人说长道短,无须理会。

人若悟到这一点,自然就省却了许多的烦恼。

这是许敬宗智慧的地方,也应该是我们在现实生活中为人处世的借鉴和参照。

只要自己路走得直,无愧于心,完全不必去理会他人的评说。

我们热衷于争论是非长短,是因为我们的二元知见。这些知见来自"我执",即以自我为中心,以自我为标准。是非以不辩为解脱,学会无争,才能安住内心的平静。懂得沉默,才能体悟空性的智慧。

所谓止语,并非只是语言的止息,而是内心的无念无住,回归更深的醒觉与自由。是非对错,过眼云烟,正如大道无言。无言,是一种境界。

人生在世,注定要受许多委屈。而一个人越是成功,他所遭受的委屈也越多。要使自己的生命获得极值和炫彩,就不能太在乎委屈,不能让它们揪紧你的心灵、扰乱你的生活。要学会一笑置之,要学会超然待之,要学会转化势能。

智者懂得隐忍,原谅周围的那些人,在宽容中壮大自己!

有时,烦恼不是因为别人伤害了你,而是因为你太在意。有些事无须计较,时间会证明一切;有些人无须去看,道不同,不相为谋。

"计较"生是非,"无视"己清静,"不笑不足以为道"。坦然,淡然,万般皆自在。凡事看淡些,心放开一点,一切都会变好。

是是非非,纷纷扰扰,不看、不听、不想,就能心生清静。

四十二　道生一，一生二，
二生三，三生万物

道生一，一生二，二生三，三生万物。万物负阴而抱阳，冲气以为和。人之所恶，唯孤、寡、不穀，而王公以为称。故物或损之而益，或益之而损。人之所教，我亦教之。强梁者不得其死。吾将以为教父。

道使某种事物得以产生，这种事物又产生第二种事物，第二种事物再产生第三种事物……这样才演化出万物。万物都包含着阴、阳两个对立面，它们互相冲撞而达到和谐统一。人们讨厌的就是"孤""寡""不穀"这样的字眼，而王公却把它们当作自己的称谓。所以说，对于事物，人们的本意也许是想减弱它，结果反而加强了它；人们的本意也许是想增强它，结果反而减弱了它。别人用来教导我的，我也用来教导别人："强横的人是会不得好死的。"我将把这一原则当作教人的根本。

这一章的前半部分讲的是老子的宇宙生成论。这里老子说到"一""二""三"，乃是指"道"创生万物的过程。宇宙万物的总根源是"混而为一"的"道"。对于千姿百态的万物而言，"道"是独一无二的。

老子所说的一、二、三，并不是具体的事物和具体的数量。它们只是表示"道"生万物从少到多、从简单到复杂的一个过程，这就是"冲气以为和"。这里，老子否定了神的存在，从多元论的宇宙观发展为一元论的宇宙观，这是值得称道的。此外，老子还讲了柔弱退守是处事的最高原则，谦受益，满招损，这也合乎辩证之道。

为什么说"道生一"？道的概念在前，道的存在在前，道中产生了万物与万象。物象多种多样，多种多样的物象却具有统一性、完整性、整合性以及相同的道性。道与一之间是有一个"多"字存在的，没有"多"也就没有"一"的命名，没有对于"多"的感受也就没有对于"一"的寻找。正如此前讲过的，有无相生，难易相成，长短相形，高下相倾，"多"与"一"也是相生相形相通的。

一生二，就是从整体中产生相反相成的事物或概念，即有无、阴阳、乾坤、天地等。这两方面相交、相和、相激荡、相补充，便产生了第三个方面。于是，万物万象源源不绝，生而不绝，灭而不绝，一而多，多而一，万象归一，九九归一，大道永远。

"万物负阴而抱阳，冲气以为和。"我们生存的宇宙空间，万物都有阴阳之分，各种生物包括人类在内，都有雌雄之分，也就是我们所说的阴阳。雄性都有阳刚之气，而雌性刚好相反，具有阴柔之气。阳刚和阴柔是万物的特征，也是万物得以延续的基础。这两种相反而矛盾的物质因子是互相补充、彼此和谐的，也是对立统一的。阴阳二气的妙用在于和。

阳和阴相反相成，相互独立存在而又不可分割，二者相合而成和气。"和"取的是阴阳二气的中和。因此，无论是黎民百姓还是王公贵胄，只有和气为人，才合乎大道的规律要求，才是一个有道德的人。

任何凶神恶煞的行为都不会得到人们的认可，更谈不上拥有人格和尊严。因为人和万物的特性就是一个"和"字，和气的人就合乎大道，合乎大德，就会受到大道的拥护；相反，不和气就是不合乎大道，自然会受到自然规律的惩罚。

人们爱说"和气生财""家和万事兴"，这里的和就是"和气"，也可以称为我们的人气。一个人气旺的人，不计个人得失，不贪占小便宜，自然也就少了很多痛苦和烦恼。

我们往往喜欢风和日丽的天气，而憎恶阴雨潮湿的天气，也就是趋阳避阴。谁都不喜欢鳏寡孤独，不喜欢被人遗弃，而王侯公卿却喜欢称呼自己为"孤""寡"和"不穀"，为什么会这样呢？这是自谦的说法，其实他们本身并没有脱离"和气"，越是自谦越是能得到众人的拥护和尊敬，也就是"损之有益"。

"物或损之而益，或益之而损。"意为事物有的减损了反倒增加，有的增益了反倒减损。老子认为,善待人、肯为他人付出的人,不会因为付出而使自己受损,反而会使自己得到更多的回赠。一切事物,有舍必有得,有得必有舍。因此,我们的心胸要宽广,要有爱心和善心,不要在乎自己的得失,给别人留一条宽阔的道路,其实就是给自己留路。

事物常以谦下损己而得益,以尊贵益己反招祸。为人谦下,则受益不浅;高傲自大,必有损于己。

我们都有过某种重要的东西失去的时候,且大都在心理投下了阴影。究其原因,就是我们并没有调整心态去面对失去,没有从心理上承认失去,总是沉湎于已经不存在的东西。

事实上,与其为失去的而懊恼,不如正视现实。换一个角度想,也许你失去的,正是他人应该得到的。普希金在一首诗中写道:"一切都是暂时的,一切都会消逝;让失去的变为可爱。"有时,失去不一定是损失,反倒是一种奉献。只要我们抱着积极乐观的心态,失去也会变得极有价值。

放弃是一种睿智,它可以还原本性,进退从容。放弃绝不是毫无主见、随波逐流,更不是知难而退,而是一种寻求主动、积极进取的人生态度。

一只倒霉的狐狸被猎人用陷阱套住了一只爪子,它毫不迟疑地咬断了那只小腿,然后逃命。放弃一只腿而保全一条生命,这是狐狸的哲学。

人生亦应如此,在生活强迫我们必须付出惨痛的代价以前,主动放弃局部利益而保全整体利益是最明智的选择。智者云:"两弊相衡取其轻,两利相权取其重。"趋利避害,这也正是放弃的实质。

俄国作家托尔斯泰写过一则短篇故事:有个农夫,每天早出晚归地耕种一小片贫瘠的土地,但收成很少。一位天使可怜农夫的境遇,就对农夫说,只要他能不断往前跑,他跑过的所有地方,不管多大,那些土地就全部归他。

于是农夫兴奋地向前跑,一直跑,一直不停地跑! 跑累了,想停下来休息,然而,一想到家里的妻子和儿女,都需要更多的土地来耕作、来赚钱啊! 所以,又拼命地再往前跑! 真的累了,农夫上气不接下气,实在跑不动了! 可是,农夫又想到将来年纪大了,可能没人照顾、需要钱,就再打起精神,不顾气喘不已的身子,再奋力向前跑! 最后,他体力不支摔倒在地上,死了!

生活中,也有很多人像这位农夫一样,因为放不下到手的职务、待遇,整天东奔西跑,耽误了更远大的前途;因为放不下诱人的钱财,有些人费尽心思,利用各种机会去大捞一把,结果常常作茧自缚;因为放不下对权力的占有欲,有些人热衷于溜须拍马、行贿受贿,不惜丢掉人格尊严,一旦事情败露,后悔莫及。

人的一生,需要我们放弃的东西有很多。孟子说,鱼和熊掌不可兼得。如果不是我们应该拥有的,就要学会放弃。

几十年的人生旅途,会有山山水水,风风雨雨,有所得也必然有所失。只有学会放弃,我们才能拥有一份安然祥和的心态,才会活得更加充实、坦然和轻松。

四十三 天下之至柔，
驰骋天下之至坚

天下之至柔，驰骋天下之至坚。无有入无间，吾是以知无为之有益。不言之教，无为之益，天下希及之。

天下最柔弱的东西能在最坚硬的东西中穿行，虚无的空间可以渗入密集的物质中。我从这里认识到无为的益处。无需言辞的教导，无为的好处，天下很少有人能够理解透彻。

上一章老子论述了万物的和气，这一章紧接着上一章的论述，继续阐述柔和无为的妙处。

什么是天下至柔之物呢？毫无疑问，水是至为柔软、顺从的物质，我们在前面的章节中已经论述过关于水的一些特性，它可以柔顺地任凭我们把它放到不同的器皿中，泰然自若、无欲无求。

水是最柔和的东西，它象征着大道的德行。无欲无求的水总是安静地绕开众人向往的高处，顺沿着低洼的河谷缓缓而下。它滋润田地、山谷，但它绝不居功自傲，它造福万物而绝不主宰万物，它甘于卑下的地位而毫无怨言。

我们只看到水至柔的一面，还不足以说明水的本质。水虽然柔弱到了近乎虚无，但并不意味着它柔弱可欺。老子说："天下之至柔，驰骋天下之至坚。"意思是说，水虽然柔弱，但它可以在最为坚硬的东西中驰骋、奔流，谁能阻止它前进呢？有一句歌词写得好：抽刀断水水更流。是啊，柔顺的水对于无论多么锋利坚硬的刀都是不会畏惧的。

我们都听说过"水滴石穿"的故事，一滴、两滴水的力量是那么的微不足道，但时间的累积足可以将坚硬的岩石穿成孔。石头的密度可谓大了，可以说没有任何的空隙可被侵袭,而水却能在不占有丝毫空间的情况下侵入石头内部,这是多么柔弱而又神奇的力量!

水是万物的生存之源,作为万物之灵的人也同样依赖水的哺育才得以生存。人在母体内需要羊水的供养,同时羊水也保护着我们免受外物的挤压而造成伤害。可以说,水是孕育人的生命的源泉,没有水,人就无法孕育生长,也无法在世间存活下来。

水有如此大的作用,但它却从不居功自傲,而是表现出无为、素朴、默然的柔和状态。

人类如果能像水一样自然无为,就能做到心静如水,远离争名夺利的无休止的残酷的纷争,自然就会少了许多痛苦和烦恼。

水是柔和的,它无为不止、顺势而流,不会受到伤害,即使受到伤害也不会在它的身上留下任何痕迹。我们为何不学习柔水的处世态度呢? 面对伤害,该如何处理? 是宽容以对还是睚眦必报? 我们应该效法水的与世无争。

"无为"也与无形之气一样,可以无所不至、无所不为、无所不成,收到特殊的效果。"道"不言而教、不令而从、无形无象,然而,它的功能是天下任何事物所不能企及的。

老子说:"坚强者死之徒,柔弱者生之徒。"牙齿远比舌头坚硬,但牙齿脱落了,舌头还在;水看似柔弱,但水滴石穿。柔顺是人最大的德性,我们往往缺乏的就是柔,就是水性思维,就是以柔克刚。

有一个人在社会上总是落魄、不得志,便有人向他推荐智者。他找到智者。智者沉思良久,默然舀起一瓢水,问:"这水是什么形状?"这人摇头:"水哪有什么形状?"智者不答,只是把水倒入杯子,这人恍然:"我知道了,水的形状像杯子。"智者无语,又把杯子中的水倒入旁边的花瓶,这人悟然:"我又知道了,水的形状像花瓶。"智者摇头,轻轻提起花瓶,把水轻轻倒入一个盛满沙土的盆。清清的水便一下融入沙土,不见了。

这人陷入了沉默与思索。

智者低身抓起一把沙土,叹道:"看,水就这么消逝了,这也是一生!"

这个人对智者的话咀嚼良久,高兴地说:"我知道了,您是通过水告诉我,社会处处像一个个规则的容器,人应该像水一样,盛进什么容器就是什么形状。同时,人还极可能在一个规则的容器中消逝,就像这水一样,消逝得迅速、突然,而且一切无法改变!"

这人说完,眼睛紧盯着智者的眼睛,急于得到智者的肯定。

"是这样,"智者拈须,转而又说,"又不是这样!"

说毕,智者出门,这人随后。在屋檐下,智者俯下身,手在青石板的台阶上摸了一会儿,然后顿住。这人把手指伸向刚才智者手指所触之地,他感到有一个凹处。他迷惑,他不知道这本来平整的石阶上的"小窝"藏着什么玄机。

智者说:"一到雨天,雨水就会从屋檐落下,看,这个凹处就是水落下的结果。"

此人遂大悟:"我明白了,人可能被装入规则的容器,但又像这小小的水滴,改变着这坚硬的青石板,直到破坏容器。"

智者说:"对,这个窝会变成一个洞!"

"凡夫转境不转心,圣人转心不转境。"改变自己比改变环境容易。如果你在生活中感到不适应,不要抱怨或试图改变世界,而是应首先改变自己。太坚硬的东西容易折断。我们应该多有一点韧性。能够在必要的时候弯一弯,退一步。为人处世要像水一样,能屈能伸。既要尽量适应环境,也要努力改变环境,实现自我。

"天下之至柔,驰骋天下之至坚,无有入无间。"我们要学习水的"不争"的精神,时运未到,则安于低处,不要争强好胜,该让的地方就要让、要退。

例如,一条虫子,它要前进,就得退缩。一进一退,一退一进,退是为了进,不退就无法前进。我们往往只知道进而不知道退,但"退一步海阔天空,让三分风平浪静"却是颠扑不灭的真理。

大千世界,芸芸众生,每个人都在追逐自己的梦想。但是一个人的梦想最后能不能实现,关键在韧性。韧性是指顽强持久的精神和坚忍不拔的意志。

因为社会的运转并非像每个人设定的梦想的轨道一样,那么严丝合缝。

在风雨面前，在发展的轨迹与自身的理想不相协调，甚至发生冲突的时候，我们是悲观、抱怨、失望、放弃，还是要锲而不舍、坚忍不拔呢？没有韧性，我们就无法达成我们的理想状态。

这世界有那么多的磨难，有那么多的磕磕绊绊，有那么多的摩擦纷争，有那么多的事与愿违，等到真正不再年轻，甚至在青春逝去之后，还能不能继续葆有我们自己坚持的个性和为自己的理想而一直追逐的方刚之气呢？

特别是在某个关键的时候优柔寡断，也许真的就与成功——与你年轻时就树立的梦想失之交臂了。

"竹密岂妨流水过，山高怎阻野云飞？"野云自由翱翔，没有牵绊，没有规则，飞过一个又一个山头；流水则根本无须顾忌竹林的遮挡，这至柔的力量往往可以战胜坚不可摧的刚性。世上没有不可逾越的障碍，关键在于自身，只要下定决心，一切困难都能迎刃而解。

人要学会理解逆境哲学：逐渐对生活的冷酷与不幸坦然接受，这样才能不会为太多事痛苦，也不会过度在意太多人。

因此，遇见逆境不是不幸，相反，它对任何一个人来说都是非常必要的。一个人在逆境中的体悟将决定这个人与其他人根本的不同。

逆境有时是人生最曼妙的风景，面对它，最好方法是内心的淡定与从容。

四十四　知足不辱，知止不殆，可以长久

名与身孰亲？身与货孰多？得与亡孰病？甚爱必大费，多藏必厚亡。知足不辱，知止不殆，可以长久。

名望和生命哪个更值得珍爱？生命和财物哪个更值得重视？获得与丧失哪个更有害？所以说过分的吝惜反而会招致更大的损失，过多的收藏反而会带来严重的丧失。知足，则不会遭到困辱，知道适可而止，则不会陷入危险，则可以健康平安。

老子在这一章主要讨论应该如何看待人生追求的问题。在老子看来，人的最高追求应该是健康长寿，而不是对名利财物的疯狂占有。过分地追求名利地位和财富只会消耗大量的精力，人的精力是有限的，过分地耗费精力对生命有百害而无一益。因此，追求物质财富和名利本身并没有错，错就错在对财富和名利的追求不知满足。不知满足是一切祸患产生的根源，做到适可而止对我们的人生有着不可估量的价值。

老子的思想是一个完整的体系，各章节之间有着密切的关系，将任何一章孤立起来理解都是不合理的。这一章与前面的第十三章有相似之处，都是讲人的尊严的问题，第十三章拿宠辱荣患与人的生命相比，这一章拿名利、财富与人的生命相比，两者都是为了说明人应该自重自爱的问题。

名誉和生命哪一个值得我们更亲近？财富和生命孰轻孰重？得到和失去哪个害处更大？老子在此向我们提出了这样几个问题，也是几个棘手但人们都必须面对的问题。如何将这几个问题回答圆满并且做到身体力行，并不是每个人都能做到的。老子向我们亮明了自己的观点：人应该尊重和珍惜自己的生命，对待名利和财富要淡然处之，不可无限制地追求，要知足

常乐,不可贪婪成性。

从某种意义上说,金钱是最让人困扰的问题之一。一方面,人类实在离不开金钱,金钱对于现代人来说几乎是不可或缺的。比如,你要坐车就得买票,如果遇上一个很有"原则"的司机,即使少了一毛钱,你也别想坐上车。因此,财富并不是我们可以随意地要或不要的,人必须凭借金钱才能生存。

但另一方面,人又确实不能为金钱所役。钱是人造的,钱是人赚的,钱是人用的,生不带来,死不带去。得之正道,所得便可喜;用之正道,钱财便助人成就好事。假若做了守财奴,嗜财如命,甚至为了钱财忘了义理,为一得一失不惜毁了容颜或丢掉性命,那也就是为物所役,难得快乐了。

有一个深刻的例子:一个人花了 50 万元买了一块由制表名匠亲自加工的镶满钻石的手表,他对这块表爱不释手。为了防止歹徒抢劫,他还特地雇用了一个保镖。

有一次,这个人乘火车到外地去,上火车前就被歹徒盯上了。由于人多眼杂,歹徒一直没有机会动手。火车就要开了,这个人在靠近窗口的地方坐下,戴手表的左手放在窗台上。

就在火车慢慢加速开动的时候,一件意料不到的事情发生了:歹徒用准备好的一把快刀,将这个人佩戴钻石手表的左臂硬是活生生地砍了下来。这个人又痛又怕,送到医院时已没了性命。

为了一块手表,竟然连性命也搭上了,不由得让人扼腕叹息。钱乃身外之物,别太在乎它。一旦因钱把性命也断送了,再多的钱也没用了。

钱是生活之必需,又是万恶之根源,就看你如何驾驭!

民间流传着一首《十不足诗》:"终日奔忙为了饥,才得饱食又思衣。冬穿绫罗夏穿衫,堂前缺少美貌妻。娶下三妻并四妾,又怕无官受人欺。四品三品嫌官小,又想面南做皇帝。一朝登了金銮殿,却慕神仙下象棋。洞宾与他把棋下,又问哪有上天梯。若非此人大限到,上到九天还嫌低。"

这首诗把那些贪心不足者的心态刻画得淋漓尽致。物欲太盛造成灵魂变态，就是永不知足，没有家产想家产，有了家产想当官，当了小官想大官，当了大官想成仙……精神上永无宁静，永无快乐。

永不知足是一种病态，其病因多是权力、地位、金钱之类引发的。这种病态如果发展下去，就是贪得无厌，其结局是自我爆炸、自我毁灭。

我们都知道，生活并非总是天遂人愿，很多时候必须选择放弃一些东西，而懂得放弃是一种智慧，可我们的心却像钟摆一样在得失间摇摆。

得失都是一样，有得就有失。得就是失，失就是得，所以一个人所到达的最高的境界，应该是无得无失。

但是，人非常可怜，都是患得患失，未得患得，既得患失。我们的心，就像钟摆一样，得失、得失，如此摇摆，非常痛苦。塞翁失马，怎晓得是福还是祸呢？因此，我总觉得在得失之间，不要把它看得太重。

超然忘我，该放下的要放下，不苦苦执着于自己的失与得、喜与悲，便不会活得那么憋屈了。

有人说，人的一生中只有三件事：一件是"自己的事"，一件是"别人的事"，一件是"老天爷的事"。

今天做什么，今天吃什么，开不开心，要不要助人，皆由自己决定；别人有了难题，他人故意刁难，有些人对你的好心施以恶言，别人主导的事与自己无干；天气如何，狂风暴雨，山石崩塌，做人的能力所不能及的事，只能是"谋事在人，成事在天"，过于烦恼，也是于事无补。

人活得"屈服"，离道越来越远，只是因为人总是忘了自己的事，爱管别人的事，担心老天的事。

因此，想要轻松自在很简单：打理好"自己的事"，不去管"别人的事"，不操心"老天爷的事"。

老子所提倡的重生贵己的观点，是建立在尊重自己的生命的基础上的生，不是贪生怕死，也不是苟且偷生。老子讲的是对名利和财富来说，不贪慕虚华、美名，不可自贱自轻，要珍惜自身的价值和尊严。

"甚爱"就是过度地贪爱虚名和地位，其结果会怎样呢？必然会耗费大量的精力，付出很大的代价。"多藏"就是对财物的过度追求，有的人为了满足自己的私欲,不惜出卖自己的灵魂,甚至走上犯罪的道路,得到财物和失去人格与自由比较起来,实在是得不偿失。

"知足不辱,知止不殆。"这句话是老子处世观的高度浓缩和最确切的表达。哲学上有"矛盾会向自己的对立面转化",也就是我们常说的物极必反。

任何事物都有自己的发展极限,一旦超过这一限度,就势必向自己的对立面转化,人们常说"真理再向前跨出一小步就是谬误",一点不假,这是经过实践论证得到的结论。

知足是明智的,知足就会少了一些耻辱。知道适可而止也是有大智慧的表现,只有知道停止,方能长盛不衰。

人生在这个世间,其本身就是很多偶然因素的组合,我们为什么是自己而不是别人? 正是因为有自己和别人存在于这个世界上,所以我们才变得这么争强好胜。害怕丢面子,所以才处处争取比别人强,认为名誉、地位、财富是最能显示自己强的标志。

为了比别人强,有的人不惜利用各种见不得人的手段来争取更多的财富和更高的名位。在此过程中,他们出卖的是自己的人格,耗费的是自己的精力,换取的呢? 是一点点可怜的自尊。

这种以沉重的代价换回所谓的尊严,值得吗?

不能否定利用聪慧的头脑和勤劳的双手来争取财富和名誉是光荣的,但我们必须把握住一个度,要适可而止。以损耗自己的生命和健康作为代价来换取财富和名位,也同样不值得。

名誉、钱财皆为身外之物,人不可没有它们,但应"取之有道,得之有理,享之有量",不可贪之过甚。

在 20 世纪,一位美国的旅行者去拜访著名的波兰籍经师赫菲茨。他惊讶地发现,经师住的只是一个放满了书的简单的房间,唯一的家具就是一张桌子和一把椅子。

"大师,你的家具在哪里?"旅行者问。

"你的呢?"赫菲茨回问。

"我的? 我只是在这里做客,我只是路过呀!"这位美国人说。

"我也一样!"经师轻轻地说。

既然人生不过是路过,便用心享受旅途中的风景吧。名利以及一切物质的、有形的东西都是虚幻,人为世间的过客,不必心为物役。

人的欲望与现实之间的鸿沟永远也无法逾越,因为人的贪欲永无止境,永远也不会满足,这是人性中最大的缺憾。

人,一旦堕入"追逐物欲"的陷阱中,就很容易迷失自己,想要抽身出来就成了很困难的事,所以人性不能和贪念走在一起。

这个世上最可怕的就是人的欲望。人的欲望越多,就会越不满足,就会越不快乐,就会有越多的烦恼。

也许有人认为,有钱了我就会快乐,钱多了我就会微笑,然而,钱多钱少是一个相对的概念,钱有多少是多? 官当多大算大呢?

如果你的"比较系统"出现偏差,总是盲目地同别人相比,大概一辈子也不会快乐。

据调查,在美国最快乐的不是那些大富豪,而是那些中产阶级。事实上,人的事业干得越大,投资的项目越多,货款也越多,他的压力反而越大!你能悟出此中真谛吗?

钱如枷锁,贪是坟墓,追名逐利最终只是一场空。只有洗去心中的种种虚妄,放下贪欲,回归到平实的本质,才会看破世间的一切荣华富贵有如过眼云烟,毕竟都是无常色相,才最终体验到生命的无尽悦乐。

生活本来不苦,苦的是人们的欲望过多;人心本来不累,累的是放不下的太多。痛苦的根源在于你的执着。

什么是执着? 就是太在意自己的感受。总想抓住不属于自己的东西,总想留住不同路的人,总想别人会像你一样的付出,结果事与愿违,该失去的终究失去了,该离开的终究离开了。一切皆空性,放下才好。

生活总和人们开着玩笑,期待什么,什么就会离得越远;执着于谁,就会被谁伤害得最深。

做事不必太期待,坚持不必太执着;学会放下,放下不切实际的期待,放下没有结果的执着。什么都在失去,上一秒已经过去,什么都留不住。过去的就别再翻回去,当下的快乐与幸福才最重要。

失也好,得也罢,不以物喜,不以己悲。天地混沌,得失之间,原本无道。何必为一失一得而耿耿于怀,彻夜难眠?

患得患失,徒然耗精劳神,百害而无一益。有这样一副对联说得好:以从容的心看生活,天地自宽;以感恩的心待世界,左右逢源。

一个人赤条条来到人间,原本就一无所有。名誉、财富、权势这般俗物原本也就是身外之物,生不带来,死不带去,何必怜惜?

当你在一片哭声中撒手西去,什么功名,什么利禄,什么学识,什么财富,取之于人间,必将一一归还人间。

生前纵然赢得千世功名又如何?纵然富甲天下,江山归我,又能如何?佛家说得好:你生于尘土,必然归于尘土,世间诸多事情莫不如是。

欲望是罪恶之源,在一定意义上说,佛家的这句话是正确的。从容,来自于看透名利之外的一种简单的欲望。

因为欲望简单,满足感、成就感、幸福感常常包围着我们,我们的心里常常盈满喜悦。"喜悦"二字,当是幸福的本源,它来自于我们心灵的成熟与饱满。

"知足常乐",这是老子在《道德经》里阐述的高尚境界,他认为:"知足不辱,知止不殆,可以长久。"2 000多年前的老子已经认识到人的物欲永远不会满足,能满足的只有心。心足则天天足,心足则当下富。

因此,人最可怕的不是物质方面的贫穷,而是心贫。不论你有多少钱,只要心不满足,那就永远是穷人,这就是"精神赤贫"。况且,这种赤贫永远不会随着物质财富的增加而"脱贫"。

事实上,我们中国的老百姓,很多人整天都在忙着攒钱、存钱,为了孩子,为了买房子,为了给孩子办婚事……"等到……时候我就好了",这成为他们终生不变的生活模式,终日苦苦积累,哪里还发得出笑声呢?

我们在这个世界上生活得越久,认识的人就越多,得到的东西就越多,随之而来的烦恼和痛苦也就越多,幸福和快乐反而越来越少。

世人不断追寻,不断得到,却发现身体越来越差、心情越来越躁,生活越来越累。

要想摆脱这种烦恼和不幸，只有返璞归真——有清凉自在之心，有安定从容之心，有放弃之心，有一颗摆脱烦恼束缚的自由之心。

放弃需要明智，该得时你便得之，该失时你要大胆地放手失去。有时，你以为得到了什么，可能失去了很多；有时，你以为失去了不少，却有可能获得许多。不以得喜，不以失悲。尽自己最大的努力去做，任它花开花落，云卷云舒。

所谓不贪求，奥妙其实就在这里。许多东西，关注它本身太久就会难以舍弃，遗祸就越为明显。一旦想通了，就会发现其实它并没有那么重要，正是"心不挂怀，才是最高境界"。

有一个可以快乐起来的方法，那就是改变我们思考的重心，从我们想要的转而想到我们所拥有的。

不是期望你的爱人是别人，而是试着去想她的美好的品质；不是抱怨你的薪水，而是感激你拥有一份工作；不是期望你能去夏威夷度假，而是想到你居所附近亦有乐趣。

与其总期待自己没有的，不如安守自己炉边温暖实在的日子。当傍晚天空飘起雪花，和家人朋友把盏小酌，这样的人生纵然平淡，却实在是神仙也要羡慕的日子。

不再山珍海味地滥吃，身体变得清洁起来；不再做遥不可及的梦，睡眠变得安恬起来；不再穿五花八门的鞋，步子迈得悠闲平稳起来；衣着不再盲跟潮流，穿戴开始舒适宽松起来；不再多说闲言碎语，心情轻松畅快起来。

这种人生境界就如同陶渊明在《饮酒》诗中描绘的那样：

结庐在人境，而无车马喧。

问君何能尔？心远地自偏。

采菊东篱下，悠然见南山。

山气日夕佳，飞鸟相与还。

此中有真意，欲辨已忘言。

四十五　清静为天下正

大成若缺,其用不弊;大盈若冲,其用不穷。大直若屈,大巧若拙,大辩若讷。躁胜寒,静胜热,清静为天下正。

最圆满的却像缺少什么,但它的作用却不会衰竭;最充实的好似空虚,但它的作用却没有穷尽。最直的好似弯曲,最巧的好似笨拙,最善辩的好似不会讲话。运动能抵抗寒冷,安静能减轻暑热,清净无为能做天下的基本准则。

充满宇宙的自然元气,好似真空一样,但它可生物生人,妙用无穷无尽。天地间的飞禽走兽,品物万类,千姿百态,精巧无比,它们无不由"道"雕琢而成。天道运行,四时成序,寒暑往来,昼夜交替,极有规律,一清二楚,然而,它却一言不发。君子正应如宇宙大道一样,做到敏于事而讷于言。

"大成若缺,其用不弊。"获得了很大的成功还要表现得有所欠缺,做事留有余地,才能使自己进退自如。凡事要把握一个度,不可追求圆满无缺,避免物极必反,才不至于走向极端、一败涂地。从一定意义上说,不太圆满的人生或许也是一种成功。

在心理咨询中,有一种抱残守缺的法则。所谓抱残守缺,就是对待一切事,都不苛求它的圆满,不妄想它尽如人意。为人处事要以不圆满为圆满,以不完全为完全,以不如意为如意。

世间没有人不热爱理想的人生,可是从古到今,又有谁能真正实现他理想中的人生？上自帝王将相,下到平民百姓,在人生中不是有这种缺憾,就是有那种缺憾。因此,在心理上求个自认为的圆满就可以了。这样就能处处圆满,事事圆满。不然便事事难圆满,处处难圆满。

　　曾任南京女中校长的民国著名思想家陶觉说："世界本来就有缺陷，人心本来就是圆满。我们应当以圆满的人心，去圆满有缺陷的世界。不应当用缺陷的世界，来缺陷圆满的人心。"这就是自足于内、求于外的真谛妙理。它清楚地表明，人生没有缺陷是神话，拥有缺陷才是事实。

　　人类应当传承一条真理，即"人类因为缺陷而存在，因为缺陷而永恒"。不懂得缺陷的真义，就无法领悟这个世界的另一面。

　　洪应明以一部奇书《菜根谭》而闻名于世，对于人世间的缺陷，他这样认为："帆只扬五分，航船便能安稳；水只注五分，器具便能稳定。韩信因勇略震撼刘邦，所以被害；陆机因才名盖世，所以被杀；霍光的失败在于以权势威逼君主，石崇的死亡在于拥有的财富太多。"

　　一个人做事做到十分满，便要自我减损、自我抑制，以便留下一个缺口，给自己一个回旋的余地，千万不能困守在圆满和极端里而走不出来。陶朱公三次积累千金而成巨富，但最后都散尽家财，就是明白这个道理。南怀瑾先生也说："凡事做到九分半就已差不多了，该适可而止，非要百分之百，或者过了头，那么保证你适得其反。"

　　"大直若屈，大巧若拙，大辩若讷。"在现实生活中用"藏巧于拙，用晦而明""聪明不露，才华不逞"等韬略来隐蔽自己的行动，可以达到出奇制胜的目的。

　　一般来说，人性都是喜欢直爽厚道而厌恶心思狡诈。胸怀大志的人，要达到自己的目的，没有机巧权变又绝对不行。尤其是他所处的环境并不尽如人意，那就更要既机巧权变，又不能为人所厌戒，所以就有了"鹰立如睡，虎行似病"这样藏巧用晦的各种为人处世的方法。

　　有一句名言："取象于钱，外圆内方。"为人处事，就要像铜钱一样，"边缘"要圆活，要能随机而变，但"内心"要守得住，有自己的目的和原则。

　　例如，对周围的环境、人物，假如有看不惯处，不必棱角太露，过于显出自己的与众不同来。"处世不必与俗同，亦不宜与俗异；做事不必令人喜，亦不可令人憎"，既可以保全气节，也可以保护自己。

"躁胜寒,静胜热,清静为天下正。"我们常说"心静自然凉",凉是心安静下来后的一种清凉的感觉。我们常常在心烦意乱时感到心的烦闷和燥热,这在很大程度上是欲海难平的结果。

有欲望就有争夺,有争夺就有失败,有失败就有痛苦。苦海无边,而人生短暂,在苦海里挣扎一生,何苦呢?

静主宰着动,轻以重为根基。天地本来的状态就是平静的,恬淡宁静是个人最高的精神境界。

心神宁静便能清澈、空明,可以充实,充实了就能不断地趋于和谐。淡泊宁静,头脑就会清醒,问题就能看得深远,看得深远了,行动起来就会少受阻碍。同时,只有内心平静了,才会达到无为,而无为才能无不为。

世间万物尽管纷繁复杂,到最后还是要尘归尘、土归土,返回自己的根本,返本归根就是老子所说的"静"。可见,万物的本性就是清静无为,只有清静无为才能无所不为。

本性清静,明白这个道理的君主就会英明,明白这个道理的大臣就会贤德,甚至那些明白这个道理的隐士,都能赢得敬重。常人透析此理后,也定会有所作为,有所成就。

父亲丢了块表,他抱怨着翻腾着四处寻找,可半天也找不到。等他出去了,儿子悄悄进屋,不一会找到了表。

父亲问:"怎么找到的?"

儿子说:"我就安静地坐着,一会就能听到'滴答滴答'的声音,表就找到了。"

我们越是焦躁地寻找,越找不到自己想要的,只有平静下来,才能听到内心的声音。

从个人修身及养生方面讲,静要胜过躁。静可以使人精力充沛、神采奕奕。躁则会消耗精力,使人精神衰弱。因为人在心情烦躁时,脑内就会分泌出有毒的荷尔蒙,减少大脑的血流量,降低人的判断力,使人行为狂暴,严重损害健康。

中医的最高境界是养生,养生的最高境界是养心。就养生而言,下士养身,中士养气,上士养心。看一个人也是一样,观相不如观气,观气不如观心。一切法从心生,心净则身净。畅通的经络需要清净心。

一切七情六欲都会破坏清净心,从而破坏经络的正常运行。因此,要想养生,就要保持清静。健康,从调节心性开始。

《大学》里说"静而后能安,安而后能虑,虑而后能得"。可以说,静是安定、思虑和有所得的基础。

一个人内心不静,很难真正地思考问题,做人做事也一定会骄矜、浮躁。安静的人会在仔细观察中审时度势,认真思考,从而容易获得解决问题的办法或者感悟人生道理。

只有守静的人,才能真正发现生活中的幸福和美。浮躁的人总是会错过很多美好的东西。

我们或许会经历人生岁月的蹉跎或者道路的泥泞坎坷,但保持淡泊的态度,泰然处之,就能在纷繁中找寻心的超然与安宁,不受世俗的干扰和冲击,人生也便豁然开朗。

四十六 祸莫大于不知足，
咎莫大于欲得

　　天下有道，却走马以粪；天下无道，戎马生于郊。祸莫大于不知足，咎莫大于欲得。故知足之足，常足矣。

　　假如国家的政治措施符合道的规范，连战马也会卸鞍而用来耕田了；国家的政治措施不符合道，连怀胎的母马也会用于战场。最大的灾祸是不知满足，最大的危机是贪得无厌。因此，知道满足的这种感觉充满内心，才会永远满足。

　　一位哲人曾经说过：欲望是海水，越喝越渴。人一旦有了过多的欲望，便会不知足。西方悲观主义哲学家叔本华认为欲望是痛苦之源、烦恼之根。人的痛苦是从生命的欲望中产生的，人的欲望是永远也无法满足的，痛苦与生命是不相分离的。

　　随着经济的发展，人们追求物质利益的欲望越来越大；随着社会的开放，人们越来越追求感官享乐；随着竞争的激烈，人们越来越追求成功。欲壑难填是常有的事。

　　欲望——满足——更大的欲望……

　　人的一生就陷入这样的怪圈之中而不能自拔。一旦欲望得不到满足，便会产生痛苦和烦恼。一旦有了无尽的欲望，幸福也就离我们越来越远了。

　　亚历山大皇帝征服雅典后，哲学家第欧根尼问他还要做什么？

　　"我要征服波斯。"

　　"然后呢？"

　　"我要征服埃及。"

"然后呢?"

"我要征服全世界。"

"在你征服全世界以后呢?"

"我就自得其乐了。"

"那你为什么不能现在就自得其乐呢?"

亚历山大哑口无言。

让亚历山大哑口无言的并不是第欧根尼说话咄咄逼人,而是此人确实道出一个真理——明明现在我们就可以快乐起来,为什么要等千辛万苦做完很多事后才开始快乐?

生活里,我们都有一个错觉:幸福总是别人的,唯有烦恼属于自己!于是,我们一天天感受着所谓的烦恼,一天天寻找着其实就在身边的幸福!

曾经有这样一项有趣的调查:世界上什么人最幸福?在上万个答案中,其中有四个令人印象深刻:吹着口哨欣赏自己刚完成的作品的艺术家、给婴儿洗澡的母亲、正在沙地上堆城堡的孩子、劳累了几小时终于救活了一个病人的大夫。幸福就是如此,只要用心感受,平凡却并不简单。

幸福到底掌握在谁的手中呢?我以为,幸福和命运不同,命运似乎是一种客观存在,而幸福就是一种自我感觉,一种比较。与自己作纵向比较,与他人作横向比较。你总能发现令自己垂头丧气的不足之处,也总会找出让自己欣喜若狂的熠熠亮点。

有这样一个故事,故事的主角是一个诗人和一个穷人,尽管他们的生活境况差别很大,但共同的困扰是感受不到快乐和幸福。

诗人才华横溢且家境富裕,妻子美丽温柔,儿子聪明伶俐,但他怎么也感觉不到快乐。他请上帝帮他找回幸福,上帝先夺去了他的财产,再带走他的妻儿,最后拿走了他的才华。诗人痛不欲生。过了一个月,上帝把这些又重新还给了他,诗人搂着妻儿,长久地跪在上帝脚下,深深地致谢,感谢上帝赐予他幸福。

穷人家房子很小,四世同堂,异常拥挤。他请求上帝帮他摆脱这种困境。上帝说你把鸡和鸭也关进屋子里,和你们一起住,一周后来找我。一周后,穷人备受折磨,苦不堪言,再次请求上帝帮他。上帝说你把牛和羊也关进屋子里,和你们一起住,一周后再来找我。又过了一周,穷人痛苦难耐,再次恳请上帝帮他。上帝说把那些动物都赶走吧,一周后再来找我。一周后,穷人跪在上帝脚下,深深地致谢,感谢上帝赐予他幸福,让他尝到了久违的快乐。

其实,上帝并没有多给他们任何东西,只是给了他们一份失而复得的感觉而已,他们便从中体会到拥有的满足,从而开始珍惜现状。正所谓"不识庐山真面目,只缘身在此山中"。上帝做的唯一的一件事,就是帮助他们跳出来看待自己的现状。

很多时候,当我们为找不到幸福而苦恼时,并非是幸福真的远离了我们,变得遥不可及,而是我们自己迷失了方向,缘木求鱼。

由于我们自身变得麻木,以至于对幸福熟视无睹,但幸福始终默默地跟随着我们。

有一天我们幡然醒悟,蓦然回首,会发现幸福正在拐角处对我们微笑,静静地等候着和我们一起回家。

刹那间我们止不住热泪盈眶,感动万分,在心里祈祷:生活真美,感谢天地,让我拥有这一切。

很多时候,我们以为幸福存在于金钱与权力的游戏里。拥有富丽堂皇的私家别墅,出门豪车代步,又或者功成利就,穿金戴银,在职场上处"一人之下,万人之上",别人投来羡慕的目光,还有向往的眼神……回头细想,现实世界中能达到这个条件的有多少人?难道其他人就没有感受过幸福吗?

世人为了寻找幸福,不惜走遍千山万水,蓦然回首,幸福"远在天边,近在眼前"。感觉幸福,是因为你有一颗知足的心。

老子告诉我们:"知足之足,常足矣。"只有具有知足之心的人,才会经常感到满足,而不去侵夺别人,避免咎祸和罪过。

百味人生,总有残缺的存在。知足常乐,才能自在逍遥。为人,永远不要疑惑自己的人生,切莫攀比他人的幸福,抱怨自己如何的不如意。平凡的生活,需要一份平和的心态。

每个人都有不同之处,不要辜负了生命的行程,切莫在嫉妒和羡慕中迷失自我。

生命可不是活给别人看的。生命就像一朵花,静静地开,悄悄地落,唯有在自己最美好的时刻尽情绽放,才对得起滋养自己的天地。

时常对自己说,做一个感恩并知足的人。人之所以幸福,在于知足。

四十七　其出弥远，其知弥少

不出户，知天下；不窥牖，见天道。其出弥远，其知弥少。是以圣人不行而知，不见而明，不为而成。

不出大门，也可了解天下的大事；不望窗外，也可明了天体的运行规律。只知赶路，走得越远，知道的事理却会越少。因此，圣人不去远行，也能知识渊博；不去观察，也能有所明白；不亲自动手，也能成就自己的事业。

"不出户，知天下"，老子的这句话遭到了很多人的攻击，人们以此为根据把老子打入唯心主义、神秘主义的流派。其实，老子的这句话是告诫人们，学习与认知，仅仅靠自己的眼睛、耳朵等感官是不够的，是无法深入到事物的内部去了解它的"灵魂"的。了解事物就应该靠"自省"，去领悟，知道天下万物运动和变化的规律，如此才能真切地深入到事物的灵魂中。

天下万物，无有穷尽，如何才能穷尽并掌握它们呢？只有从具体的有形的物中抽离出来，从琐细的繁复中抽离出来，才能理解原来天地万物是一个整体。它们以一气相通，以阴阳相成，以有无相结。见整体，是谓见独。见独，才可以外天下。外天下，如站在外部打量作为一个整体的天地万物，就如同站在太空看地球那样。于是，天下万物，才能尽收眼底，才能俯瞰宇宙。坐在房间里，都不用出门，整个世界便从窗户里向自己飘过来，都不用看一眼，就落入了心里。这便是不出户而知天下、不窥牖而见天道。

反之，就是跑出去到处寻找道。从道里面跑出去四处寻找道，就好比一个人从家里跑出去满世界寻找自己一样。他跑得越远，就越不可能找到自己。因为在迷失的路上，走得越远，就越会更加迷失。

书生向智者请教如何在平凡中修行。智者答复："万事万物中皆有智慧。"

"您能举个例子吗？比如,镜子的智慧是什么呢?"书生问。

"不管什么东西,只要放到镜子前面,它是不是都能映出来?"智者问。

"当然。"书生说。

"那么东西移开后,镜子里还留有余影吗?"智者问。

"那怎么会呢?"书生说。

"这就是智慧啊!"智者说,"这叫'物来则应,过去不留。'请问老兄,你在生活中能做到'事来则应,事过即忘'吗?"

"不能。"书生说,"想不到这镜子还真有点门道,还有吗?"

"多的是。"智者说,"比如孔孟先师或帝王将相来照镜,你说镜子会因为高兴而加倍细心吗?"

"不会。"书生答。

"如果乞丐、弃儿来照镜,镜子会因厌恶而应付了事吗?"

"不会。"

"这就叫'在圣不增,在凡不减'。又叫'与圣人居而不喜,与凡夫居而不忧',你做得到吗?"智者问。

"做不到! 还有吗?"书生兴冲冲地问。

"当甲物体正在照镜子时,镜子会一边照甲,又一边惦念乙吗?"

"不会。"

"这叫'把握当下,制心一处'。你做得到吗?"

"做不到! 还有呢?"书生穷追。

"镜子映现红色物体时,其本身会不会也变成红色? 映现绿色时会不会本身也变成绿色?"

"不会。"

"镜子本身虽不变色,却仍能红来现红,绿来现绿,是不是?"

"是,这叫什么?"书生问。

"这叫'随缘不变,不变随缘',你做得到吗?"

"做不到,还有吗?"书生还不解渴。

"镜子映人、映物、映狗、映水、映火,而本身玻璃的本质却始终不变,这叫作'体不动,而用常显。用常显,而体不变'。你明白吗?"

"明白了!"书生感叹地说,"想不到一面小小的镜子,竟蕴含了这么多道理! 真是物物皆可为师啊!"

正所谓远求不如心求。道为一,为足,为整体。其在万物,不可穷尽。所以说,道不欲杂,杂则多,多则扰,扰则忧,忧则不救。以道观之,一就是多,多就是少,是谓"其知弥少"。在背道之路上,走得越远,背离得越多,越不可救。

因此,圣人知足之足,得见万物之独然,不会跑出大道,在天下万物里体悟大道,这就是"不行而知"的道理。

就好比江海之水,化成水汽,化成云层,被风吹到世界各地,形成降雨。要了解江海,最好的办法就是在江海里了解江海,而不是在一万里外的某处陆地上的地表径流中来研究江海。这样的研究,也根本不可能了解江海,因为这是源流倒置、舍本逐末。

小时候,读一句今古贤文:"读书三天,天下走遍;读书三年,寸步难行。"总是不解,为什么书读得越多,就越走不通路?

长大后,知道的事情多了,才觉得这句话颇有韵味,知道这是一句富有哲理的戏说和反语:"读书三天,天下走遍"是浅识稚见,"读书三年,寸步难行"才是实感真知。

首先,从学识上看,这是井底与天外之别、溪水与江河之别。人在少年时,刚接触学问,读书还少,浅尝辄止,不过是蛙在井底,看到的天地就是井口般大。但因一时新鲜,兴之所至,局于眼界,往往产生以为天下学问无非如此的错觉。及至学习时间长了,慢慢走出井底,才真正看到天地之大、世界之广,山外有山、天外有天,历史现实横纵交错,世事社情纷繁复杂,学问广博无涯、道路坎坷崎岖,懂得要走半步也不容易,知道古训"读万卷书、走万里路"的精辟,更有了学而不厌的欲望。

记得刚上大学读哲学原理,有一课专讲"物质"。开始以为,初中和高中时都读过"物质",为什么大学还炒冷饭? 老师语重心长地说,同一个概念,不同学龄读的深度和广度是大不一样的，就好像聚沙成塔、剥茧抽丝，一层比一层高，一层比一层深。同一个"物质"，不但中学读、大学读、研究生还在读；不但物理学在讲，哲学也在讲；不但外国思想家有之，中国的道家、儒家也有之；不但讲具体形态，也讲共同特性、抽象概念和认知关系；从简单的一句话，到洋洋万言甚至著书立说。这才知道天之高、地之厚。

此外，开始学的是书本知识，学以致用得靠实践，解决问题比学书本难多了。尤其不少技艺性专业，如书法、美术、音乐、竞技等，开始以为是眼见功夫，手到即来，自以为很容易，越学越练越觉得水深如渊，非数年数十年的功夫难以精湛。

据说相声演员徐德亮从小学画虾，自以为画得不错，可以与齐白石不分伯仲。经李苦禅的儿子、清华大学教授李燕指点，才醒悟齐白石画的虾灵动活泼，栩栩如生，神韵充盈，晶莹剔透；用墨浓淡相宜、刚柔并济、笔笔传神，将灵动而呈半透明质感的虾在水中嬉戏时或急或缓、时聚时散、疏密有致、情态各异的形态表现得淋漓尽致。同时，他还了解到，齐白石画虾的成就来之不易，足足经历68年的千锤百炼。开始画的虾也只是逼真而已，缺乏质感与动感。后来他亲自养虾，通过天天观察，将虾的进退、游玩、斗殴、跳跃等形态收于笔端。通过对眼睛、头胸、体躯、钳节的笔墨变化，表现了硬壳感、曲直感、透明感、动态感；将躯体透明的白虾和长臂青虾结合起来，鬼斧神工地创作了与众不同的"白石虾"，让似与不似之间的理念演绎得巧妙极致。齐白石晚年还在孜孜以求，将虾配上芦苇、水草、慈姑、奇石、翠鸟等，更以刚劲古拙的书法作题，用充满力感的印章落款，成为传世画作。至此，徐德亮也不得不感叹学成之艰和寸步难行了。

其次，从学品上看，这是幼笋与熟干之别、稚妄与老熟之别。人刚刚出道，就像山间幼笋，虽然长得飞快，但毕竟嘴尖皮嫩腹中空，不知天高地厚，以为天下无敌，慢慢滋长目中无人的品性，孤芳自赏，恃才傲物，咄咄逼人，强迫别人接受自己的观点。但读的书、走的路、见的人、经的事多了，才发现知道得太少，本事太弱，比不上别人，慢慢从骨子里变得谦和起来，越活越平和，越懂得尊重别人、尊重自己。

庄子有《外篇·秋水》，写河神因秋水汹涌而至、川流汇入黄河、河面宽阔连两岸牛马都难分辨而欣然自喜,认为天下之美尽在这里。然而,顺流到东海边一望,看不见大海尽头,才改变洋洋自得的面孔,对海神慨叹道:"要不是亲眼看到你的浩渺博大、无边无际而自以为是,真要受人耻笑了。"庄子又描写了井底之蛙对东海里的鳖自诩何等快乐,称常跳跃玩耍于井口栏杆之上,在井壁破损处休息,看漫入泥水里的赤虫、小蟹和蝌蚪,独占一坑之水、盘踞一口浅井,极其称心如意。东海之鳖告诉它,大海最大的快乐在于可以包容千里、深达千仞,不因河涝和天旱而有所增减,不因时间短长而有所改变。可见,识见不同,胸怀和品性也会迥异。

在老子看来,"行万里路"能增加见闻,但会勾起我们的贪竞之欲,见识越多就越发贪婪浮躁。如果我们能达到"水流心不竞,云在意俱迟"的境界,做到见财不起意、见色不起心,淡泊宁静、清心寡欲,就可以"不出户知天下,不窥牖见天道",甚至不必看见"道"的样子,就能明白"道"的真谛,"无为而无不为",就不会身心疲惫了。

人的认识应首先立足于自我,只要返观内照,认识自己的一切,就可明晓外物之理。"自我"是第一认识对象。

老子认为五官是人的心灵的窗户,声色犬马会使耳目非常疲惫,珍馐美味会使口鼻失去感觉,殚精竭虑地追求富贵会使人精力不足,人的心就偏离了"正道"。精神越是执着于对外物的追求,心灵就会越发迷乱,找不到寄托,离"道"就越是遥远。所谓"其出弥远,其知弥少",在追求物欲的道路上精神走得越远,"道"就会知道得越少。

为什么会这样呢?"道"在天地混沌之时产生万物,是万物之宗,"道"是"一"。心智驰骋于外,我们却要求"众";"道"为"无",我们却要追求"有"。这不正是背道而驰吗?"道",看不见,听不着,感觉不到,却如空气般就在我们周围发挥着作用,反要"行万里路",当然会越走离"道"越远。

四十八　为学日益，为道日损

为学日益，为道日损。损之又损，以至于无为。无为而无不为。取天下常以无事，及其有事，不足以取天下。

研究学问，知识会一天比一天增多；研究"道"，欲望会一天比一天减少。减少了还要再减少，最后便会达到清净无为的境界。清净无为反而能够成就一些事情。治理天下就是要凭借清净无为，如果政令繁苛，就不能够治理好天下。

任继愈先生认为："老子承认求学问，天天积累知识，越积累，知识越丰富。至于要认识宇宙变化的总规律或是认识宇宙的最后的根源，就不能靠积累知识，而要靠'玄览''静观'。他注重理性思维这一点是对的，指出认识总规律和认识个别的东西的方法应有所不同，也是对的。"

此章老子论述了为学和为道的不同。为学就是不断地向外界探索新知，知识是永无止境的，它无所谓开头也无所谓结尾，我们对知识的探求永远也没有尽头。古人早就说过："吾生也有涯，而知也无涯。"即使我们用尽一生的时间来学习，也无法将知识学完。尽管如此，我们还是要"活到老学到老"，因为从宏观意义上而言，知识能使人们对自身和宇宙的认识更接近真理。但是知识的无止境性决定了我们永远也不可能达到真理的所在，只有"望理兴叹"了。

如果是要去了解天下万物的道理，那么每天都会有新的发现，都能学到新的知识，这是没有穷尽的。学习这些知识，对于了解具体的事物而言，好像每天都能让人有所增益。

然而，对于为道而言，这些知识却是其知弥少，而且越是学习这样的知识,那么就越来越不可能闻道。因为道是不行而知的,所以无论行了多远,还得返回来。学了多少知识,都得弃除。只有弃除了世俗的行知,返回到道中,才可能闻道。

老子比我们更早而且更清醒地认识到了这一点,他理智地从对外界的追求转向了内在的追求。

我们应该时刻剔除心中的杂念,保持一颗平常心,平常心即道。修道之人在修道的过程中欲念一天天减少,直到最后达到无为的境界。无为不是真正的无所事事,而是不妄为。做到不妄为,也就合乎了道的德性,合乎自然规律的不妄为就是无所不为了。

"无为而无不为"是老子提出的极富智慧的命题,它贯穿于老子《道德经》的始终。在我国古代虽然有不少学者提出"无为"的主张,而真正将"无为"思想发挥到极致的只有老子。老子从哲学的高度来论证"无为"的社会意义,表面上看起来"无为"是消极的、倒退的,其实质是在前进中避开矛盾的对立面,使其畅通无阻,化被动为主动,从而达到无为而无不为的境界。

老子说,不违反规律妄为,就没有什么事是不能做好的。老子还说:"取天下常以无事,及其有事,不足以取天下。"治理天下的君王,仍须以"无为"为本,不可以违反规律妄为滋事。如果管理者经常大胆妄为,不断滋事以彰显自己的权势,国家就难以治理。

"为无为,则无不治。"管理者的行为应当顺应自然规律,不恣意妄为,要实事求是地寻求现实可行的道路,才能"无不治"。

老子认为"人法地,地法天,天法道,道法自然","无为"的最终要求是遵循自然规律办事,也就是所谓的"顺其自然""因势利导"。

"无为而治"是由老子提出、庄子秉承的政治理想,是道家态度,更是人类政治思想的极致。这个理想不属于集权,也不属于民主,而指向控制与自由以及群体利益与个体利益的阴阳圆融、一体不分。

"无为而治"不仅是理想,也是路径。《道德经》第四十一章有"大象无形""大音希声"这样的话,用在权力控制上即是"大控不控",也即是"无为而治"的内核。再细分之,就是老子这句话:"太上,不知有之;其次,亲而誉之。其次,畏之。其次,侮之。"我们几千年的路,走到现在仍只在最低那两层艰难前行。

《道德经》中"无为而治"的思想对当下的启示和价值,深矣,远矣。

"为学日益,为道日损",人生也是如此。生活是一个自我经营的过程,要经营就有损益,形象地说,就是我们在生活中要学会做加法、做减法。

终其一生,大多数人都一直在做加法。公平竞争的人生加法,使人生更富有、更多彩。一个进步的社会应该鼓励个人用自己的双手增加人生的价值和内涵,使人生的物质世界和精神世界都更加富有和充实。加法人生是一种积极的人生。

但是,更重要的是,人生需要用减法。人生是对立统一体,哲人说人生如车,其载重量有限,超负荷运行促使人生走向其反面。人的生命有限,而欲望无限。我们要学会辩证看待人生,看待得失,用减法减去人生过重的负担。否则,负担太重,人生不堪重负,结果往往事与愿违。人生应有所为,有所不为。

人的成长,其实就是从简到繁,再由繁到简的过程。年轻的时候,恨不能抓住每个机会,吸收更多的东西。等到人慢慢成熟了,知道一个人的精力终归有限,虽心有不甘,但力所不逮,必须学会做减法。

人很容易患得患失,所以必须追问自己到底要什么,这样才能跟梦想靠得更近。放弃,也是为了另一种坚持。做好加减法,知道要什么,能够做到什么,不可能做什么,就很不错。

1947 年,美孚石油公司的董事长贝里奇到开普敦分公司视察,当他走进公司大厅,他看到走廊里有个黑人小伙子拿着拖布正在拖地,边拖地边虔诚地祈祷。贝里奇很好奇,就走过去问这个黑人小伙子在干什么,黑人小伙子说,他在感谢心中的圣人,是心中的圣人给了他这份工作,可以让他养家糊口。

贝里奇很喜欢这个小伙子,就对这个小伙子说:"你如果真的想感谢这个圣人,干吗不当面感谢他呢?"黑人小伙子说:"不知道在哪里可以找到我心中的圣人。"贝里奇告诉他,那个心中的圣人在大温特胡克山上,如果他想去感谢那个圣人,贝里奇可以给他 1 个月的假期。

黑人小伙子很感谢贝里奇,就去了大温特胡克山。1个月后,黑人小伙子回来了,去见贝里奇。贝里奇问黑人小伙子有没有看到他心中的圣人,黑人小伙子说:"我登上了大温特胡克山,在那座山上找了很久,什么也没有发现,那座山上除了我,什么也没有。"贝里奇对黑人小伙子说:"是啊,那座山上除了你,什么也没有。"

20年过去了,美孚石油公司开普敦分公司的总经理是个黑人,他的名字叫贾姆讷,他就是那个寻找心中圣人的黑人小伙子。当记者采访他的时候,问他是怎样成功的。贾姆讷说:"当你发现自己的那一天时,就是你遇到圣人的时候。"

这个故事告诉我们,了解自己、发现自己的时候,你就是自己心中的圣人。明白了"我是谁",也就明晰了人生之道。

四十九　圣人常无心，以百姓心为心

圣人常无心，以百姓心为心。善者，吾善之；不善者，吾亦善之，德善。信者，吾信之；不信者，吾亦信之，德信。圣人在天下，歙歙焉，为天下浑其心。百姓皆注其耳目，圣人皆孩之。

圣人没有一般人的私欲，而是把百姓的愿望作为自己的愿望。善良的人，我会善待他，不善良的人，我也以善意对待他，结果就会使他也变得善良。诚实之人，我信任他，不诚实的人，我也信任他，结果就会使他也变得诚实起来。圣人治理天下，要使天下人的思想都变得混沌模糊。百姓都喜欢多闻博见，而圣人要使他们都变得像天真单纯的孩子一样。

圣人无私无偏，不固执个人之见；他们大公无私，不贪名利，而以百姓之心为己之心，以万民利益为至上，能热爱百姓，处处为百姓着想，先天下之忧而忧，后天下之乐而乐。

一个人价值的实现，不能只顾及个人生命和利益的存在，并且也不由他自己给自己的生存意义给予评判。只有当超越自我的狭小圈子，热心投入到社会之中，才有可能实现自己的人生价值。

从前有个国王，非常宠爱他的儿子。这位年轻的王子，过着衣来伸手、饭来张口的日子，要什么有什么。可是，他从来没有开心地笑过一回，常常愁眉紧锁，郁郁寡欢。

有一天，一位魔术师走进王宫对国王说，他能让王子快乐起来。国王兴奋地说："如果你能办成这件事，宫里的金银财宝你随便拿。"

魔术师带着王子进了一间秘室，他用白色的东西在一张纸上涂了些笔画,然后交给王子,并嘱咐他点亮蜡烛,看纸上会出现什么。说完,魔术师走开了。

年轻的王子在烛光的映照下,看见那些白色的字迹化作美丽的绿色,变成这样几个字:"每天为别人做一件善事。"王子依此做去,不久,他果然成为了一个快乐的少年。

这个小故事告诉我们:有人之所以生活得有意义、快乐、有丰足感,是因为他能奉献,而不是处心积虑地想占有。奉献给人一个实现自我的空间,因为他知道要肩负一个帮助和安慰大众的使命。在那努力的目标之中,他发现了自我价值实现的空间。

一个人只要肯为别人奉献自我,他就会生活在快乐之中。如果养成奉献的习惯,人们就会拥有心灵和财富的富足。

"善者,吾善之;不善者,吾亦善之""信者,吾信之;不信者,吾亦信之",宽容是一种美德。辽阔的大海容纳了惊涛骇浪一时的猖獗,才有浩渺无垠;苍莽的森林忍耐了弱肉强食的规律,才有郁郁葱葱。泰山不辞抔土,方能成其高;江河不择细流,方能成其大。

台湾作家林清玄的文章《送一轮明月》里讲的就是一个有关宽容的故事。一个老和尚独自在一座山上修行,有一天晚上,他趁着月光出去散步,等他回到小屋的时候,他看见一个小偷在屋里翻找他的东西,他一声不响地站在门外。等到那个小偷出来的时候,他脱下身上的长袍,微笑着对小偷说:"你这么辛苦地从山下跑来看我,我也没有什么贵重的东西送给你,这件长袍就送给你御寒吧。"小偷拿着长袍走了。但是,第二天,当老和尚醒来的时候,却发现那件长袍正整整齐齐地叠好放在他的旁边。

这就是一种宽容的智慧,假如老和尚当时大叫"抓贼"的话,小偷一方面可能会因为害怕而跑掉,另一方面也有可能会凶性大发,做出其他更加不利的事情来。前者对于老和尚来说可能没有什么伤害,但是对于小偷来说,却不能止住他犯罪的脚步;后者既对老和尚不利,对于小偷来说是让他犯下更深的罪恶。不管是哪一种情况,都是既不利人也不利己的结果。因此,用宽容来感化他是最好的结果,这样做即使自己可能会有一点小小的损失,但是对于他人来说却得到了一个很大的帮助。

所有宽容的智慧都是用行动来表现的,而非语言。老和尚如果留下这个小偷来,即便彻夜和他讲论什么善恶、因果、对错,相信都不会有脱下衣服送给他的效果这么好。

鲍叔牙不计较管仲的自私,做生意时多分给管仲黄金,也能理解管仲的贪生怕死,还向齐桓公推荐管仲做自己的上司。

刘秀大败王郎,攻入邯郸,检点前朝公文时,发现大量奉承王郎、侮骂刘秀甚至谋划诛杀刘秀的信件。可刘秀对此视而不见,不顾众臣反对,全部付之一炬。他不计前嫌,化敌为友,从而壮大自己的力量,终成帝业。这把火,烧毁了嫌隙,也铸炼了坚固的事业之基。

"一只脚踩扁了紫罗兰,它却把香味留在那脚跟上,这就是宽恕。"安德鲁·马修斯在《宽容之心》中说了这样一句能够启人心智的话。

"圣人在天下,歙歙焉,为天下浑其心。""难得糊涂"是人生的至高境界。

一位朋友写了这么一段话:"我年纪越大,就越觉得那些心理阴暗、一肚子心计、满脑子阴谋论的人,是因为智力不够。这与我小时候的认识是大致相反的。尽管存在个体差异,但是整体上,足够聪明的、进化得更好的人群,通常会倾向于选择公平、正义,更容易具有坦诚、善良的品质。"

厚道人是聪明人!心理学专家研究,凡是太聪明、太能算计的人,实际上都是很不幸的人,甚至是多病或短命的。算计者百分之九十以上都患有心理疾病。这些人感觉痛苦的时间和深度也比不善于算计的人多了许多倍。换句话说,他们虽然会算计,但却没有好日子。

一个太能算计的人,通常也是一个事事计较的人。无论他表面上多么大方,他的内心深处都不会坦然。算计者本身首先已经使人失掉了平静,掉在一事一物的纠缠里,而一个经常失去平静的人,一般都会产生较严重的焦虑症。一个常处在焦虑状态中的人,不但谈不上快乐,甚至是痛苦的。

爱算计的人在生活中,很难得到平衡和满足。反而会由于过多的算计引起对人对事的不满和愤恨。常与别人闹意见,分歧不断,内心布满了冲突。爱算计的人,心胸常被堵塞,每天只能生活在计较具体的事物中不能自拔。习惯于看眼前而不顾长远。

更严重的是,世上千千万万事,爱算计者并不只对某一件事算计,而是对所有事都习惯算计。太多的算计埋在心里,如此积累便是忧患。忧患中的人怎么会有好日子过?

太能算计的人,也是太想得到的人,而太想得到的人,很难轻松地生活。

太能算计的人,目光总是充满怀疑的。他总在发现问题,发现错误,处处担心,事事设防,内心总是灰色的,生命变得没有色彩。

耍心眼儿,其实内耗特别大。首先,他得花心思算计;其次,还得编造谎言;然后,还得装模作样;最后,如果被看出来背后的心计,他还得想着怎么善后、怎么抹平。人的精力都是有限的,全用到心眼儿上了,没有用到强大自己的能力把事情做成功上,那不是傻又是什么呢?

五十　善摄生者，陆行不遇兕虎

出生入死。生之徒，十有三；死之徒，十有三；人之生，动之于死地，亦十有三。夫何故？以其生生之厚。盖闻善摄生者，陆行不遇兕虎，入军不被甲兵。兕无所投其角，虎无所措其爪，兵无所容其刃。夫何故？以其无死地。

人从一出生就开始走向死亡，其中，长寿的约占十分之三，短命的约占十分之三；为了生存而劳碌奔忙，结果反而加速死亡的也约占十分之三，这是为什么呢？是因为他们太过分地去追求保养生命的物质条件，结果适得其反。听别人说，善于保护生命的人，在陆地行走不会受到兕牛和猛虎的侵害，在战争中也会免遭杀伤。因为兕牛找不到用角去触他的地方，猛虎也寻不到用爪子去抓他的机会，兵器又无法刺向他。以上这些是为什么呢？因为他本身没有进入这些可以致死的境地。

生与死一直是人类勘不破的大谜，孔子的学生子路有一次对孔子说："老师，请问死是怎么回事？"孔子说："生的道理我还没弄明白，怎么懂得什么是死呢？"孔子拒绝思考死亡的问题，认为先应该把生弄明白了再去思考死是怎么回事。

人生的问题，林林总总，似乎说不清也道不尽。实际上，人生最根本的问题只有一个，那便是生死。弄明白了生死问题，其他问题也都不再是问题。或者说，人之所以痛苦烦恼与困惑，大部分的原因在于没有理解生和死。

老子认为，人在生之前是虚无，死之后又重归于虚无。生因为动，而趋向死；死因为静，而趋向生。生为死之徒，死为生之始。这便是生死相徒的道理。徒，就是徐徐而动、走走停停的样子。

就好比海洋里有很多波浪。浪花被溅出水面,为生;浪花落入水面消殒无踪,为死。浪花被溅出之前,它就是海洋的一部分。当它落入大海而消殒,则再次化为海洋的一部分。这个海洋,就是生的来处,也是死的归处,它的名字叫作道,叫作虚无。

生命像浪花一样跃出海面,便是出生。生命又像浪花一样消殒于大海,便是入死。

人的生和死是不可避免的,就像有白天和黑夜一样平常。一个人的生是依循着自然界的运动而生,一个人的死亡也只是事物转化的结果。生若浮游天地之间,死若休息于宇宙怀抱,一切都没什么大惊小怪,生也好,死也罢,平平常常,没什么可怕的。

每个人出生到世界上,都有自己的天命,也就是自然寿限。这个自然寿限也叫天年,古人认为人的自然寿限理论上为 120 岁。可是绝大多数人都不能活满天年。为什么大多数人只能活几十岁呢? 这里面的关键,在于"人之生,动之于死地"。

再次回到那片海洋。在海面上,一片涟漪在荡漾着,波纹很慢,但是却荡漾了很久。随着风越来越大,涟漪变成了波浪,运动得越来越快,但是每一个波浪的存续时间却越来越短。风更大了,波浪变成了惊涛骇浪,浪花飞溅,每一滴浪花飞溅得越猛烈,存续的时间就越短。

由此,老子提出了与多数人相反的理解,生命在于恬静。

老子认为,死亡分为三种:第一种是自然死亡,寿终正寝,享尽天年;第二种是因为想要养护生命而营养过剩导致生命缩短;第三种是进入凶险的死地导致伤亡。后两种都代表了世人为了养护生命而去争夺,而"道"的思想是不争和清静无为,不争则不会过盛,无为则远离死地,以此养护生命才是顺应自然的正确方法。

人生于世,必起纷争。小纷争,角斗;再大一些的纷争,张牙舞爪地争斗;上升到你死我活的生死之争,则要用兵杀人盈野,从而把人带入死地。

善摄生者,则是反其道而行之。他们会"塞其兑,闭其门;挫其锐,解其纷",把自己从死地里拉出来,选择出死入生。生命那么宝贵,把它用来和人角斗,张牙舞爪地拼命,甚至是生死相搏,岂不是辜负了生命?

因此,善摄生者在日常生活中不会和人发生纠纷和争斗。如果遇到避不开的祸事,实在需要用战争手段来解决,他们也会倾向于选择不战而胜的上策,而不是选择以命相拼的下下策。

为什么善摄生者可以避开那些危险的可以置人于死地的尖角、利爪和兵刃呢? 因为他们把自己置身于那座斗兽场之外。那座斗兽场,名字叫作死地。人只要出离于生命,把精神投向外部世界,便会加入这座斗兽场。这是选择了一条出生入死之路,死地便是最后的归途。

人人都知道生命宝贵,但是世间真正的贵生者却少之又少。从死地逃离出来,收回精神,复归于生命本身,并把生命根植于大道,抱神以静,守一不离,从而可以长生久视、尽其天年。能做到这样的人,又能有几个呢?

生命在于虚静。"人之生,动之于死地",是选择走向一条出生入死之路。相反,则是静之生地,这是选择走向一条出死入生之路。唯有出死入生,才能无死地。

《道德经》此章并非是说人要能把握和掌控自己的生命,避开世间的是非和灾祸,像植物人那样活着,而是说只有出离那个由欲望、名、利组成的斗兽场,从外部命运的沉浮中转回头,才能直面生死,与自己的生命面对面地对话,直视并理解生死。

知生死之所出,知死生之所去,知生生死死之所由,才能成为一个善摄生者。

生死是最根本的大问题,所以哲学家常常会思索死亡的问题。

古希腊哲学大师伊壁鸠鲁认为:"一切善恶凶吉都在人的感觉之中,而死亡不过是感觉的丧失。所以,死亡事实上与我们的感觉无关,因而无须恐惧死亡,因为在人活着的时候,死亡还没有真正到来,而一旦死亡降临时,我们又感觉不到死亡了。"他认为,死亡并不可怕,可怕的只是我们对死亡的想象。

人总是习惯性地把死亡想象成失去、虚无、黑暗、痛苦,所以在人的心里,死亡成为绝望的代名词,人们自以为是地被自己的想象所欺骗,因而生出了种种恐惧,又让这种恐惧占据了内心,影响活着的心情。

其实,对死亡的恐惧来自于对死亡的无知。恐惧心理有一个很明显的特点:对于那些神秘和恐惧的事物,对它们越不了解,恐惧感就会越强。人类对于死亡的恐惧就是如此。

面对死亡,庄子认为:"人的死亡,只是解脱了自然的捆束,毁坏了自然的拘括,纷纷扰扰地,魂魄必将消逝,于是身形也将随之而去,这就是最终归向宗本啊!既然死亡只是为了回归本源,还有什么好悲哀的呢?"

庄子的妻子死了,惠子(惠施)前往庄子家吊唁,只见庄子岔开两腿,像个簸箕似的坐在地上,一边敲打着瓦缶一边唱着歌。惠子说:"你的妻子和你一起生活,生儿育女直至衰老而死,身死你不哭泣也就算了,竟然敲着瓦缶唱歌,不觉得太过分了吗?"

庄子说:"不对的,我妻子初死之时,我怎么能不感慨伤心呢?但仔细想想,她开始原本就不曾出生,不仅不曾出生而且本来就不曾具有形体,不仅不曾具有形体而且原本就不曾形成气息。夹杂在恍恍惚惚的境域之中,变化而有了气息,气息变化而有了形体,形体变化而有了生命,如今变化又回到死亡,这就跟春夏秋冬四季运行一样。死去的那个人将她静静地寝卧在天地之间,而我却呜呜地随之而啼哭,自认为这是不能通达天命,于是就停止了哭泣。"

庄子认为人的生命是由于气之聚,人的死亡是由于气之散。他这番道理,姑且不论其真实程度,就以他对生死的态度来说,便远在常人之上。他摆脱了鬼神对于人类生死命运的摆布,只把生死视为一种自然的现象,认为生死的过程不过是像四时的运行一样。

庄子认为,既然生死是人生中不可避免的事,既然生必然要转化为死,死也要转化为生,既然生有生的意义,死也有死的价值,那么人们对生死的态度就应该是坦然地面对它,安然地顺从它。在庄子看来,生是时机,死是顺化,人只有能够坦然地随顺生死之化,才算是真正领悟了生命的真谛。

对待自己的生死,庄子更为豁达。临近去世,弟子们想厚葬老师,庄子倒觉得难过了:弟子们在这关键时刻并没有勘破生死关。于是他说:"我以天地为棺椁,以日月为陪葬的美玉,以星辰为珍珠,天地用万物来为我送行,我的葬物还不齐备吗?"

弟子们不觉垂泪,说:"我们怕乌鸦和老鹰吃老师您的遗体。"

庄子笑道:"天上有乌鸦和老鹰来吃,地上也有蝼蚁来吃啊,要是夺了前者的食物给后者享用,不是太偏颇了吗?"

庄子终于悠然而去,很有诗意。他不敬畏死,但没有随便活,一生是那样的可贵。他超越了死亡,忘却生命,精神是那样的愉快。

除了老子、庄子等这些哲人如此的睿智与超脱,对待生死,还有两种不理性的极端方式。

第一种方式是自杀,放弃生命。在当今社会,每一个人都存在着生存、升学、就业等种种巨大的压力,心情越来越压抑,甚至有的人在这个时代里选择轻生。

其实,这个社会就像一座金字塔,每一个人踏入社会,大概率意味着要做塔的基座。当不愿意做基座时,他面对的将不是简单的心理失衡,走到极致就是轻易地选择生死。

我们最不希望看到的,就是在种种压力下,人由于这种失衡而采取的放弃生命这样一种最草率的处理方式。

生命是宝贵的、短暂的,重生乐生,在有限的生命岁月,创造更多更高的人生价值,生命便更有意义。抛开人生于世必须要承担的对父母、子女、社会的责任不谈,放弃了生命,便失去了一切的可能。

第二种方式是另一个极端,即盲目追求长生,却对他人、对社会没有任何贡献。没有价值的人生,即使生命百岁,又有什么意义呢?

传说老子骑青牛过函谷关,在函谷府衙时,一年逾百岁、鹤发童颜的老翁到府衙找他。老翁对老子略略施了个礼说:"听说先生博学多才,老朽愿向您讨教个明白。"

老翁得意地说:"我今年已经106岁了。我从年少时直到现在,一直是游手好闲地轻松度日。与我同龄的人都纷纷作古,他们开垦百亩沃田却没有一席之地,建了大量屋宇却落身于荒野郊外的孤坟。而我呢,虽一生不稼不穑,却还吃着五谷;虽没置过片砖只瓦,却仍然居住在避风挡雨的房舍中。先生,是不是我现在可以嘲笑他们忙忙碌碌劳作一生,只是给自己换来一个早逝呢?"

老子听了,微微一笑,吩咐府尹说:"请找一块砖头和一块石头来。"老子将砖头和石头放在老翁面前说:"如果只能择其一,仙翁您是要砖头还是愿取石头?"

老翁得意地将砖头取来放在自己的面前说:"我当然择取砖头。"

老子笑着问老翁:"为什么呢?"

老翁指着石头说:"这石头没棱没角,取它何用?而砖头却用得着呢。"

老子又问众人:"大家要石头还是要砖头?"

众人都纷纷说要砖而不取石。

老子又回过头来问老翁:"是石头寿命长呢,还是砖头寿命长?"

老翁说:"当然是石头了。"

老子释然而笑说:"人们对于石头和砖头的选择,不过是用有用和没用来衡量罢了。天地万物莫不如此。寿虽短,于人于天有益,天人皆择之,短亦不短;寿虽长,于人于天无用,天人皆摒弃,倏忽忘之,长亦是短啊。"

老翁顿然大惭。

人在世上应有自己存在的价值。所谓个人价值,本质上是你对别人的使用价值。换句话说,如果没有人需要你了,你在世上变得可有可无,也便没有价值了。

"生之徒,十有三;死之徒,十有三;……动之于死地,亦十有三。"其实不仅是生死的问题、摄生的问题,无论什么事,求学问、做工作、追求身心健康与生活幸福等,成功的因素、成功的机会都是三成,失败的因素、失败的机会也是三成。由于一帆风顺,由于自视过高,取得相反效果的可能性也是三成。

一个人若能经常取得三成的成功、三成的效果、三成的进展,那就应当满足了。千万不可事事求全,因为过分的贪欲、野心、妄想,甚至过多的操劳、奔波,结果反而遭致失败。

当我们苦苦地寻找了一生一世,蓦然回首才发现"返观之路",那就是内省。内省是觉悟的返璞归真之路,也是走出"台风眼"、谨防"灯下黑"的最佳方法。人们不顾一切地向外寻找,最后却发现"石油""钻石"就在脚下,就在自家的田园中。当你拿着望远镜时,最被忽略的就是近处的事物!

还有一种情况就是,人们往往"骑驴觅驴"。由于浮沙迷眼,由于贪婪不足,往往一生都在焦虑和痛苦之中。有一位哲人说:"快乐就像一只蝴蝶,假使你追逐它,它就会翩然地飞走,但假使你不去注意它,它可能就会驻足在你的肩上。"

相信你能通过静心而找到回归之路。你会发现原来回归之路是那么静谧、松软、温馨。

在愈进愈深的里程中,你会发现意外的喜乐、前所未有的极乐。虽然此时你好像没有获得世俗的金钱、物质、权力,但你的收获却是丰富的。那是因为精神的满足和心灵的愉悦,而这些是无法用金钱获得的。

静心,是悟道的开始,渐悟——顿悟——彻悟⋯⋯

静心,是自愈的开始,于是症状渐失、痛苦渐远,健康含笑归来。

五十一　万物莫不尊道而贵德

　　道生之，德畜之，物形之，势成之。是以万物莫不尊道而贵德。道之尊，德之贵，夫莫之命而常自然。故道生之，德畜之，长之育之，亭之毒之，养之覆之。生而不有，为而不恃，长而不宰，是谓玄德。

　　"道"使万物得以产生，"德"使万物得以畜养并繁殖，外界环境赋万物以形体，各种力量的相互作用促万物以成长。因此，天下万物没有不尊崇"道"和重视"德"的。"道"被尊崇，"德"被重视，并没有人下令要他们这样，而是万物本身自然而然地要这样去做。因此，大道创生万物不加干涉，德性畜养万物不以主宰，进而成长、培育万物，使万物成熟，使万物得以养护。道和德生养了万物却不占有它们，帮助了万物却不依赖它们，成就了万物却不做它们的主宰。这应该说是最高尚的品德。

　　万物的生、长、成、藏皆由"道"和"德"造成，"道"之所以尊，"德"之所以贵，是因为它生、养、成、藏万物并非有意作为，而是自然而然的过程。

　　中华民族有着悠久灿烂的文明历史，以道家、儒家和后来传入中国的佛家为代表的传统文化，规范着人们的思想意识和行为，使敬天、敬神、修德、爱民等道德观念深植人心。

　　《道德经》认为，天地在造就万物的同时，也把生生不已的德性赋予了万物，这种生生不已的内在力量，使万物生机盎然，竞相成长。

　　"道"以"无为"的方式生养了万物。"夫莫之命而常自然"中的"莫之命"，即孟子所说"莫之为而为者天也"。万物是顺应着客观存在的自然规律，并各自适应着自己所处的具体环境而生长的，根本没有所谓的主持者加以主宰。

万物生长，必须依据自然界的规律，所以"万物莫不尊道而贵德"。"尊道"与"贵德"是一致的，但又有所不同。"尊道"是对最高典范的尊崇，"贵德"是对向最高典范靠近的推崇。"贵德"意味着行为者不论离道有多远，只要他在向道靠进，就值得肯定。

《道德经》所尊之"道"，是宇宙自然本原之道、生命化育之道、治国齐家之道、社会和谐之道。"尊道"的根本在于了悟万物的自然本性、掌握事物的发展规律、通晓世间的运化玄机、参透人生的普遍意义。

《道德经》所贵之"德"，是以"道"为根本的出发点和归结点，并遵照自然道性而行持的具体法则、功用，而这一法则、功用本身就是道性在万物生化过程中的客观体现，故有"道为体、德为用"之说。

《道德经》"贵德"之核心思想就是循道所思、尊道而为，持道养德、厚德载物；《道德经》"贵德"之重要价值在于法自然之道、养浩然正气，与天地合一、与四时合序，常怀济世之心、常做利人之行，言行有道、动静怀德，正己化人。

上天有好生之德，天心是最慈悲、仁爱的。《诗经·旱麓》中描写万物生机勃勃的样子说："鸢飞戾天，鱼跃于渊。"天地永远不停地运动，覆载一切，给予万物，使万物共同生长，自身却不接受任何事物，质朴、谦逊、博大无私，这种至德至善是人应效法的根本人生之道。

如果说"尊道"的要旨在于悟道明理、提升灵性，那么其目的则在体行大道以培植德根，进而不断修养自我品性，做到处事待物不刻意、不强求、不妄为、不分别，以慈心示众、用厚德化人，这就是体悟真道、塑养大德，返璞归真。

"道"创造万物，并不带有主观意识，也不抱有任何目的，而且不占据、不主宰万物的生长、发育、繁衍，完全是处于自然状态下。这就是"道"所体现出的"德"的特有精神。

以母鸡孵蛋为例，胚胎与整个鸡蛋的成分比例与构成是道，蛋白蛋黄是德，母鸡的体温与耐心孵化是势，而雏鸡的身体是物与器。母鸡对于雏鸡恩重于山，但从来就是生而不有、为而不恃、长而不宰的。为什么一只老母鸡都具有的玄德，对于人来说却是这样困难呢？

这恰恰是因为人的自作聪明、自以为是、自我膨胀。人的万物之灵的地位使人产生了主观性、目的性、优越感,产生了权欲、物欲、占有欲。人为什么不多想想"天何言哉",想想"道"是怎样行事的?

古代人们敬天敬神,安分知命,积德行善。儒、释、道都告诫人们:信神敬天,从善惜福,感恩知报,才能获得真正的幸福,才能得到上天的庇护。

传统敬天文化体现出对人与自然、人与社会、人与人关系的深刻认识,人们都相信善恶有报的真理。人积善,天降吉祥;积不善,天降灾殃。因此,人们不断修正自身,回归正念,积累最诚挚的心意来感动上天的心。

我们要学习天地仁德、包容的慈悲心怀和坚定为善的意志。正如《周易》中所说:"天行健,君子以自强不息;地势坤,君子以厚德载物。"仁者爱人,珍爱生命,爱护他人,爱宇宙万物,希望万物都能欣欣向荣。君子以天下苍生为己任,以正派的品格、道德人格感化他人,偕同别人一道行善,使一切归于天理正道。

那些道德高尚的圣贤君子,感悟和实践真理的修炼人,无不顺天意而行,他们之所以出类拔萃、超群出众,是因为他们勇敢地承担起维护道义的使命和责任,而为天地正气之所钟,堪为世人楷模,也为人们所敬重。

世间万物瞬息万变,"高堂明镜悲白发,朝如青丝暮成雪",唯有天道永恒不变,人们的行为应该效法天道,要"观天之道,执天之行",才能与天、地、自然和谐共处,天下才能清平、祥和,也才能够长久。

要真正达到"天人合一",就要通过修身养德来实现,因而形成了中国古代的修身传统。君子每天都要修身、反省自己所为是否符合天理,如果不修德,就会放纵个人的欲望,就会因迷失自己而堕落。

《大学》中记载,圣人商汤有一个洗沐用的盘子,上面刻着这样的铭文:"苟日新,日日新,又日新",意思是说人的身体,每天都会染上灰尘,所以每天都要洗。与此类似,人的精神,也必须每天都濯洗一番,体现出君子的自省精神和严于律己的人生态度,这也是传统的仁德观念和日新之道。

曾子说:"自天子以至于庶人,皆以修身为本",修身是知天、敬天,达到崇高境界、具有博大仁爱胸怀的必由之路。

　　人应效法天地这个榜样,学习天地的品德,天之真实不欺,至公至正,浩然之气充塞于天地之间。人应思真、思诚而与天道相通,故"诚者,天之道也;思诚者,人之道也"。做人要真诚坦荡,明辨是非,有浩然正气,才能同义与道相融合,达到"上下与天地同流"。

五十二　天下有始，以为天下母

天下有始，以为天下母。既知其母，以知其子；既知其子，复守其母，没身不殆。塞其兑，闭其门，终身不勤；开其兑，济其事，终身不救。见小曰明，守柔曰强。用其光，复归其明，无遗身殃，是谓习常。

天下万物都有一个起源和始点，可以把这个起源看作万物的母体。掌握了这一根本，就可以凭此来了解万物的属性。认识了万物的属性，回头再坚守这一根本，就会终生没有危险。闭塞贪欲之门穴，终生不会遭受辛苦。放纵奢望，碌碌多为以求过多的外物，终生不得安宁。能洞察细微叫作明智，能保持柔弱叫作刚强。发挥长处，做到明智，不给自己招致灾祸，这就是遵循了大道。

老子在前面的章节里讲过"五色""五味""五音"对人的危害，它们直接会导致目盲、耳聋、口爽，既然"五色""五味""五音"会伤害我们这么深，为何还要对其趋之若鹜呢？

这是人的本性使然，我们很难控制自己的私欲，对于诱惑常常无力摆脱。这也是老子十分关心的问题，他在这九九八十一篇《道德经》中反复强调克制欲望的重要性。

老子在此要我们堵住"五色""五味""五音"进入我们身体的通道，这里的堵塞并不是不吃、不看、不听，他允许我们正当地吃喝玩乐，强调的是外在的诱惑会对我们造成种种伤害，其真正堵塞的是滋生诱惑我们灵魂堕落的通道。一旦这些欲望的通道都打开，人们必将遭受深重的灾难。老子怀着无比善良的愿望谆谆告诫世人要"塞其兑，闭其门，终身不勤"，不要妄想和妄为。

私欲重,必定会使精神执着于对外物的追求,执着于外物就一定永远没有满足。于是五颜六色让你眼花缭乱,享乐之乐让人分辨不清声音,荣华富贵让人精神迷乱,纵情声色使身心疲惫。想要的太多,放不下的太多,就会与世间纷扰纠缠不清,终身得不到解脱。这样是无法领悟"道"的。

要领悟"道"的内涵,就得虚化耳、目、口、鼻、心思感知外物的作用,不去听、不去想、不去看、不去感觉,让心像幽潭之水那样清澈、宁静,抛弃所有成见,忘掉一切外物。因为"道"通于无形,超乎逻辑之外,用知识是把握不了的。

庄子在《人间世》中说道:"无听之以耳而听之以心,无听之以心而听之以气。听止于耳,心止于符。气也者,虚而待物者也,唯道集虚,虚者,心斋也。"

放弃感官的感受而用心去体会,放弃心里的体会而用气去感应。为什么要这样呢?因为感官感觉到的不一定是正确的,主观的情绪又容易被现象误导,而气虚静空明,包容万物,能达到内心澄澈,便与"道"同体了。这种心境就是庄子所说的"心斋",也就是达到内心平静。

内心平静了看待事物就能明白透彻,可以看清事物的本质,发现被人看不到的细微之处,做到这样就是明白通达了。

从养生角度来讲,用入静的方法健身是非常有益的。在室内端坐,两眼轻合,耳不听,口不讲,手足不动,鼻不闻,脑不想,排除一切念想,连自己也忘掉。这样可以使全身得到很好的休息和放松,有利于消除疲劳,蓄养精气神,增强体质。

国学大师钱穆就有一个"息念"的功夫,每天回家一进门会静卧十几分钟先求自静,之后再伏案工作。这一功夫让钱穆直至晚年都保有充沛的精力进行高质量的学术研究。

我们回过头来再看本章前面的内容:"天下有始,以为天下母。"老子反复强调天下万物都有一个开始,这个开始是什么呢?老子认为万物始于道。因此,我们可以说,道是生养万物的母亲,万物都是道的孩子。这种比喻比较形象,好理解,也比较人性化。

我们知道同是一个母亲的孩子也有好坏之分,性格各异。正是因为有好坏之分,所以有的人懂得尊敬自己的母亲,而有的人常常是"娶了媳妇忘了娘",这种人必将受到道德的谴责,这是毫无疑问的。

老子用母子关系来比附道和天地万物的关系,是希望我们要像孝敬母亲一般顺应大道,只有这样才是合乎大道的德性,也只有如此才能"没身不殆"。

"见小曰明,守柔曰强。"意思是能把极其微小的事物都看个清清楚楚,自然是眼睛明亮的表象;能坚守柔弱且充满韧性,并表现出百折不回的气势,就叫强。这句话有领起下文的作用。

事物之间不是孤立的,而是有着各种各样的联系。"一羽示风向,一草示水流",从大自然的一草一羽中我们可以体察出一些极细微、不被人易见的情况。但是,这表面细微的变化,需要我们用心去捕捉,去判断事态发展的方向,从表象看出其本质,从事物的一点看出全貌来。世间的许多发现,便是人们从这样那样的联系中探索出来的。

有经验的人多能观天色而知风雨,有智慧的人也大多懂得察微知著。他们不会消极地等待事情的自然结果,他们能够见机而作,依据事物细微的变化,判断事态的发展情况,以便及时做出应对。

殷纣王即位不久,命工匠为他琢一双象牙筷。身为太师的箕子一听说象牙筷,就吓得脸色发青,直打哆嗦。下朝后有人问他,他说:"象牙筷肯定不能配瓦器,而要配犀牛角雕的碗、白玉琢的杯子。有了玉杯,肯定不能盛野菜粗粮,而要盛山珍海味才相配。吃了山珍海味就不愿再穿粗葛短衣,也不愿再住茅屋陋室,而要穿锦绣的衣服,乘华丽的车马,住高楼大厦。这样下去,我们国境内的物品将无法满足他的欲望,就要到境外各国去搜求奇珍异宝。从象牙筷子开端,我预测到了日后发展的结果,我不禁为他担心。"

事态的发展不出箕子所料,纣王的贪欲果然越来越大。纣王命人抓了上千万的劳工,修建占地三里的鹿台和白玉为门的琼室,并从各处搜求奇珍异宝、奇禽怪兽充塞其中。同时以酒为池、悬肉为林,让男女赤身裸体嬉逐其中,再由一帮侍臣、后宫佳丽陪着自己,通宵畅饮。

忠臣比干数次劝谏,纣王恼怒之下,把他的心肝剜出,说:"比干自以为圣人,听说圣人的心有七窍,我倒要看看比干的心究竟怎样!"

箕子复谏无效,就装疯扮傻起来,披散头发,胡言乱语,被纣王关在囚牢里,自行其假痴不癫之计。终于,百姓怨而诸侯叛,纣王遂亡其国,自身"赴火而死"。新朝周武王释放囚徒,邀箕子再出来做官,箕子不愿,去深山隐居去了。

箕子察微知著,只从一双象牙筷便预测到了日后发展的恶性结果。为什么事态会如箕子所言,一步一步地发展下去?大臣们大多察觉事情是偶然性呢,还是必然?

箕子到底是怎么能够做到如此准确的预测的呢?原来,他根据的就是人的本性、人的欲望的规律而总结出了如此事态发展的必然规律。他知道,世人的贪欲没有止境。正如俗语所说"得寸进尺,得陇望蜀",当第一个欲望被满足之后,第二欲望接踵而来。欲望一个接一个,胃口越来越大。最后的结果必然是"贪心不足蛇吞象",是洪水决堤,难以收场。

人生就像一盘棋局,错综复杂。仅仅能够看清后面两步走法的棋手称不上怎么高明;要下好这盘棋,必须要有一双慧眼,能够通盘掌握棋局,要能够看清接下来的多步走法,能够预测事态的发展方向。

"用其光,复归其明,无遗身殃,是谓习常。"最后,老子指引我们去找寻母亲,也就是去寻大道。我们每个人都知道母亲的怀抱是最温暖的,都希望投入母亲的怀抱,老子遂了我们的心愿,为我们指明了方向。

五十三　大道甚夷,而民好径

使我介然有知,行于大道,唯施是畏。大道甚夷,而民好径。朝甚除,田甚芜,仓甚虚。服文彩,带利剑,厌饮食,财货有余。是谓盗夸,非道也哉!

假如我多少掌握一些常识,我就沿着正路行走,生怕误入歧途。大路非常平坦而宽阔,而有些人偏偏喜欢走歪路。朝政极为衰败,农田极为荒芜,老百姓的仓库也极为空虚。统治者却身穿华丽的服装,腰佩锋利的长剑,酒足饭饱,搜刮并占有大量的财物,这样的人可以说就是强盗头子。这是违背道义的呀!

一个人最怕的是入于邪途,也就是最怕偏离大道。

"大道甚夷,而民好径。"这里的"好径",就是指喜欢走歪门邪道。"大道"本来很平坦,容易行进的,但是人们偏偏就是不走容易走的路,而要行走在难行的邪路。其实人们都愿意走平坦易行的路,但是为什么还有那么多的人走入邪途呢? 可能是因为他们把邪路当成正道,误入歧途。总是过分地贪求,从而做出过分的行为。

有这样一个"成人之美"与"乘人之危"的真实故事,看看我们离道有多远? 我们有没有偏离"甚夷"的大道呢?

一对在英国爱丁堡工作了一辈子的退休老夫妇准备卖了房到西班牙去养老。

英国四面环海,气候潮湿,两位老人患有风湿病,他们在西班牙看中一套房子,但两周内必须付款,于是就在爱丁堡的房屋中介所挂了房子"急卖"的广告。

216

一对中国年轻夫妇正好刚来这座城市找了工作,并且孩子要上学,急需买房。看了中介挂出的房屋照片和价格,怦然心动……

无论是地段还是房屋的品质都与他们希望的一样。

年轻人注意到了"房屋急售"的字样,就给中介打电话:"可以优惠吗?"

老夫妇想到西班牙的房屋已经定好,并急需要付款,说:"可以的。"

于是房价被砍了第一刀。

年轻人觉得还有降价空间。于是在签购房屋合同的前两天,突然说这个价格太高不能接受,不买了,除非价格再降一个幅度。没想到,老夫妇居然在讨论后同意了!

年轻人心中大喜,差不多是白菜价买了幢难得的好房子,马上可以拎包入住。

搬家那天,很多朋友来帮忙。一走进院中,出乎意料之外,院内绿草如茵,鲜花盛开,就像主人才刚刚离开,还保有原貌。推开房门,年轻人几乎不相信自己的眼睛。房子一尘不染,窗明几净,桌子上还有鲜花,花瓶压着一张纸条,上面写着:"非常欢迎你们入住这座记录了我们几十年幸福生活的房子,希望你们接下来的生活也和我们一样幸福安康!"

走进厨房,打开冰箱,里面吃的喝的都有。冰箱上也压着纸条:"冰箱里给你们准备了一周的食物。去超市要开车出门左拐再左拐,大约20多分钟可以到达。"

年轻人开始沉思了,房子有这样卖的吗?

再看电表箱上也有一纸条,上面写着:"我们已经给你们预留了至少一个月的电费,这个时间,可以帮到你们办理相关更名手续。在英国,办理这类手续是非常麻烦的。"

年轻人彻底愣住了!

他站在那里呆了许久……

"成人之美"与"乘人之危","锦上添花"与"落井下石",这些概念一时搅得他目瞪口呆、手足无措。这时的他,已经全然没有了乔迁之喜。

让步,是尊重,更是涵养!懂得为亲人让步,为朋友让步,为爱人让步,这是我们可能做得到的,而能为素昧平生的人让步,才是真正的胸襟。

清静无为的自然之道犹如平坦的大路,很平坦,至简至易,以此道治国必然国泰民安。然而,有的人因私欲太重,贪求享乐,每每妄为而背离了此道,却好走繁难、艰险、崎岖之小道——邪路。

老子认为,人事的发展亦如自然之理一样,过犹不及,因而奢侈不如简朴。道之理在于为用不为利,为腹不为目。人对自然和社会的索取是维持生命的手段,但不可过分,要把握一个度,超过这个度就要受到道的惩罚。

《庄子·逍遥游》中说:"鹪鹩巢于深林,不过一枝;偃鼠饮河,不过满腹。"鹪鹩在树林里筑巢,林子再大,也不过只能占其中一枝;偃鼠到黄河里饮水,黄河再大,也只不过只能灌满自己的肚子。几千年前,哲人先贤就已经教了我们生活的智慧:过多的物质,于我们无益。

"服文彩,带利剑,厌饮食,财货有余。是为盗夸。"超越了自身需求去占有、去索取、去享受,无论处在什么地位,这和强盗没什么两样。如果在"朝甚除,田甚芜"的状况下继续不知廉耻地追求个人享受,这样的朝廷也便离倒台不远了。个中道理,国家如此,企业、个人也是如此。

现实生活中,许多富人之所以成为富人,是因为他们深谙"大道甚夷,而民好径"的道理,在生活中节俭、朴素,所以才能基业常青。

在一次新闻发布会上,人们发现坐在前排的美国传媒巨头 ABC 副总裁麦卡锡突然蹲下身子钻到桌子底下,大家目瞪口呆,不知道这位大亨为什么会在大庭广众之下做出如此有损形象的事情。

不一会儿,他从桌子底下钻了出来,扬扬手中的雪茄,平静地说:"对不起,我的雪茄掉到桌子底下了,母亲告诉过我,应该爱惜自己的每一分钱。"

麦卡锡是亿万富翁,照理说,应该不会理会掉在地上的雪茄,但他却给我们意想不到的答案。

事实证明,越是成功的人,越是追求简单的生活,越不会被物欲所控制。

李嘉诚戴的表,一戴就十几年。一块西铁城表,市价 1 000 港元。他的眼镜,也戴了十几年,曾因度数增加换过镜片,但没换过镜框。

乔布斯一生信仰"少即是多",当时三十岁不到的他,家居物品少得出奇。一张爱因斯坦的照片、一盏蒂芬妮桌灯、一把椅子和一张床。对于添加什么家具,每一件都是一个慎重的选择。

扎克伯格,Facebook 的创始人,全球最年轻的亿万富翁,却是"极简主义"的忠实拥护者。拉开他的衣橱,一排浅灰色 T 恤和一排深灰色连帽衫。他上班,开的车是 1.6 万美金的本田,身上永远穿着灰色上衣搭牛仔裤,以至于员工都以为他每天不换衣服。

这些人们眼中的成功人士,得到了我们所羡慕的一切,恰恰一生都在做减法,他们的人生是幸福的,因为他们对物欲控制自如,而不是被物欲所捆绑。

"朝甚除,田甚芜。"朝廷的宫殿修得高大宏伟,精致华丽;国民的精力、资力皆耗于此。农民由于不能尽力耕作,延误农时,田园由此荒芜,年岁无收,以致民无积蓄、国无库存。然而,君王、贵族身着华美的锦衣,以风流的面目光耀于民,饱餐着高等饮食,耗用民脂民膏,仰仗着权位横征暴敛,导致国民经济危困,不自省悟,反认为是万民之主,是治国理民者。其实不然,百姓视之如寇,是天下最大的强盗。

这样做,是对"道"的背叛,绝非以"道"治国。如此必然遭到天道的惩罚和人伦的谴责,天人共怒,百姓同诛,自然走向灭亡。

五十四　善建者不拔，善抱者不脱

善建者不拔，善抱者不脱，子孙以祭祀不辍。修之于身，其德乃真；修之于家，其德乃余；修之于乡，其德乃长；修之于邦，其德乃丰；修之于天下，其德乃普。故以身观身，以家观家，以乡观乡，以邦观邦，以天下观天下。吾何以知天下然哉？以此。

善于立法者不会背离天道，善于保持者没有力量能改变其信念，子孙凭借这种意识，可以使对祖先的祭祀永不断绝。用这种意识来修养自身，个人品行就会变得纯真；用这种意识治理家庭，美德就会感化全家；用这种意识来管理乡里，美德就会推及乡里；用这种意识来整顿国家，美德就会遍及全国；用这种意识来治理天下，美德就会普及天下。因此，要通过掌握自己的行业来了解他人的内心，通过认清自家的处境来了解别人家的冷暖，通过观察所处的乡里了解其他乡里，通过观察自己的国情了解他国，通过观察今日之天下了解过去和未来的天下。我凭什么知道天下的原则并以此来观察天下的事情呢？就凭借这样的原则。

"善建者不拔"，"建"是建立法律法规之义。君主都希望可以长久地统治天下，可是怎么才能实现这个目的呢？那就得立朝律、立王法。如果以人之道治国，则丢失了天之道，那么就会把天下从天道这个母亲手中拔出来。真正的有道之人，以天之道治国，则不会把天下从天道中拔出来。这便是"善建者不拔"的意思。

"善抱者不脱"，此一时不拔，不意味着彼一时不拔。怎么才能长久地深根固柢，永远保证不拔呢？这就需要统治者牢牢地抱住大道，让天下永远不脱离天道。一旦抱不住、脱离了，又要走向天下昏乱的那条路上了。

"子孙以祭祀不辍。"不失其母,不忘其宗,这就是祭祀的意义。中国文化中,讲究万世传承,这个万世传承就是子孙以祭祀不辍。在国的层面,追求千秋万代万世传承;在家的层面,追求子孙兴旺万世传承;在人的层面,向往益寿延年万世长生。中国文化认为,一个人只要子孙还没有灭绝,他的生命就还在延续,他就还没有真正死亡,一代人只不过类似于草木的一个春秋罢了。

只要生命的根还在,只要生命的种子还在,那么,人就可以万世传承。中国文化认为,只有断子绝孙,人才算是真正意义上的死亡。因此,中国人辱骂别人最难听的话,就是说人断子绝孙。好比说,今年竹子枯死了,不能认为这根竹子死了,因为第二年春天它还会长出新竹子,只要竹子的根和种子不灭绝,它就会一直活着。只有万世传承,才是真正的永恒。

天下万物,皆有所宗,生物学意义上如此,文化意义上更是如此。为什么中国人对数典忘祖的行为十分不齿?因为如果出现数典忘祖的行为,说明这个人文化上的种坏了,变成文化孬种和杂种了。

一个人在文化上数典忘祖,不知道自己是怎么来的,也就不会知道自己将会往哪里去。

老子认为,如果忘记了天下万物是"道生之,德畜之"而来,忘记道是天下之宗,那么这就是一种数典忘祖的行为,就会导致失道亡德。

春秋时期,齐桓公的宰相管仲临死前对齐桓公说:"我有个秘密要告诉你,你一定要记住,不然,霸业将在你身上终结。"

管仲帮齐桓公取得了春秋五霸之首的位置,齐桓公对其言听计从,尤其这是管仲的临终遗嘱,所以齐桓公马上提起十二分精神等着管仲要说的秘密。

管仲没有说,而是问:"你的宠臣易牙如何?"

齐桓公回答:"他曾把亲生儿子烹饪给我吃,对我太好了。"

管仲又问:"你的宠臣竖刁如何?"

齐桓公回答:"他主动阉割自己陪在我身边,大好人。"

管仲再问:"你的宠臣齐开方如何?"

齐桓公回答:"他更没的说,自己是贵族,却主动当我的奴仆,寸步不离,三十多年都没回过家,没人比他更忠诚了!"

管仲在床上叹了一声说:"这三个人都不咋地。你想啊,谁不喜欢自己的亲生儿子,易牙却把他宰了。谁愿意自发地做太监,竖刁却把自己阉了。谁不喜欢和家人在一起,齐开方却三十多年不回家!"

齐桓公不以为然地问:"你到底想说什么嘛?"

管仲说:"我上面说的是天理人心,他们违反了天理人心,所以他们都不是真的为您好。"

管仲的遗嘱齐桓公完全没听进去,结果几年后他得了重病,三人联合把齐桓公活活饿死在宫中,齐国霸业也就此终结。

尽管易牙、竖刁、齐开方这三个佞臣表现出一脸忠贞,管仲却看清他们在演戏,原因就是他们背离了修身之道、做人之德。如此浅明的道理,齐桓公完全没听进去,不由得令人扼腕叹息。

不拔其根,抱道不离,这样国家就会永久太平,百姓就会永久兴旺,天下就不会出现什么祸乱危亡。天下太平了,百姓才有可能安居乐业,一代代地繁衍生息。

以永恒之道,奉永恒之生,这就是中华民族源远流长、万世传承的道理。我们从一个小部落,繁衍成世界上最大的民族,为什么我们的文明几千年不断?我们的文明的深层驱动力到底在哪里?这个答案,就在《道德经》中,它就是子孙以祭祀不辍的万世传承之理。

老子所说的"行于大道",是不行而知。要从一个失道的境地返回大道,就得往回走,所谓"反者道之动"。

天地之大德曰生,人与天地同德,天地生生不息,人类如果不是自然而然地生生不息,那也是不道。体会到这种生生不息之德和万世传承之大义,就能理解生命原来是那么的美好。

认为生命是美好的,那么就会充满激情和快乐地继续把这场接力赛跑下去。开始组织家庭,继续创造生命,繁衍生命。

所谓生命,没有生,就没有命。所谓的人生呢?人的一生,就是接力赛中的一棒,就是竹林里竹子们的一枯一荣一春秋。

既已为人,不好好的生,甚至厌恶生命,认为人生来有罪,人生是悲惨和苦难,就是不道。

治身、治家、治乡、治国、治天下,用的都是同一个道。天下万物,在各个层级上都是同构的。

能明白治身的道理,就能明白治家的道理,家能治好了,子孙兴旺,接着就能明白治乡的道理。一步步升华,最后就是治天下,圣人治天下,如同治身。所谓,人身即天下,天下即人身。后其身而身先,外其身而身存。修身是治国的根本,治国只是修身可达到的一方面,舍本逐末是不可取的。

很多人说,既然道德经是帝王之学,那么普通人学了有什么意义和价值? 本章就是最好的回答。

一直以来,人们总是把道家和儒家的观点对立起来,认为道家主张出世,而儒家主张入世。其实,道家和儒家一样都关心国家大事,只不过侧重的地方有所不同而已。

如何修身齐家治国平天下? 在这个问题的回答上,孔子和老子是一致的。老子的思想深刻地影响了孔子。孔子的道和老子的道,在这一点上,是同一个道。只是孔子说得浅显,中人可至;老子说得奥妙,高人可至。

楚国有人丢了一张弓,但是他并不去找寻。他解释说:"是楚人在楚国弄丢了它,一定会被楚人拾到,何必去找呢?"

孔子听说此事,评论说:"何必要加'楚'字呢? 去掉好了,是人丢了它,也是人捡到的,不用去找。"

听了孔子的评论,老子说:"去掉'人'不就更好了吗? 人丢了它,不管它在哪里,都是天下得到了它呀,何必非要'人'去捡到呢?"

老子似乎更洒脱,更超然。

人应该如何度过自己的一生呢? 仰起脸,看着伟大的太阳,看着一切生机盎然的自然之美,生命意识被唤起,原来天地万物,和自己的一生,都是这么的美好。

意识到自己的生命是美好的,接着就得修身以合道,返璞归真。懂得治身之道,后面的道理则一步步地进阶,一通百通。以家为身,可以治家;以乡为身,可以治乡;以国为身,可以治国;以天下为身,可以治天下;以道为身,可以齐天地。把天下看作一个生命,修天下以合道,施大政于地球,人类也才能长久,才能避免最后因为克服不了互相伤害而全体灭绝。

在美国有一位牧师,星期日临近了,但他还没有想好讲道的主题。这天他正坐在书房里苦思冥想,他6岁的儿子彼得在周围跳来跳去,让他完全不能集中精神思考星期日的讲道主题。

牧师灵机一动,随手从书架上取下一本画册,翻到一张世界地图。牧师把世界地图撕下来,撕成碎片,对儿子说:"彼得,如果你把这张地图拼出来,我就陪你一块玩。"

儿子捧着一把碎屑出去了。牧师心想,这下他可以安心来思考讲道主题了。却没想到,不一会儿,儿子就跑进书房,喊道:"爸爸,我把世界地图拼出来了。"

看着儿子手里那张拼得整整齐齐的世界地图,牧师暗自惊讶,儿子对世界地理可是一无所知呀!

这时儿子道出了秘密:他把世界地图的背面翻过来给爸爸看——原来,那是一张人头像。他把人头像拼出来了,世界地图也就拼出来了。

于是,儿子得意地说:"你看,人对了,世界就对了。"听到这话,牧师心里另有一番感悟:"是啊,人对了,世界就对了。"

"人对了,世界就对了!"——这句话就是牧师在那个星期日讲道的主题。

尊道贵德的人,热爱生命的人,他们可以长久,他们可以万世传承,所谓子孙以祭祀不辍。

天下万物,皆为一道所生,一道所养。用道多者,则德厚;用道少者,则德薄。德厚者,则世系长;德薄者,则世系短。

在老子看来,天下并无奥秘。有的人活得不美好,是因为他们不合道;

有的人活得美好,是因为他们有道。

　　有的国家,看上去很快就要灭亡了,是因为统治者离道妄为;有的国家,看上去还会很长久,是因为管理者能够不拔不离、复守于道。

　　仔细想来,这正是人生的意义之所在。

五十五　物壮则老，谓之不道，不道早已

含德之厚，比于赤子。毒虫不螫，猛兽不据，攫鸟不搏。骨弱筋柔而握固，未知牝牡之合而朘作，精之至也；终日号而不嗄，和之至也。知和曰常，知常曰明，益生曰祥，心使气曰强。物壮则老，谓之不道，不道早已。

一个人所具有的高尚品德，能像婴儿一样纯真，那么毒虫就不会去蜇他，猛兽就不会去抓咬他，凶鸟就不会去攻击他。身体虽然柔弱无力，然而手握东西却会握得很紧。婴儿不知道男女交合之事，但生殖器会自然勃起，这是因为他精力充足；成日号哭但声音却不嘶哑，这是因为他元气柔和。懂得保持这种"柔和"，可以说懂得了道，懂得了道叫作明智。有益于生命的叫作祥瑞，能够控制自己的欲望就叫作刚强。事物强盛到极点就会走向衰老，衰老是不遵循道的结果，不遵循道就会短命。

在《道德经》中，老子对于赤子的赞颂大概是最突出的，他实际上是用赤子来比喻含有厚德、明白天道的人。

从婴儿虽然柔弱但紧握的拳头中，从婴儿整天号哭但是喉咙却不嘶哑中，老子将观察与体悟都渗透到"道"的内核中去了。这是因为得"道"的特征是：专一、纯真、不争、无为；内部精气充足，并且达到极致，因而能顺合自然，无为无不为；精气和谐到极点，因而能趋于自然，有益于人生。这就是所谓"精之至""和之至"，这样就在"婴儿""赤子"与"含德之厚"之间沟通起来，"婴儿""赤子"成为老子所说的得道者的一个非常美妙的形象。

心理学家说，一个人最快乐的时候是婴儿的时候，无愁无虑，一片天真，是人生难得的一段好时光。其实，童年快乐的原因并非因为那时遇不到难过的事，也并非因为那时一定未受过亏待。主要是因为童年时遇事不去多

想,一瞬间就会把痛苦忘记,而是去想一些快乐的事。这是孩子经常快乐的最大原因。如果我们也能使自己不斤斤计较,能及时把痛苦放开,积极地朝前看,不记恨、不自怜,心情一定能够维持开朗与轻快。

小孩子能够经常快乐的原因,不仅因为他们不计较痛苦,而且因为他们容易满足。一个小玩具、一块糖,都能使他们转悲为喜。成年人由于经验多了,等闲的小快乐不能安慰他们,所以不易抛开烦恼。如果我们也能尽量让自己保持一种知足感谢的心情,不要轻视眼前手边可以拥有的东西,快乐也就比较容易得到了。

大人不容易摆脱烦恼的另一个原因是太严肃、太固执,故意给自己制造约束,使自己放不开、丢不下,不如孩子们洒脱。

大人往往用严肃且患得患失的态度学习,因而负担重且效果小。孩子们在游戏的心情中学习,因而学习得快,乐趣多。

保留孩子时期的天真无邪的心情,即可了悟人生原是很简单的事,快乐也并不难求得,一切都只因我们平时太苛刻,太小量了,才会有很多痛苦。多让自己保存几分单纯、天真、如同孩子般的心情,自可多享有一些人生乐趣。

人在婴儿时期,什么也不知道,所以他无欲无求,正因为他无欲无求,不对任何事物造成伤害,所以他也不会受到外物的伤害,处于绝对的安全中。

但人不可能永远保持在赤子阶段,人要成长,这是无法扭转的客观规律,谁也改变不了。他要一天天地长大、娶妻生子、面临衰老和痛苦的死亡,他要踏入社会、同各种各样的人打交道,因此,在环境影响下也开始变得世故甚至狡诈。

虽然他不情愿,渴望纯真,但为了生存而不得不采用随大流的生存方式,又加之人类自身的弱点,无法克服自己的欲望,因而变得骄气、霸气、躁气,唯独缺少了与生俱来的和气。

随着年龄的增长,人有了自己的思想和意志,私心也随之膨胀起来,他变得多疑、患得患失,因而各种坏情绪也就不期而至了,痛苦折磨得他丧失了生活的勇气,过早地衰亡也就成了必然。

让我们向婴儿学习吧。当你的心灵净化到无染、无执时,心理的年轻还童,必然使生理和病理都得到立刻改变。

患了重病之后,因放下名利之争,重新获得身心健康的人比比皆是,这都足以说明,人老是"心"先老,人病是"心"先病。换言之,我执是痛苦不乐的唯一原因。

当你能由渐悟到顿悟时,就会觉悟到,使人年轻不老的千古名方并不是野山参、鹿茸、羊胎素等名贵药品,其实这种"灵丹妙药"完全存在于每个人的心中。什么你的、我的、他的,当躯壳化作一缕青烟时,人的执着还有什么意义呢?

让我们向婴儿学习吧。不论你现在是什么年龄,都可以马上进入婴儿的频道,就像儿童科普作家写儿童读物,马上进入儿童的内心一样。当我们回归婴儿的心态时,就会无忧无虑,充满好奇地玩着、笑着、哭着,完全不贪欲,不在乎别人的看法和评价,享受自由自在的神性生活……

养生之道和处世之道,最宜谦下柔和。若心静神清,其气自然柔和深长,心不静则意不定,意不静则神不凝,神不凝,心必粗暴、强硬。气的柔和及强硬,其根在心。静极生动,只有心静下来,去除杂念,不思不想,元气才能自行畅通,流经百脉。

"知和曰常,知常曰明。"在世俗生活中,每个人都难免会有遭遇险恶与危难的时候,面对纷繁复杂问题时,如果无法躲避,唯有镇定以待,切不可让自己乱了阵脚,那是做人处世的大忌。

如果不知"常"而妄动,就会遇乱则乱,对于事情本身也没有帮助。尤其是在面临危难时每个人的心中都会有理性和情绪上的斗争,自己随时随地在和内心的自己较劲。这种"心""意""识"相互较量的状态就好比是"心兵"。普通人心中随时都在打内战,如果妄念不生,止水澄波,心兵永息,自然天下太平。

中国古代的一位君王,在接见新来的臣子时,总是故意叫他们在外面等待,迟迟不予理睬,再偷偷看这些人的表现,并对那些悠然自得、毫无焦躁之容的臣子委以重任。

一个人的胸怀、气度、风范可以从细微之处表现出来。那位君王便是从臣子细微的动作情态中去发现那份处变不惊、遇事不乱的从容。

在危难面前，按住心兵，保持一份镇定，就能让我们在车马喧嚣之中多一分理性，在名利劳形之中多一分清醒，在困顿坎坷中多一分主动。

世俗多艰险危难，所以需要锻炼自己处世泰然的气度，关键时候保持冷静，切莫妄动，这正是老子教给我们的人生智慧。

老子最后指出："物壮则老，谓之不道，不道早已。"过分强大是不合乎大道的，就会走向衰老，早早灭亡，这是一种客观规律。我们知道任何事物发展到顶点都会跌落到原点，这就是人们常说的"物极必反"。

老子说，事物发展到强壮的阶段，就是因为它不能遵守赤子的和气之道，而不遵守这个道理就会早早衰亡。

任何事物的发展都有一个限度。一旦超过了这个限度，就会走向它的反面。事物强壮到极点就必然会走向衰亡。这就告诉我们，做任何事都必须把握好度，不然就会走向反面。

据说人如果不糟蹋身体而尽其天年，应该可以活到二百五十岁。无奈人就是爱暴饮暴食、抽烟酗酒、熬夜拼命、蜡烛两头烧，更加上烦忧、恐惧、挣扎、怨尤，真是身心交瘁，于是所谓天年，也就七折八扣，所剩无几了。

人之所以会驱动他有限的形躯去过度地追逐，则无非是一点贪心的蒙蔽。在这样毫不顾惜的过度的役使之下，人的身体生命当然是早早就透支折旧、油尽灯枯了（物壮则老）。这样自我糟蹋，当然是违背生理乃至违背天理的（谓之不道）。试问这样的人生能长久吗？恐怕才年纪轻轻，各种心血管病变、癌症、慢性病就已悄悄上身了。人逆天而行，生命还能不夭折吗？

五十六　知者不言，言者不知

知者不言，言者不知。塞其兑，闭其门；挫其锐，解其纷；和其光，同其尘。是谓玄同。故不可得而亲，不可得而疏；不可得而利，不可得而害；不可得而贵，不可得而贱。故为天下贵。

掌握道的人往往不善于言辞，夸夸其谈的人并不一定具备什么真才实学。抑制人们的贪欲，断绝人们的妄念，挫去人们的锋芒，排解人们的纷争，互补人们的长处，同化人们的弱项，这就叫作大同。进入大同境界的人，既不可能亲近他，也不可能疏远他；既不可能使他得利，也不可能使他受损；既不可能使他尊贵，也不可能使他卑贱。这样的人为天下人所尊崇。

年轻人往往锋芒毕露，总希望在最短的时间内就使别人知道自己是一个不平凡的人。在受足痛苦和教训之后，才知道自己的错误，才明白原来是自己为自己的前途埋下了荆棘，而能及时悔过，是值得庆幸的。

"知者不言，言者不知。"真正有知识、有智慧的人是不会夸夸其谈的，正所谓沉默是金。柏拉图说："智者说话，因为他们有话要说；愚人说话，因为他们想说。"

有一则笑话，说是有一个人到一家鸟店，看见两只鹦鹉。先试其中一只，知道它会学人讲话后，就问老板说："这只多少钱？"老板说一百元。接着就再试另外一只，却发现它根本不会学人讲话，又问老板说："这只多少钱？"老板说五百元。这个人觉得奇怪，就说："为什么会说话的这只卖一百元，而那只不会说话的要卖五百元？"老板回答说："那只虽然不会说话，但它会想啊！"即"知者不言，言者不知"，就是说，会讲话并不一定值钱，反而会想的可以卖贵一点。

喻情理于其中，寓言如此，现实世界中，由妄言而招祸的也不鲜见。

夏充彝所著的《幸存录》中记载了这样一个故事。在我国明朝时期，某旅店里有五个人在一起饮酒，其中一个姓徐的术士说魏忠贤作恶多端，不久肯定会倒台。另外的四人有的沉默，有的害怕，有的劝他说话要慎重，不然会招来灾祸。

那人大声说："魏忠贤虽然专横，他总不能把我剥皮，我怕什么！"

夜里，众人熟睡，忽然门被推开，闯进来几个人，把那位随口说大话的人逮走了。

不一会儿，又把一同饮酒的另外四个人带到一处衙门，先捕的那人一丝不挂躺在那里，手脚都钉在门板上，堂上高坐着魏忠贤。

他对四个人说："这位说我不能剥他的皮，今天不妨试一试。"

然后就命令手下人取来熔化的沥青浇在那人身上，过一会儿沥青冷却凝固，用锤子敲打，只见沥青和人皮一起脱掉，形成一副完整的人的皮壳。

那四个人吓得半死，魏忠贤对他们每人赏给五两银子压惊，把他们放走了。

喜欢表达自己的见解是人的一种偏好。有水平、没水平的人，有知识、没知识的人，见过世面、没见过世面的人，都爱如此。发生了一件事情，我们喜欢议论；看了一部电影，我们喜欢评论；有什么与我们利益相关的事，我们更是滔滔不绝地说个没完没了；如果有人请教我们，我们更当仁不让地做激情洋溢的演说。有时我们偏执到像故事中那个姓徐的术士一样不知安危得失，只图嘴巴说得快活，结果给自己惹来杀身之祸。

看看现在的社会，大家习惯地膨胀自己，在许多访谈节目里，你可以听到粗糙而不假思索的言论，竞选时你能听到脱离现实的政见，但是只要我们稍微思考一下便能明了：当专家学者的谦卑之心被自大的鼓噪声淹没时，我们怎么会听到真知灼见？

对此,孔子写下"无多言,无多事"。这两位圣人的哲理,寓意深刻。它劝诫人们:为人宁肯保持沉默寡言的态度,不骄不躁,宁可显得笨拙一些,也绝对不可以自作聪明,喜形于色,溢于言表。

"塞其兑,闭其门;挫其锐,解其纷;和其光,同其尘。"聪明人懂得如何将自己混同于世俗之中,所以他就少有阻碍而有好的人缘。他们深藏不露,好像他们是庸才,谁知他们的才能颇有出于众人;好像个个都很讷言,谁知他们之中颇有雄才大略而不愿久居人下的,但是他们却不肯在言语上、行动上显露自己。试想这样的人,何愁不能得到别人的认同与帮助,而其在合适时机的恰当显露更能使其取得大的成功。

对此,本章老子给我们做了充分的解答,这就叫作"玄同",也就是"塞光闭目""挫锐解纷""和光同尘"的做法,这样就不会受到伤害了。

挫锐解纷,和光同尘,或许听来略显晦涩,其实是在告诉我们一个为人处世的方法。我国古代,将"挫其锐,解其纷"的战略运用得得心应手的代表人物之一便是中唐时期的郭子仪。

郭子仪被唐德宗称为尚父。尚父这个称谓,只有周朝武王称过姜太公,在古代是一个十分尊崇的称呼。由唐玄宗开始,他的儿子唐肃宗,孙子唐代宗,乃至曾孙唐德宗,四朝都由郭子仪保驾。唐朝的国运几乎系于郭子仪一人之身。

唐明皇时,安史之乱爆发,玄宗提拔郭子仪为卫尉卿,兼灵武郡太守,充朔方节度使,命令他率军讨逆。

但当天下无事了,皇帝又担心他功高镇主,命其归野。朝中的文臣武将都是郭子仪的部下,可是一旦皇帝心存疑虑,要罢免他时,他就马上移交清楚,坦然离去。等国家有难,一接到命令,郭子仪又不顾一切,马上行动,所以屡黜屡起,四代君主都离不开他。

郭子仪将冲虚之道运用得挥洒自如,以雅量容天下。皇帝面前一个颇有权位的太监鱼朝恩,用各种花样专门来整他,他都没有记恨,一一包容。最后鱼朝恩居然派人暗地挖了郭父的坟墓,郭子仪不动声色,在皇帝吊唁慰问时哭着说:"臣带兵数十年,士兵在外破坏别家坟墓的事,我都顾及不到,现在家父的坟墓被人挖了，乃因果报应，与他人无关。"

郭子仪晚年在家养老时，王侯将相前来拜访，郭子仪的姬妾从来不用回避。唐德宗的宠臣卢杞前来拜访时，郭子仪赶紧让众姬妾退下，自己正襟危坐，接待这位当朝重臣。

卢杞走后，家人询问原因，郭子仪说道："卢杞此人，相貌丑陋，心地险恶，如果姬妾见到他，肯定会笑出声来，卢杞必然怀恨在心。将来他大权在握，追忆前嫌，我郭家就要大祸临头了。"

果然，后来卢杞当上宰相，"小忤己，不致死地不止"，对于得罪他的人，不置于死地绝不善罢甘休。但他对郭家人一直十分礼遇，完全应验了郭子仪的说法，一场大祸消于无形。

郭子仪的一生便是"挫锐解纷，和光同尘"的最好解读，凡是有太过尖锐、呆滞不化的心念，便须顿挫而使之平息；倘有纷纭扰乱、纠缠不清的想法，也必须要解脱斩断。与世俗同流而不合污，周旋于尘境有无之间，却不流俗，混迹尘境，顿挫坚锐，化解纷扰，这样便能成为一个身居闹市的隐士，又有着不流俗的大自在。做官如此，做人如斯。

"不可得而亲，不可得而疏；不可得而利，不可得而害。"老子的这句话告诉我们，朋友之间要注重情感的真挚和心灵的纯净，而不可注重表面上的亲近和喧嚣，也就是我们通常所说的"君子之交淡如水"。

有人以为，朋友之间就要亲密无间，称兄道弟，甚至要成为"死党"。其实，多数朋友只是普通朋友，真正可成为"死党"的朋友并不多。

生活中我们常会发现，一些所谓的"死党"到后来还是散了，有的是"缘尽情了"式的散，有的则是"不欢而散"式的散，无论怎么散，就是散了。

人能有"死党"是很不容易的，散了，就非常可惜。而"死党"一散，尤其那种"不欢而散"地散，要再重新组"党"是相当不容易的，有的甚至根本无再见面的可能。

人一辈子都在不断结交新的朋友，但新的朋友未必比老的朋友好，失去友情更是人生的一种损失。因此，人们要与好朋友"保持距离"。

这话听起来似乎有些矛盾，好朋友应该常聚首，保持距离不就疏远了吗?

问题就出在"常聚首"上,很多"死党"就是因为一天到晚在一起,所以才散了。为什么呢?

人之所以会有"一见如故""相见恨晚"的感觉,之所以会有"死党"的产生,是因为彼此的气质互相吸引,一下子就越过鸿沟而成为好朋友,这个现象无论是异性或同性都一样。

但再怎么相互吸引,双方还是会有一些差异,因为彼此来自不同的环境,受过不同的教育,所以人生观、价值观再怎么接近,也不可能完全相同。

当二人的"蜜月期"一过,便不可避免地要接触彼此的差异,于是从尊重对方开始变成容忍对方,到最后成为要求对方。

当要求不能如愿,便开始挑剔、批评,然后结束友谊。

两个人有如两条铁轨,平行着才能走远。如果有了"好朋友",与其太接近而彼此伤害,不如"保持距离",以免碰撞。

五十七 以正治国，以奇用兵，以无事取天下

　　以正治国，以奇用兵，以无事取天下。吾何以知其然哉？以此。天下多忌讳，而民弥贫；民多利器，国家滋昏；人多伎巧，奇物滋起；法令滋彰，盗贼多有。故圣人云："我无为，而民自化；我好静，而民自正；我无事，而民自富；我无欲，而民自朴。"

　　用公正的办法治国，用欺诈的手段用兵，用清净无为之道来统领天下。我根据什么知道应该这样呢？根据如下：天下禁令越多，百姓越贫穷；民间的武装越精良，国家越混乱；人们对技巧的讲究越多，邪门歪道越容易产生；法令越明晰，盗贼越会不断增加。因此，圣人说："只要我无为，人民就会自然归顺；只要我清净，人民就会自然安宁；只要我不朝令夕改，人民就会自然富足；只要我无欲，人民就会自然淳朴无争。"

　　正和奇是一组相对的词汇。老子说"以正治国"，就是说治国要名正言顺，颁布法律规章让大家知道，按部就班，有条不紊，就是要讲规则。"以奇用兵"，就是说，带兵打仗要时常突破常规，出奇制胜。这对我们做事做人的启发很大。做人要正，讲信用、心口如一。做事情则要讲变通，打破常规，创新方式。

　　出奇制胜是敏锐的洞察力以及在紧急时刻快速反应能力的综合产物。英国著名的小说家毛姆，本来是一名医生，后来投入文学的创作生涯里。但是最初他所写的文章，出版后乏人问津。不过他并不气馁，反而更加坚定意志，他相信自己的文学才华总有一天一定会被发掘。后来他就想出了一个办法，他在报纸上刊登一则征婚启示，上面写着："本人温柔体贴，英俊潇洒，

热爱运动,家财万贯,并且具有艺术天分,今诚征类似毛姆小说里所写的女主角为终身伴侣。"果然没多久,他的书就被抢购一空了,这就叫作"出奇制胜"。

老子关心国计民生,并认为"天下多忌讳,而民弥贫;民多利器,国家滋昏;人多伎巧,奇物滋起;法令滋彰,盗贼多有"。他重视"无为",重视"质朴",重视"勤俭",而把智巧认定为导致社会祸乱、盗贼多有的原因。客观地讲,老子并不是笼统地、绝对地反对智巧,他主要反对的是执政者借智巧奴役百姓、积敛财货,过奢侈豪华、醉生梦死的荒淫生活,并不反对老百姓求富,所以他说"我无事,而民自富"。

"法令滋彰,盗贼多有。"老子认为没有建立在民主之上的损害人民利益的法律立得越多,就越会逼迫人民去当盗贼。举例来说,秦朝的法律繁苛,"诽谤者族,偶语者弃市",如果有人说了一句触犯政府的话就有可能让整个家族的人掉脑袋,结果导致山东群盗蜂起,很快就亡国了。

战国时期,梁惠王命令惠施起草法律文件,惠施把完成的初稿给梁国的百官传阅。百官看后无不赞同,于是就将这些文件上奏给梁惠王。惠王看后也很赞赏,于是就让老臣翟煎看,翟煎也一直说好、好。

后来上朝之时,梁惠王对翟煎说:"大臣们都很赞同新的法令,现在可以在全国推行实施了吗?"

没想到翟煎坚决反对,说不行。惠王非常不解,问他为什么一边说好,一边又不准发布施行。

翟煎解释道:"陛下看到过几个人起拾重物吗?前面的人有节奏地喊'哼吁',后面的人也应和着喊'哼吁',这是因为没有优雅动听的音乐吗?那种有节奏的喊声可以使大家力往一处使,而音乐再动听也起不了什么作用,所以它们不适于给那些抬木头的苦力用。治国也是这样,严法酷刑并不适合治理国家,真正有效的方法是大王的无欲无为,古人有言'法令奸生,令下诈起'。大王,您可要三思而行啊。"

老子对当时的统治者试图通过严酷的刑罚来平定天下大乱十分反感，他甚至对这种滥用国家机器的做法公然反对，在他眼里，严酷的刑罚非但起不到安定人心、稳定社会的效果，而且会起到反作用，因为严酷的刑罚无法从根本上消除人心的欲念，老子主张无为而治，他强调感化的力量。

于是，老子继续说道："我无为，而民自化；我好静，而民自正；我无事，而民自富；我无欲，而民自朴。"这是让我们以无为尊道、贵德为正，以智谋为奇。"归根曰静"，回归到尊道之正，"不欲以静，天下将自定"。

天下大乱大都是因为君王不知足，以至于妄生事端。要想天下太平，君主必须知足安分，这样人民才能安居乐业，四海宁静、天下太平。

能取法自然无为之道的清静体性，虚心恬淡，自然而然，事事物物必顺其条理，各得其所，各有所用，各有所适。鸟不教而自在空中飞，兽不驯而自在山上跑，鱼不学而自在水中游，人自然父慈子孝、君正臣忠。此谓"我好静而民自正"。

尊道、贵德是成大事的根本，奇谋只是辅助性的手段。"道之以德"，这是社会治理的最高准则。

生活中总有这样的人，他每天忙得不亦乐乎，看什么都不顺眼，觉得世事都需要整顿，他总是事必躬亲，想要掌握和控制每个人、每件事。"上有政策，下有对策"，人们会想办法寻找这个人的漏洞，于是大家变得越来越狡猾，风气也越来越坏。因此，领导者"无为"，下属会自我化育；领导者不扰动、不躁动，下属自然就会淳朴、富足。

使自己变得重要是每个人的欲望，也正因如此，有道德的人是一个能够使对方觉得自己重要的人。

五十八　祸兮，福之所倚；
　　　福兮，祸之所伏

其政闷闷，其民淳淳；其政察察，其民缺缺。祸兮，福之所倚；福兮，祸之所伏。孰知其极？其无正也。正复为奇，善复为妖。人之迷，其日固久。是以圣人方而不割，廉而不刿，直而不肆，光而不耀。

为政者处事宽和，人民就会变得淳厚、朴实。为政者政策苛刻，人民反而会变得狡诈。灾祸啊，幸福就紧跟在它的身边；幸福啊，灾祸就潜伏在它的里面。谁能知道最后的结果是怎样呢？没有永恒不变的东西。正确会变为邪恶，善良会变为凶狠。人们迷惑于偏见，由来已久了。因此，圣人端正自身却不为难别人，刚正不阿却不伤害别人，坚持正道却不强人所为，成就辉煌又不自我炫耀。

本章讲的是关于政治、社会、人生的辩证法，内容非常丰富。政治方面，老子主张人君要施政宽厚；紧接着，老子通过对闷闷与察察的辨析，顺势引出福祸的转化问题；另外，老子认为，对立面既然相互转化，正奇、善妖都是权宜之道；最后，提出了"方而不割，廉而不刿，直而不肆，光而不耀"四个方面做人的美德。

王弼曰："善治政者，无形、无名、无事、无政可举，闷闷然卒于大治。"治国的人为政宽厚，似乎不太精明，但因为人民安定自由，民风反而日趋淳朴；治国的人为政精明严苛，似乎无所不察，但因人民不堪束缚，民风反而日渐浅薄狡诈。

老子主张治人要宽厚，他反对刑政，反对用刑罚处理人、用制度压制人，强化自身修养，以自身的清与静、公与廉，更能治好人、治好事。

然而,这种治天下不用法的论点,在现实生活中确实不易实现。因为治国也好,治企业也罢,管理总是透过一定的规章、制度、纪律、赏罚去行事,所以必要的"政"、必要的"法"都是需要的。因此,我们在体悟老子这句理想政策的话的同时,不要忘了"道法自然",即属规律性的事,"政"不能过分"察察","法令"不能过分"滋彰",也就是要"刚柔相济""宽猛得中"。

春秋末期,郑国有一位叫子产的宰相。他执政的特点是刚柔并济,即在高压和怀柔两种政策中采取最适当的做法,把国家治理得国富民强。

郑国是一个小国,想要在大国的觊觎之下力图生存,强化国力是当务之急。子产一方面提倡振兴农业,另一方面要确保军事费用,于是决定征收新税,因而民怨沸腾,有人甚至扬言杀死他。朝中也有不少大臣出来反对,而子产却不让步,力排众议,实施既定政策。他说:"为了国家利益,即使牺牲个人也在所不惜。我听说为善必须有始有终,如果虎头蛇尾,那么千辛万苦所做的一切都会付诸流水。我决心贯彻始终,绝不能因为百姓的责难而改变初衷。"

过了几年,农村的振兴计划见成效,农民的生活水平日益提高,这时连那些当年责备子产的国民,也转而歌颂他的政绩。不因为百姓和大臣的非难而低头,能够对自己的政策贯彻到底,这就是子产"猛"的一面。身为领导,有时就是要能够力排众议,坚持己见,方能获得成功。那些处事优柔寡断、毫无主见的人,永远不会成为强者。

子产"宽"的一面体现在其教育政策上。当时各地普遍设有称之为"乡校"的学校,以此培养知识分子。但是乡校往往为那些对政治不满的人利用,当作政治活动的场所。若任其发展下去,可能会对统治造成威胁。有一些人提出关闭乡校的意见。

子产反驳说:"其实不需要关闭乡校,众人在结束了一天的工作之后,聚集在那里批评政治,我可以把他们的意见当作为政的参考,有好的评话便继续实行,若得到批评则加以改良,他们可以说是我们的老师啊。如果加以弹压,也许会暂时抑止他们的言论,但那正如填塞河川一样,暂时虽然堵住了,不久更大的洪水一定会滚滚而来,冲坏堤堰。若到了这步田地,那就真的无法挽救了。与其如此,反不如在平时慢慢疏通洪水,引导出一条水道,不是更合适吗?"

由此可见,子产"宽"的政策就是宽容政策。允许别人发表不同意见,作为自己的借鉴,有则改之,无则力勉,这才是胸怀宽广的管理之道。

无论哪一类事物,它的变化规律是向相反的方向转移。阴极生阳,阳极生阴,夏至后必移于冬,冬至后向于夏,周而复始,无有休止。人的发展也是此理:人在贫穷时,与人相处态度谦恭,在事业方面向上奋发。其结果,人必辅助,事业就容易成功。

"祸兮,福之所倚;福兮,祸之所伏。"福祸常在一念之间,这是一种辩证思想,即使是看起来很坏的事情,也会带来意想不到的好处。通晓这个道理的人自然明白,在平凡的人生中,须以平常心对待福祸得失,才能让自己不在祸患中沉陷,也不在顺利中沉迷。

为人一定要懂得看淡祸福得失,有时看似失利的事,反而是获得更大利益的前提和资本。同样,一时得意也不可沾沾自喜不可遏止,须知福祸常常不过一念之间,好事可以变坏事,坏事也可能成为好事。这正是老子思想中十分强调的做人的智慧。

任何事情都有它的两面性,关键是看如何从不利的一面看到有利的那一面。下面例子中的国王和他的臣子,共同为我们解说了这条做人的道理。

有一位国王喜欢打猎,还喜欢与宰相微服私访。宰相最常挂在嘴边的一句话就是"一切都是最好的安排"。

一天,国王到森林里打猎,一箭射倒一只花豹。国王下马检视花豹。谁想到,花豹使出最后的力气,扑向国王,将国王的小指咬掉一截。

国王叫宰相来饮酒解愁,谁知宰相却微笑着说:"大王啊,想开一点,一切都是最好的安排!"国王听了很愤怒,"如果寡人把你关进监狱,这也是最好的安排?"宰相微笑说:"如果是这样,我也深信这是最好的安排。"国王大怒,派人将宰相押入监狱。

一个月后,国王养好伤,独自出游。他来到一处偏远的山林,忽然从山上冲下一队土著人,把他五花大绑,带回部落!

山上的原始部落每逢月圆之日就会下山寻找祭祀满月女神的牺牲品,土著人准备将国王烧死。

正当国王绝望之时,祭司忽然大惊失色,他发现国王的小指头少了小半截,是个并不完美的祭品,收到这样的祭品满月女神会发怒,于是土著人将国王放了。

国王大喜若狂,回宫后叫人释放宰相,摆酒宴请,国王向宰相敬酒说:"你说的真是一点也不错,果然,一切都是最好的安排! 如果不是被花豹咬一口,今天连命都没了。"

国王忽然想到什么,问宰相:"可是你无缘无故在监狱里蹲了一个多月,这又怎么说呢?"宰相慢条斯理喝下一口酒,才说:"如果我不是在监狱里,那么陪伴您微服私巡的人一定是我,当土著人发现国王您不适合祭祀,那岂不是就轮到我了?"

国王忍不住哈哈大笑,说:"果然没错,一切都是最好的安排!"

这个故事告诉我们一个道理:当我们遇到不如意的事,这一切也肯定是一种最好的安排! 不要懊恼,不要沮丧,更不要只看在一时。把眼光放远,把人生视野加大,不要自怨自艾,更不要怨天尤人,永远乐观、奋斗,相信天无绝人之路。

大家都知道塞翁失马的故事,这个故事非常形象地说明了祸福相倚的道理。普通人,遇到高兴的事情就喜不自胜,遇到坏事就垂头丧气。聪明的人,则总是能从好事中看到危机,能从坏事中看到机遇。从好事中看到危机,就能够居安思危,及时处理危机;从坏事中看到机遇和希望,就能够化腐朽为神奇,甚至反败为胜。

许多时候,正是因为有些人不能正确地看待自己的利与不利,没有正确认清自己的价值,没有好好地活在这个世界上,才会自己给自己找麻烦。人生难免遭遇一些利害得失,学会辩证地看待事物的两面,就会少一些挫折感,人生也才能轻松愉快。

人生得失面前,往往充满着未知的变数,胜负未分,谁也不知道笑到最后的人究竟是谁。一时的得意,不必太张扬、沾沾自喜,而一时的失意落魄,自然也不必过于执着懊恼。这也是老子教给现代人的一条处世真理。有一失必有一得,人生福祸不过在一念间,在平凡的人生中,是福是祸皆以平常心对待,便是真逍遥。

"正复为奇,善复为妖。"我们一般人对一件事物,只能看到已成之局而不能预料它的将成之势,好就是好,坏就是坏,福就是福,祸就是祸。但是,老子却认为天下事没有绝对的,正的可以忽然转变为奇的,善的可以忽然转变为恶的。

人注定生活在变化之中。世事是无常的,变好或变坏,要看促其变化的因素是什么。有时候,坏心眼一动,说不定好事就会猝然转弯;相反的,改变一下想法,转动一下自己的立场,换个角度看看问题,就会有新的视野,有别开生机的空间。

突如其来的危机和各种意外的情况,都需要在瞬间做出抉择,改变原来的意图和行动方向,随机应变,才可能化险为夷,转危为安。

随机应变,其奥妙就在于顺从自然,因时、因势、因情、因敌意而灵活变通。随机应变是一种突发性的思维方式,事先毫无准备,事中却能自动地做出快速反应。这种"变"虽然是偶然的,但同样必须借助于日常养成的习惯。

身着便服的侦察员走进列车上的厕所。冷不丁,一个妙龄艳装的女郎一闪身也跟着挤进厕所,反手将门锁上:"先生,把你的手表和钱包给我。否则,我就喊你侮辱我!"

面对这突如其来的场面,侦察员清楚地知道,厕所里没有其他人,辩解是毫无意义的;稍有迟疑,女郎若反咬一口,会立即使自己身败名裂。陷入困境中的侦察员急中生智,张着嘴巴不停地"啊,啊",装作一个十足的哑巴,表示不懂女郎说的是什么。

女郎赶紧打手势。侦察员仍然窘急地"啊,啊"着。

见此情景,女郎失望了:真倒霉,怎么碰上个哑巴!她转身正想离去,侦察员一把抓住她,拿出钢笔,打着手势请她将刚才说的话写在手上。

女郎欣然接受,接过钢笔在侦察员的手上写道:"把你的手表和钱给我。

不给,我就喊你侮辱我!"

侦察员立即翻转手掌,抓住女郎说:"我是便衣警察,你犯了抢劫罪,这就是铁的证据!"女郎目瞪口呆,乖乖被擒。

随机应变是一种素养,不是权诈之术。许多事情不是以个人的意志为转移的。所谓"天有不测风云,人有旦夕祸福",我们必须随时随处以变化的心态看待社会和人事,做好处乱不惊、随机应变的心理准备,这样才能游刃有余,以不变应万变,使自己永远掌握主动权,从而立于不败之地。

《易经·乾卦》中说:"亢龙有悔。"亢就是飞得太高,知进不知退。只看到事物的一个方面,就是不成熟的表现,必然招致不好的结果。真正成熟的人一定懂得辩证,懂得度。真正的成熟就是老子说的"方而不割,廉而不刿,直而不肆,光而不耀",这的确是一种难得的境界。

老子提醒方正的人,要注意不割伤旁人;提醒锐气十足的人,注意不刺痛别人;提醒直言的人,要把握好分寸;提醒风光无限的人,别自我炫耀。孔子的"怨而不怒,哀而不伤,乐而不淫"与此有异曲同工之妙,都是在提倡一种美德,同时防止它的过分与极端化。总之,一切要适可而止、见好就收,这是在辩证中体现出的中庸之道。

五十九　治人事天,莫若啬

治人事天,莫若啬。夫唯啬,是谓早服;早服谓之重积德;重积德则无不克;无不克则莫知其极;莫知其极,可以有国;有国之母,可以长久。是谓深根固柢,长生久视之道。

管理百姓,侍奉上天,最好的办法就是在无为中有所积蓄。在无为中有所积蓄,也就是防患于未然。防患于未然,也就是花时间修养自己的品德。修养好自己的品德,也就能无往而不胜。无往而不胜,就没有人能估量出你所拥有的力量。有了无法估量的力量,就可以担负起治理国家的重任。掌握了治理国家的大政方针,就可以使国家长治久安。这就是使一个国家根基牢固、永不衰败的途径。

本章由修身谈到治国,说明节俭爱惜和积德的重要性。这就是不失根本、从本做起,这样就可身心健康、力量无穷、厚积薄发、成就大业,而不是放纵欲望、舍本逐末,因为那是背道而驰、欲速则不达。

一个有良好修养的人,一定会注重节俭之道,节制自己的欲望,也会节制使用物品。无论身心,都不放纵自己,不会有非分之想,不会有过度之求,凡事适可而止,内心知足知止。这样,他就能保持身心健康,内心平和,从而保持健康愉悦的生命状态。

不求物质丰富,但求内心充实,做精神的贵族。生活在社会中,要不断与物质世界做斗争,不做物质的奴隶,不失自我精神家园。钱为身外之物,并不能真正养人;只有精神,才是真正充实自己的生命养分。一个内心充实的人,生活朴素,即使在世俗中不能达到众人眼中所谓的功成名就,但他的内心充实而且有弹性,具有内在的力量。

春秋时,晋国有一位正卿叫韩起,他贪心不足,经常抱怨收入太低。

一天,韩起和叔向说起收入太低,不能保证高品质的生活,想让他为自己在晋侯面前美言几句,以提高收入。

结果,叔向不但不表示同情,还向他表示祝贺。

韩起问:"我过得这么紧巴,你怎么还祝贺我?"

叔向说:"你知道栾书吗? 他安贫乐道,曾是晋国的上卿,按规定应享受五百顷田的俸禄。但实际上,他穷得连宗庙的祭器都买不起。但即便如此,他却从不在意,依然怡然自乐,真是安贫乐道的君子呀。他不仅自己注重修养,而且热心助人,以德影响人。秉公办事,不贪污,不枉法,严格按国家的法度办事。正因如此,他得到全国人民的尊敬和爱戴。"

韩起不再说话了。

然后,叔向又说:"有个巨富,此人也曾是正卿,富可敌国,而且三军中的将佐,他家的亲属就占了一半。但他穷奢极欲,贪得无厌,不知节欲,也不知节俭,结果引得外来祸患,落了个死无葬身之地、宗族也被满门抄斩的下场。"

韩起听了,恍然大悟,感觉到节俭重德的重要性。

老子在此所提到的消除和减少欲望的基本原则,就是"啬"的运用。他说:"治人事天,莫若啬。""啬",爱也,在此可以引申为爱惜、节省或收藏,老子又通过一组排比句强调了重要性。

"啬"就是早做准备,早做准备就是不断积德,不断积德就什么都可以战胜,什么都可以战胜就可以享有一个国家,享有一个国家并拥有了治国法则就可以长治久安了。

管理或治理众人并有事于天地,最好的办法莫如农耕那样。也就是说,应当顺着作物生长的规律,不要强制它,顺从它发展的需要而照顾它、灌溉它、扶助它,这样,作物必然成长得很好,能够获得丰收。

老子在此把"啬"作为治国和治人事天的准则,把"啬"的特质作为国家的根本,国家或个人从"啬"做起,逐渐扩大为重积德、无不克、莫知其极,就等于为国家或个人逐步建立了牢固的基础。

古今中外,许多有识之士大都是以"啬"来要求自己的。他们不当守财奴,不把金钱作为自己追求的最终目标,这就是"啬",是一种品德,也是一种智慧。

宋史记载:宋代的永宁公主,曾经以一身豪华的高贵打扮来拜见皇上,皇上说:"从今以后不要这样打扮了。"公主笑着说:"这又能花费多少钱?"皇上说:"作为皇帝的女儿都如此奢华,宫廷里必然效仿起来。宫里人人都绫罗绸缎,京城市面上的高档服装的价格就会抬高。京城里的高档服装的价格抬高了,百姓们必然追求利益。你生长在富贵的家庭里,应该知道珍惜福分,不能生出不好的念头来。"

对于一个对待自己能够做到节俭和吝啬的人,我们可以确认,即使他还没有彻底地消除欲望,也已经把欲望减少到一定程度了。珍惜福分的人,福常有余;暴殄天物的人,福常不足。

老子认为,大到维持国家的统治,小到维持生命的长久,都离不开"啬"这条原则,都要从"啬"这条原则做起。老子接着说道:"重积德则无不克。"重德就是不失其根本,因而能不失自我,精神不死,恩泽百代,从而"长生久视"。

在老子的思想中,所谓"不争""无欲"和"无为",是所有生物均可采用的方式。对于人类来说,要使这样的行为能够得到具体落实,则需要有比较坚强牢固的心理支撑点。关于"无为"的支撑点,老子在其他章已经反复提及,就是无欲。我们已经知道在老子心中欲望之源是:文字、技巧、发明、智慧、知识、权力、财货等,所以老子在此所提到的消除和减少欲望的基本原则就是"啬"的运用。

不只是生活中应该懂得节俭的道理,如果所有的事情都懂得节俭,将会收到意想不到的效果。比如,在吃喝上节俭,可以养护脾胃;在嗜好上节俭,可以集中精力;在语言上节俭,可以调养气息;在应酬上节俭,可以养身安神;在思虑上节俭,可以少生烦恼;在欲望上节俭,可以清心养德。凡事减省一分,便增益一分。这是处世之道,也是修身之道。

六十　治大国，若烹小鲜

治大国，若烹小鲜。以道莅天下，其鬼不神。非其鬼不神，其神不伤人。非其神不伤人，圣人亦不伤人。夫两不相伤，故德交归焉。

治理国家就像煎小鱼那样，不能经常搅动它。按照道理来治理天下，那些鬼就会失去灵验。不只是鬼失去了灵验，神也不会再伤害民众，圣人也不会伤害民众。鬼神都不伤害民众，民众则会受益于他们的恩泽。

在中国的文化传统中，治国向来是作为一种智慧而非一门技术被谈及的。它的最高目标不是科学化，而是艺术化。治大国如烹小鲜，象征的就是一种高超的治国艺术。

烹煮一条小鱼，只需油盐酱醋恰到好处，但不能随便翻搅它，否则它就烂了。同样，治理一个国家，也不能过多地、随意地人为干预，而是要有所为、有所不为，让国家机器在既定的规则下自发地良性运转。只有如此，才能达到"一国之政犹一身之治"的至高境界。今天，虽然社会的管理组织模式发生了根本性的变迁，但《道德经》的智慧仍能穿透寰宇，令人掩卷沉思。

《贞观政要》记载：贞观四年，唐太宗问萧瑀说："隋文帝是什么样的君主？"萧瑀回答说："约束自己，符合礼仪，勤勤恳恳、不怕辛劳地思考治国，每次坐朝理事都很认真，有时到太阳西斜还不休息，凡五品以上官员，他都召见赐坐，与他们一起谈论国事，忘记吃饭时间，侍卫未得下牙，只好立驻传餐而食。虽然他的品性不算仁慈明智，也称得上是个奋发有为、想把国家治理好的国君。"

太宗说："你只知其一，不知其二。隋文帝这个人性格过于审细，而且不明事理。内心不明就察觉不出自己的过失,过于审细就会对人疑虑多端。他是欺负孤儿寡母而得天下的,所以经常恼怒对他当面敷衍而内心不服的群臣,不肯轻易信任文武百官,事无巨细都要亲自决策处理,虽然劳费精神、辛苦形体,终不能把所有的事处理得合情合理。朝中大臣既知他的心意,也就不敢直言劝谏。宰相以下官员,只是奉承顺旨罢了。

我的看法就不是这样。天下这么大,举国之内人口这么多,每天发生的事千头万绪,须要不拘一法,灵活处理,凡事应文武百官商议,宰相认真筹划,对于所要处理的事,能做到稳妥、便利,才可以呈奏施行。怎么把一天中需要处理的许许多多事情,让一个人思考决断呢?况且一天处理 10 件事,有5 件出偏差,处理对的当然好,处理不对的怎么办呢?如此以日继月,乃至连年,错误既然很多,不灭亡还等什么?哪能比得上广泛任用贤士良才,身居高位而详察下情,法令严肃,这样谁敢为非作歹呢?"

于是命令所有官署,如果诏敕颁发下去觉得有不稳妥或不便施行的,必须坚持己见上报,不能顺从旨意,随即施行。一定要尽到臣子的责任。

唐太宗这番话,体现了"治大国,若烹小鲜"的领导之道、无为的用人道理。

老子指出了为政的关键所在,即安静无为,不扰害百姓,否则灾祸就要降临。要保证国家的稳定,执政者就必须小心谨慎,认真严肃,不能以主观意志随意左右国家政治。

老子用极其形象、简洁的语言,概括了极其复杂的治国谋略。如果以个人的主观愿望去改变社会,朝令夕改、朝三暮四、忽左忽右,老百姓就会无所适从,国家就会动荡不安。相反,如果国家制定的政策法令能够得到坚定不移的贯彻执行,就会收到富国强兵之效。如此,则一切外在的力量,甚至包括鬼神在内,都不至于导致祸难的发生。也就是说,鬼神也不伤人。

这里讲到了鬼神,但这并不是说老子是有神论者。其实,老子并不相信鬼神,而是说连鬼神都不伤害人,治理国家的执政者就更不能够伤害、烦扰人民了。

这段话流传极广,几千年来都深刻影响着中国的政治家们。这段话从治国为政的角度来说,从"无为而治"的道理里提出无神论倾向的见解。

老子把"无为而治"的道理运用在治国理政方面,主张"处无为之事,行不言之教",当"民忘于治,若鱼忘于水",就不需要再用宗教来辅助政治而谋之于鬼,于是鬼神无灵了。鬼神不再有任何作为,是为政的人"无为"的结果,符合于"道法自然"的无为的规律。

会做事、会用人的领导,他们工作起来都显得雍容肃穆,沉静温良,朴质无华,简易单纯。思想上的简易单纯,欲望上的简易单纯,心性上的简易单纯,生活上的简易单纯,这些是成为成功领导者的主要因素。最高的管理艺术,就是"一切归于简易"的艺术,就是"不扰"的艺术。

在我们的日常生活中,每个人都面临着这样或那样的一大堆的问题,工作的、生活的,同事、父母、伴侣、孩子、亲戚朋友、邻里关系等有时错综复杂得让人无法适从。"治大国,若烹小鲜"的道理同样也是适用的,它告诉我们不要盲目折腾、过于紧张,一切都会自然而然地发生发展。事情不会是你想象的那么好,但也绝对不会是你想象的那么坏,一切顺其自然就好。

在心理学上有一个"闷砂锅"原理,实际上说的是同样一件事,把食材放进砂锅里,不要过多搅动,反而食物的味道会相互混杂,最终散发出扑鼻的香味。你越不去打扰它,结果通常越佳。

无论你是想努力解决问题,还是记不起一个人名,"闷砂锅"都可以帮忙。它让人们思想中最安静、最柔和,有时也是最聪明的部分,去解决没有现成答案的问题。

"闷砂锅"并非拒绝或拖延的借口。换句话说,当你把问题交给"闷砂锅"时,你是不会倒掉它的。相反,你要静静地把问题放在心上,不要主动去分析它。这个简单的技巧可以帮助你解决许多问题,同时也大大减轻你生活中的压力与努力。

我们遇到的困难、障碍,甚至无奈,其实都是"砂锅"里的食材,是生命的养料,不要过于执着,更没必要因急于解决问题而焦虑,就让它们静静地在那里。随着时间的流逝,问题会消失、会解决,我们的生命也得以成长。

细细想来,生活不就是如此吗?

六十一　两者各得所欲，大者宜为下

大国者下流。天下之交，天下之牝。牝常以静胜牡，以静为下。故大国以下小国，则取小国；小国以下大国，则取大国。故或下以取，或下而取。大国不过欲兼畜人，小国不过欲入事人。夫两者各得所欲，大者宜为下。

大国要像海洋居于百川的下游一样，这样天下就会归属于它。凡是居于天下最低下的位置的定是天下百川交汇的地方。雌性总是凭着柔静的仪态征服雄性，因为柔静也是一种低下的表现。因此，大国用谦下的态度和小国相处，就能取得小国的归附；小国用谦下的态度去对待大国，就能受到大国的庇护。因此，有的谦下能换来别人的归附，有的谦下能取得别人的庇护。大国不要过于想得到小国的拥戴，小国不要过于想得到大国的庇护，二者若想各得所需，大国更应该注意谦下忍让。

阴阳相交，阴性主静，阳性主动，这是天地阴阳相交的自然之理。既然明晰阴以静取胜的道理，那么大国就应效法它的虚静处下之道。因此，大国以谦让居下而交于小国，就像牝静定胜过牡动一样，从而不劳而自益，不战而自胜。天下小国近悦而远谊，必定四海宾服，就像江河东流而自然归于江海一样。小国本来就不具备威胁大国的力量，更应安分守己，谦虚谨慎，安其小而从其大。本着真诚之心，以静处下，必能取得大国的抚爱和庇佑。

古今中外，人类社会能否得到安宁与和平，往往取决于大国、强国的国策。大国、强国所希望的，不过是要兼并和畜养小国、弱国，而小国、弱国的愿望，则是与大国修好，和平共处。在这两者的关系中，大国、强国是主要的方面。因此，在本章的开头和结束部分，老子一再强调大国应该谦下包容，不可恃强凌弱。只有这样，才能真正让小国信服，才能汇聚更多的小国，从而使自己壮大。

老子对国与国的关系的定位，对人与人之间交往也有着深刻的启示。强者对弱者谦下，才能得到弱者的真心佩服和拥护；弱者对强者谦下，才能得到强者的尊重和维护。一个人要有谦虚的态度，虚心求知，只有这样才能让自己不断地进步，不断地强大。

一个人如果求知，就一定要虚心，切忌骄傲，否则很容易得了点皮毛就自以为是起来，那只能是白费时间，浪费生命。这就是道家所说的虚怀若谷的道理。

其实，在这个浩渺的宇宙中，我们不过如同沧海里的一粒粟米，所知道的永远只是局限于一个小小的圈内，而这个圈外的无极限的世界都是我们所未知的。

圆圈里面是已知的，圆圈外面是未知的。你知道得再多，也不过是这个圆圈再大一圈而已，而我们不知道的那个广阔的世界却是无垠的。只有意识到这一点，才会有所进步。一旦存有自满之心，便再无进取的可能了。

因此，做人做事，我们要把眼光放开，要人在圈内，心看圈外。这样才不会闭塞一隅，自满自大。

人必须要有自尊心及自信心，但不可有自满心。有自信心是成功的必要条件，有自满心是失败的充足条件。一个人做事失败，虽然不都是因为有自满心，但有自满心的人，做事一定会失败。所以说，自满无疑是做人最大的障碍。一旦盲目自大，就很容易做出贻笑大方的事情来。

杨万里是南宋著名的诗人，他知识渊博，非常有才华，所写的诗一直广为流传，但他为人很低调，一直非常谦虚。

江西有一个名士，他常常说自己学识渊博，天下没有人胜得过他。后来，他听说杨万里很有名，非常不服气，决定给他写一封信，说要亲自到杨万里的家乡——吉水来拜见他。

杨万里早就听说这个人一贯骄傲得不得了，就给他回了一封信，说："我很欢迎您的到来，冒昧地向您提一个小小的要求，听说您家乡的配盐幽菽非常有名，很想亲口尝一尝滋味，请您来时顺便捎带一点。"

那个名士拆信一看,不禁一下子愣住了,什么是配盐幽菽呀？自己从未听说过。他想了很久,也想不出是什么东西,他又不愿意去问别人,只好自己在街上到处乱找,但找了很久也没有找到。

后来,他实在想不出是什么东西,只好空着手来到吉水。他见到杨万里后,寒暄了两句就问:"您信中提到的配盐幽菽是不是卖的地方比较偏僻,我找了很久也没有找到。实在抱歉!"

杨万里听了哈哈大笑起来:"你们那里家家户户都有啊!"说着,他随手从书架上取下一本《韵略》,翻开其中的一页。名士接过来一看,上面明明白白地写着"豉,配盐幽菽也"一行字。

他这才明白,原来所谓配盐幽菽,就是家庭日常食用的豆豉啊!豆豉是用黄豆或黑豆泡透、煮熟后再发酵的食品,然后再放上盐,这道家常小菜的别名就叫配盐幽菽。

名士看了非常惭愧,他这才明白自己平日读书太少了。从此以后,他再也不骄傲自大、目中无人了。

一个人如果开始骄傲了,那么他就看不到自己的缺陷,就不会继续学习,最终只能与肤浅挂钩了。就像这位名士,小小的家常小菜就把他难倒了。可见,知识界的广度和宽度都是我们无法预测和衡量的,所以要保持不辍地学习,不断丰富自己。一旦停下脚步,故步自封,就很难再进步了。

其实,学习、求知都需要一种想呼吸新鲜空气的欲望。心中充满求知的欲望,就会如饥似渴,就能克服各种困难,风雨不能阻拦,困难不能吓倒,这样的人怎么可能不获得人生的成功呢？

古罗马大哲学家西刘斯曾说过:"想要达到最高处,必须从最低处开始。"

正是因为海的位置最低,所以才笑纳百川、包罗万象。人把位置放低,才能从容不迫,悟透世事沧桑。

无论你是天之骄子,还是尘土满面的打工仔,无论你是才高八斗,还是目不识丁,无论你是大智若愚,还是大愚若智,如果没有摆正自己的位置,就不会取得事业的成功。如果能把自己的位置放得低一些,便会有无穷的动力和后劲。

当理想与抱负实现不了时，不必抱怨条件太差、自己无法施展才华，不要陷入自己设定的困境中。如果能把自己的位置放得低一些，脚踏实地，站稳脚跟，然后一步步攀登，到达顶峰就有把握。很多高贵的品质都是由低就的行为达成的，正如西刘斯所言，要想高成，须得低就。世上绝大多数成功人士都是从低处开始一步步走向人生顶峰的。

尼采有这样一句名言："一棵树要长得更高，接受更多的光明，那么它的根就必须更深入黑暗。"人生，亦是如此。

六十二　道者,万物之奥,善人之宝

道者,万物之奥,善人之宝,不善人之所保。美言可以市,尊行可以加人。人之不善,何弃之有? 故立天子,置三公,虽有拱璧以先驷马,不如坐进此道。古之所以贵此道者何? 不曰:求以得,有罪以免邪? 故为天下贵。

道是万物之源,是善人的珍宝,也是不善之人借以保全自己的东西。动听的话可以换来别人的尊重,美好的品行可以获得别人的崇敬。人就算有不善的,大道又怎么会舍弃他们呢? 因此,在天子即位或三公上任时,即使献上玉璧、驷马这样的重礼,也不如安安稳稳地进献这个大道。古人为何重视这个大道呢? 不就是为了依靠它有求必得、有罪得免吗? 因此,道是天下最珍贵的东西。

善人之所以为善人的原因,是因为其清静虚无的妙道充实于内心,自然好生之德表现于外身,其言行必然善美而尊贵。如果人人都是如此,善人由何而说起呢? 就是因有不善的人,才显出善人。既然如此,人之不善,又怎么可以抛弃呢?

驷马是为天子所乘,可算威严,如果不尊道贵德,百姓必然感到厌恶而远离。因此,天子之贵,三公之尊,拱璧驷马以先,都不如修道建德重要。

领导者不能只看重名号、地位、礼仪、器物等刺激耳目的有形要素,更应珍视“道”这一淡而无味的无形要素。有了“道”,一切有形要素才能被激活;没有“道”,有形之物如无根之木,终将枯死。

老子心目中的理想的圣人不是一副伶牙俐齿的样子,他宽厚淳朴,总是用自己的行动影响、感化别人,却并不在乎虚名。沽名钓誉、哗众取宠以突出个人是老子坚决反对的。真正的圣人帮助别人是发自真心,而不是要获得人的称赞,绝不会粉饰自己的行为,而为自己获得利益。

圣人想要的与一般人不一样。一般人对声色犬马、金银财宝趋之若鹜,对恬淡的生活和治国大道弃之如敝屣;圣人正好相反,他们想要的正是恬淡宁静的生活和深奥的"大道",视稀世珍宝如粪土。以此推衍下去,作为一个执政者,一定要懂得如何治理国家的"大道"——清静无为,这其实比他所拥有的金银财物、香车宝马都重要得多。

治国如此,为人修身也是如此。

人生活在大道之中。善良的人做事合乎大道,所以视它为珍宝;不善良的人虽不愿遵循大道,也用它保全自己。

善良的人拥有了大道,那么他优美的言辞可以博得别人的尊敬,他美好的行为可赢得别人的敬重,从而能够影响他人,使不善良的人得到教化。由此,老子提出:"人之不善,何弃之有?"既然不善良的人可以教化,作为统治者你又怎么能将他们抛弃呢?

推而广之,我们在生活中不要总是着眼于别人的缺点,这样只会让自己变得纠结。

"美言可以市尊",喜欢别人赞美是人的一大本质特点。赞美之于人心,犹如阳光之于万物。美国哲学家约翰·杜威说:"人类最深刻的动力是做一位重要人物,因为重要的人物常常能得到别人的赞美。"林肯的相貌算得上是百里数一的丑陋,但他却知道赞美的重要性,他曾以这样一句话作为一封信的开头:"每个人都喜欢赞美的话,你我都不例外……"

赞美之词,总是令人心情爽快。能在愉快的氛围中对他人提出建议,效果一定会更好。终归来说,我们多数人在心底里是理想主义者,总喜欢别人说自己好的一方面。

一个女孩迷上了小提琴,每晚在家拉个不停,家里人不堪这种"锯床腿"的干扰,每每向小女孩求饶。

女孩一气之下跑到一处幽静的树林,独自奏完一曲。突然听到一位老妇的赞许声,老人继而说:"我的耳朵聋了,什么也听不见,只是感觉你拉得不错!"

于是,女孩每天清晨来这里为老人拉琴。每奏完一曲,老人都连声赞叹:"谢谢,拉得真不错!"

终于有一天,女孩的家人发现,女孩拉琴早已不是"锯床腿"了,便惊奇地问她是否有什么名师指点。

这时,女孩才知道,树林中的那位老妇是著名的器乐教授,而她的耳朵竟然从未聋过!一个优秀的小提琴手就这样诞生了,是赞美给了她力量!

人总是喜欢被赞美的。在现实生活中,无论是与朋友还是客户交谈,不妨多谈谈对方的得意之事,这样容易赢得对方的认同。如果恰到好处,他肯定会高兴,并对你存有好感。

然而,无原则地一味称赞别人,就又是另一个极端了。

赞美固然能给人以阳光、促人上进,但赞美一定要建立在客观事实的基础上。背离了事实,不分场合、不分事实、不分角度地赞美,则与谄媚无异了。

山中小寺住着两个和尚。一个和尚逢人便称赞,从不与人口角,人称善口和尚。另一个和尚则逢人便专挑别人的毛病,并因此常与人发生争执,人称恶口和尚。后来两个和尚同一天死去,他们见到了佛。

佛说:"将恶口和尚封为罗汉继续修行;将善口和尚送至地狱忏悔。"

善口和尚道:"佛,我一生与人为善,从未骂过世人,为何将我送至地狱,我不知道我要忏悔什么。"

佛说:"你只知行善,殊不知你行之善并非真善,实为恶善,被你称赞之人大都进入迷惘,自以为满,不思进取,以致误入歧途。被恶口和尚骂过的人都知道了自己的不足,明白了自己的不完善处,从而改过自新,最终走上了善道。你明白了吗?"

"我明白了。"善口和尚说,"看来赞美害人比诽谤大得多呀!"

憨山大师在《醒世歌》中写道:"谄曲贪嗔堕地狱,公平正直即天堂。"古人说:"良药苦口利于病,忠言逆耳利于行。"好药大多是苦的,但却有利于治病,而教人从善的语言多数是不太动听的,但有利于人们改正缺点。

我们待人要多用赞美,少用指责,但同时也要把握好赞美的场合和原则,这其中的道理还真是耐人琢磨。

"道"是天地间最可贵的东西。它之所以可贵,就在于"不曰以求得,有罪以免邪?"也就是说,善人化于道,则求善得善;有罪的人化于道,则免恶入善。"道"不仅能为善的人所领悟,有罪的人也并不被道所抛弃,只要他们一心向道,深切体会"道"的精髓要义,即使有罪过,也是可以免除的。

老子在这里给人们,包括有罪的人,提供了新的出路,这是非常有意义的。这种想法与孔子所言"君子过而能改"的说法是颇为相近的。君子不怕犯错误,只要能认真改正,就不算错误,而且这是只有君子才可以做到的。

此外,老子还从主、客观两个方面为犯错者提供了出路。"道"不嫌弃犯错者,肯定会给他改错的机会,而犯错者本人也必须体道、悟道,领会道的真谛,主、客观这两方面的条件一个都不能少。

当今社会,老子的这一思想对我们依然具有很大的启发意义。人作为万物的灵长,生活在这个地球上,拥有聪慧的头脑和灵活的四肢,这应该作为我们成为高贵的人的条件。高贵的人具备谦和的道德品质,对周围的人不分好坏、一视同仁,绝不因某些人的低劣而鄙弃他们。

但人们很难做到这一点,与此相反,还常常会因某人的劣迹而鄙弃他。大道却不这么做,它对任何人都是仁慈的,对不善之人同样加以保护。

我们应该学习大道,并做到与大道同步,对世间之物不分高低贵贱,一视同仁。

六十三　圣人终不为大,故能成其大

为无为,事无事,味无味。大小多少。报怨以德。图难于其易,为大于其细。天下难事必作于易,天下大事必作于细。是以圣人终不为大,故能成其大。夫轻诺必寡信,多易必多难。是以圣人犹难之,故终无难矣。

把无为当作有为,把无事当作有事,把无味当作有味,以小为大,以少为多,以德报怨。解决难题要在它还容易解决的时候开始,成就伟业要从很小的事情做起。因为天下的难事都始于容易的事,天下的大事都始于小事。因此,圣人从不自以为是,所以才能有所成就。轻易许诺的,注定难以兑现;把事情看得越容易,越会遇到困难。因此,圣人做事从不敢掉以轻心,所以他始终没有做不成的事。

老子的这几句话讲出了事物难易、大小的辩证关系,富有哲理意味。在老子看来,很多事都是纠缠在一起,盘根错节。对于难事,应从容易下手的地方做起;对于大事,应先从细小处着手。他主张先易后难,逐步完善,以蚂蚁啃骨头的劲头,一点一点地干。

同时,我们做事做人一定要注意细节,"勿以善小而不为,勿以恶小而为之"。老子告诉我们做事的方法和原则,值得每一个人深思。

有一则轶事,说的是美国总统威廉·麦金莱曾想从两个老朋友中选一位担任驻外大使,但是他无法决定谁较适合。后来他回忆起多年以前的一件小事——

在一个风雨之夜,麦金莱搭上街车坐在最后一个座位,随后上来一位老妇人,手挽沉重的衣篮,站在走道上没有人让座。这时麦氏的一个朋友(即两位候选人之一)坐在前面低头看报,想要借此遗忘周遭的一切。最后还是麦氏起身让了座。

这个朋友一定做梦也想不到,这么一件小事竟然决定了他的命运。假使他有先见之明,恐怕有一百次机会也情愿将座位让给别人。"失之毫厘,谬以千里",这一类因小失大的例子随处可见。

没有随手关门、文件上忘记签名、忘了熄掉煤气等小事,都可能酿成结果无法收拾的意外。发明家爱迪生曾经因为小数点的误置而失去一项专利,而有些战役失败的关键就在"少了一根钉子"。

在本章中,老子还旗帜鲜明地提出了"报怨以德"的观点。我们生活在社会群体中,人与人之间发生矛盾、产生误解是常有的事。如何处理好这方面的问题,前人留下了许多闪光的思想和可供借鉴的经验。

明代朱衮在《观微子》中说过:"君子忍人所不能忍,容人所不能容,处人所不能处。"

以宽厚的态度待人,并非软弱无能,而是自信的表现,是正义的行为。尤其是"以德报怨"可以使人反躬自问,心悦诚服。

蔺相如对廉颇"报怨以德"而廉颇"负荆请罪"的故事家喻户晓,这里我们再讲一则"窃灌瓜田"的故事,看看古人是以怎样的智慧处理冲突的。

《新序·杂事》记载,梁国有个叫宋就的人,在一个边县当县令,这个县和楚国交界。

梁国的边亭和楚国的边亭都种瓜。梁亭的人勤劳,多次浇灌,瓜的长势很好。楚亭的人很懒惰,不常浇灌,长得不好。

楚令因梁瓜长势很好,恼恨自己的瓜长得不好,楚亭人也恼恨梁亭人比自己强,因而夜间就偷偷地去毁坏梁亭的瓜,把瓜秧都给糟蹋死了。

梁亭人发现后,就去请示他们的县尉,也想偷偷地毁坏楚亭的瓜来作报复。县尉请示宋就,宋就说:"怎么可以这样干呢? 和人结怨,是招祸的行径。人家对我们不好,我们对人家也不好,这是多么狭隘呀! 你们若听我的教导,就每夜派人偷偷地去为楚亭浇瓜,不要让他们知道。"

于是,梁亭人就每夜偷偷地去浇灌楚亭的瓜。楚亭的人早上到瓜地一看,都已浇过了,瓜的长势一天比一天好。

楚亭的人很奇怪,就去注意观察,发现是梁亭人干的。楚国的县令听说了,非常高兴,就把这事报告了楚王。

楚王听说后,感到很惭愧,就用重礼对梁王表示感谢,并请交好。这个故事说的就是"以德报怨"。

在现实生活中,与人们相交相处,都要以诚心待人,以善意待人,以和气待人,以礼貌待人。不管对师友,对上下,总要以诚实相处,也就是古代哲士说的"诚可格天,诚可感人"以及"待人诚实,虽疏远也亲密;待人虚伪,虽亲密也疏远"。

老子不主张与人结怨,主张和解,主张修善。个人与个人结怨,家族与家族结怨,国家与国家结怨,但是这种积就的冤仇不利于个人的生活,不利于社会的安定,不利于世界的和平。

复仇一直是人类文化中动人心魂的情节,从古希腊一直到莎士比亚,多少复仇的故事在传唱,而在中国武侠故事里,最多的也是复仇。老子从天道之善而得出的结论是:尽量不要结怨,而要积极修善,为了修善也不能结怨,一旦结怨,就难以为善。

俗话说:"冤冤相报何时了。"人间最可悲的是骨肉相残之结怨、亲人反目而结怨。翻看《二十五史》,充满史书的还有很多结怨的故事,至今在历史中流淌着黯然的泪、淡红的血。古人总结的人生经验是:"退一步,海阔天空;忍一时,风平浪静。"

佛教中也有一个"以德报怨"的故事:从前有位禅师乘船渡河的时候,船已驶离岸边,却有一人匆匆赶到,要求船夫调头载他,船夫摇摇头不肯。这时,禅师说道:"船刚驶离岸边没多远,还是回去载他一程好了!"

船夫闻言即将小船摇回头,上来的是一位模样粗暴的将军。他一上船,看到禅师坐在边上,二话不说,便扬起鞭子挥打过去,一边凶狠地说:"死和尚,还不起来让座!"将刚刚来不及搭船的怨气,全数发泄到禅师身上。禅师被打得血流满面，却一句话也没说，默默地站起来，将位子让给他。船上其他客人皆敢怒不敢言，生怕惹祸上身。

到对岸后，粗暴的将军气渐渐消了，开始有点后悔自己刚才的莽撞。他看到禅师一点责备他的意思也没有，只是走到河边，静静捧起河水将身上的血污洗净，更是觉得良心不安。他踌躇了一会儿，带着忏悔的心情，走近禅师，扑通一声跪倒在地自责地说道："啊！师父，弟子刚刚实在对不住！请您原谅！"禅师听了慈蔼地笑笑说："不要紧，出门在外，总会有不顺心的时候。"

将军的忏悔得到禅师的原谅，从此以后他便像脱胎换骨似的成了另一个人，最后还成了禅师的弟子。事后，有人问禅师为何有此气度"以德报怨"？禅师回答道："每一个犯了错的人都希望得到对方的谅解，如果我不原谅那位鲁莽将军的粗言恶行的话，他不但会因此恼羞成怒，而且心内那一丁点的忏悔之情可能就此烟消云散，甚至因为怨恨而再次做出伤害他人、伤害自己的行为。"

以德报怨，以平和的心境看待社会和人生，也就无羞无恼了。

《周易·系辞下传》中说："善不积，不足以成名；恶不积，不足以灭身。小人以小善为无益而弗为也，以小恶为无伤而弗去也。故恶积而不可掩，罪大而不可解。"方寸之心的一念虽小，起于正者有福，动于邪者种祸。

老子在本章的最后说到："轻诺必寡信，多易必多难。"这句话充满了辩证的思想，其中的哲理令人叹服。轻易许诺必然会失去信用，把事情看得简单必然会遇到更多困难。

人生在世，"必诚必信"。也就是说，要做一个堂堂正正的人，必须诚实守信。诚实是忠诚老实，言行一致；守信是必守信约，说到做到。人无信不立。信誉是个人的品牌，是个人的无形资产。

相传东汉时，汝南郡的张劭和山阳郡范式同在京城洛阳读书，学业结束分手时，张劭站在路口，望着长空的大雁说："今日一别，不知何年才能见面……"说着流下泪来。范式忙拉着他的手，劝说道："兄弟，不要悲伤，两年后的秋天，我一定去你家拜望老人，同你聚会。"

两年后的秋天,张劭偶闻长空一声雁叫,引起了情思,赶紧回到屋里对母亲说:"妈妈,刚才我听到长空雁叫,范式快来了,我们准备准备吧!"他妈妈不相信,摇头叹息:"傻孩子,山阳郡离这里一千多里路啊!他怎会来呢?"张劭说:"范式为人正直、诚恳、极守信用,不会不来。"老妈妈只好说:"好好,他会来,我去做点酒。"其实,老人并不相信,只是怕儿子伤心而已。

范式果然在约定的日子风尘仆仆地赶来了。旧友重逢,异常亲热。老妈妈激动地站在一旁直抹眼泪,感叹地说:"天下真有这么讲信用的朋友!"范式重信守诺的事情为后人传为佳话。

在社交中,能主动帮助朋友办事的精神是可贵的。但办事要量力而行,不要"言过其实"地许诺,说话要掌握分寸。因为诺言能否兑现不仅是个人努力的问题,它还有一个客观条件的因素。平时可以办到的事,由于客观条件变化了,一时又办不到,这种情况是时常发生的,这就要求我们在朋友面前,不要轻率地许诺,更不能明知办不到的事,还打肿脸充胖子,在朋友面前逞能,许下"寡信"的"轻诺",当你无法兑现诺言时,不但得不到友谊和信任,反而会失去更多的朋友。

有位车间主任在竞选厂长的演说中许下一条诺言:保证在他任期内,全厂干部职工在生活福利、工资待遇等方面有较大幅度的增长。

这位同志上任后,不用心治厂,沉迷于拉关系、走后门,企图以此来挽回厂子的生产效益,到年终不仅工人的福利待遇未见改善,差点连职工的工资也发不出。因此,工人们再也不信任他,将他赶下了台。

轻诺必寡信,多易必多难。这就是说我们不要将事情看得太容易。大凡轻易许诺的人,大多食言而寡信。觉得事情容易而轻率应对的,必然有始而无终。因此"易"字,并非容易。

还有一些人,对于别人无论什么样的要求,明知自己没有能力,却都满口应承,无法拒绝,这同样是要不得的。

其实,因为处境不同、角度不同,一些在别人眼里看起来并不是什么大事的要求,对某些人来说却有很大困难。

费尽九牛二虎之力,最终还是不能让提出要求的人满意,轻易地承诺他人,反而让自己失去了信用。没有人愿意再和他打交道,最后难免陷入孤立。

这样的人,其实是很可怜的,他把自己的幸福建立在无限度地满足他人要求的基础上。人的能力都是有限的,打碎牙齿往肚里咽,何必呢?

学会拒绝,人才能真正成熟。

六十四　千里之行,始于足下

其安易持,其未兆易谋;其脆易泮;其微易散。为之于未有,治之于未乱。合抱之木,生于毫末;九层之台,起于累土;千里之行,始于足下。为者败之;持者失之。是以圣人无为故无败,无执故无失。民之从事,常于几成而败之。慎终如始,则无败事。是以圣人欲不欲,不贵难得之货;学不学,复众人之所过,以辅万物之自然,而不敢为。

局面稳定时,容易维持;事物还没有不稳定的因素出现时,容易对付;脆弱的东西,容易毁灭;微小的东西,容易消散。要在事情还没有发生的时候就做好准备,要在还没有出现混乱时就注意治理。参天的大树,由小苗一点点长成;九层的高楼,由一筐筐土筑起;千里的行程,开始于脚下。如果不按照规律勉强地去做事,必然会失败;如果穷奢极欲地占有,必然会有损失。因此,圣人不强力妄为,因而不会失败;不随意占有,也就无所损失。人们做事,常常在快要成功的时候失败。因此,掌握了道的人做事,在即将成功时仍会像开始时那样慎重,因而也就不会失败。因此,圣人想得到的东西是一般人不感兴趣的东西,他们不看重一般人所贪求的货物;圣人学习的东西是一般人不愿接受的,并以此来补救众人的过错。圣人按照万物的自然属性帮助它们成长和发展,而不是随意干涉。

这一章紧接上一章,谈的仍然是事物发展变化的辩证法。把这两章连在一起读,便可发现,上一章的"为无为,事无事,味无味""图难于其易,为大于其细"正与本章相合。在老子看来,大的事物总是由小的事物发展而来的,任何事物的出现,都有其自身生成、变化和发展的过程。

老子认为,人们应该了解这个过程,对可能出现的问题的环节予以特别关注,以杜绝祸患。他从"大生于小"的观点出发,用了三个排比句形象地说明了"合抱之木""九层之台""千里之行"等大事物、大举动,都是以"生于毫末""起于累土""始于足下"等小事物、小行为开端的。同时,他也告诫人们,做任何事情都必须具有顽强的毅力,从小事做起。只有打好坚实的地基,才能平地起高楼。

由此,我们不禁想到荀子《劝学篇》中的几句话:"积土成山""积水成渊""不积跬步,无以至千里;不积小流,无以成江海"。他们的思想观点明显有相同之处或承继关系。荀子吸取了老子"量变产生质变"思想的精华,从"为学"的角度进行了具体的阐发。

但荀子是儒家学派的大师,老子是道家学派的创始人,他们的世界观在根本上是相异的。荀子说"锲而不舍,金石可镂",人要像蚯蚓那样"用心一也",虽然"无爪牙之利,筋骨之强",也要"上食埃土,下饮黄泉",提出积极进取的主张。老子则主张"无为""无执",实际上是让人们依照自然规律办事,树立必胜的信心和坚强的毅力,耐心地一点一滴去完成,稍有松懈,便很可能前功尽弃、功亏一篑。

"其未兆易谋;其脆易泮。"事物在安静的时候容易把持,如动荡起来,就难以把持了。天地间万物芸芸,千难百乱,它的产生和发展都是从未兆开始的。"为之于未有,治之于未乱",要在危乱还没有发生时就采取措施,比事情出现后慌乱处置要有效得多,这和中医理论中"上医治未病"的道理是一样的。

刘邦起兵后,萧何担任他的后勤部长,负责后方粮草供给,未有一次令刘邦失望。萧何每到一处,十分注意收集法令制度和图书文献,而不像其他将官那样忙着抢掠财物。

刘邦当上汉王后,请萧何担任丞相。其时,项羽和一些诸侯杀死秦王子婴,烧毁咸阳城,然后扬长而去。

刘邦之所以知道天下各地的要塞、户口的多少、形势强弱的地方、人民痛苦的事情,就是因为萧何获得了秦朝的全部地图、书籍等资料的缘故。

刘邦入关后,在张良的劝谏下,封存秦朝宫室、府库、财物,还军灞上,以待项羽等路起义军。

在此期间,刘邦集团还实施了一系列极有远见的政治措施。刘邦召集诸县父老豪杰,对他们宣告说:"父老们,你们在苛酷的秦法之下生活,痛苦很久了。秦法规定,如果人民有诽谤朝廷的,就灭族;人民有相聚谈话的,就是犯弃市死罪。我,和诸侯有约,先入关的,就为关中之王。现在我当为关中之王。今天我要和父老约法三章:杀人者,死;伤人者,抵罪;盗,抵罪。此外一切秦法,完全废除。官吏都依原来位置,全不迁动。"

秦国人听了约法三章大喜,争先持牛羊酒食献给沛公的军士。沛公又谦让,不肯接受所献食物,民众们更为喜悦,唯恐沛公不做秦王。

这些安民措施,为刘邦争得了民心。对于他日后经营关中,并以此做根据地与项羽争雄天下,奠定了良好的政治基础。

这就是深谋远略的实际运用。深谋远略的要领,在于识破征兆,胜人于无形中;在于提前准备,制人于无为中。

依据自己的人生体验和对万物的洞察,老子提出"民之从事,常于几成而败之"。的确,很多人都不能持之以恒,总是在事情快要成功的时候失败。为什么会出现这种情况呢?主要在于缺乏韧性,快成功的时候,人们往往不够谨慎,开始懈怠。没有了刚开始的那种热情,老子开出的药方就是"慎终如始,则无败事",即在最后关头要像一开始时那样谨慎从事,就不会出现失败的事情了。

对于一件事来说,善始最重要;对于有长远打算要做许多事情的人来说,善终最重要。因为每一件事情的终结都包含着新的更高层次事情的开始。善终就是另一件更高层次事物的善始。

老子此章的思想应用于做事上,只有懂得依照客观规律做事,才可以有条不紊、顺藤摸瓜地去做事。在细微之处看到事情未来的走向和征兆,率先把握住先机,这是最重要的。随后,"靡不有初,鲜克有终",越是到接近成功的最后阶段,越不可懈怠,应该像刚开始时那样认真、谨慎,才不至于功亏一篑、前功尽弃。

老子此章的思想应用于育人,也在告诉人们应克服焦躁情绪,一点一滴地陪伴孩子,在教育中注重细节、慎终如始。

人长大后,或善或恶,或福或祸,或正大,或邪僻,但在初生时,所有人都是一个无知无识的素体婴儿,其性体如一张洁白的素纸,无污且纯洁。

如果要教导他成才,父母首先在平常的言谈举止中,要以道德给孩子做表率,再在言行仪表上公正无私、不狂不妄、庄重端严,给孩子在视听上作楷模。

久而久之,等孩子渐渐长大,便在无形中不知不觉地成了才。反之,如在微小细脆之时不着手,待久习成性,那就不容易解决了。

老子此章的思想是我们做人做事应该遵循的心理运行轨迹,这是再简单不过的道理。然而,打算要远行的人,心何尝不焦急、躁动呢?本来就该一步一步地走,不强行冒进,也不偷懒,心为何还如此不安呢?

这说明心修炼得还不够。

六十五 以智治国,国之贼; 不以智治国,国之福

古之善为道者,非以明民,将以愚之。民之难治,以其智多。故以智治国,国之贼;不以智治国,国之福。知此两者亦稽式。常知稽式,是谓玄德。玄德深矣,远矣,与物反矣,然后乃至大顺。

古时候善于按照道办事的人,并不是用它使百姓聪明,而是要用它使百姓变得愚钝。百姓难以管理,原因在于他们知道得太多。所以说用智慧治国提倡计谋巧诈,是国家的不幸;不用计谋巧诈治国,才是国家的福气。要知道以上两条是治国所必须掌握的法则,永远掌握着这一法则,就可以说是具有了极高的素质,拥有这极高的素质意义深远,它将反作用于具体事物,这样,你所做的一切将会一帆风顺。

古代圣君善于效法“道”的纯厚朴素之性,行无为之政,真诚、自然地去治国理民。不提倡玩弄机智、尔虞我诈,而是以纯粹朴素、真诚无妄来教导百姓,使民返朴还淳、去妄存诚,蓄养他们本来的良知良能,以德化民,使君民默化在浑厚的淳风之中。“非以明民,将以愚之”,即是此意。

老子在本章开宗明义,首句便说“古之善为道者,非以明民,将以愚之。民之难治,以其智多”。

自古以来,对这段话有两种解释:

第一种解释是说:“上古社会中,那些善于以道治国的人,只告诉治下的百姓去做什么,而不会解释为什么要这样做。让百姓处于原始蒙昧的状态,有利于管理和约束。反观当今社会,民众之所以难于治理,正是由于他们知道的太多。”

第二种解释是说:“古代善于以道治国者,不会让百姓精于机巧奸诈之

术,而是令他们保持淳朴自然的心性。因为人们一旦将精力用之于心计的思考,不仅互相间会争名夺利,由此变得自私,而且这种争夺会耽误农事的正常劳作,由此增加了治国的困难。"

乍看之下,两种解释都有道理。前者似乎是中国历代帝王愚民政策的始作俑者。后者则似乎更接近老子的无为思想,返璞归真,民利百倍。

那么,老子的真实想法到底是什么呢? 或许,二者兼而有之,这两种解释具有互补性,缺一便有割裂之嫌。通常情况下,知多易染,思少则淳则朴。让我们试着从关键字的本义来对这句话进行分析。

首先看一下,"非以明民"的"明"字有什么含义? "明"字从日从月,本义为环境光亮、目可辨物;引申义为大脑清楚,知道他人意图或环境的变动趋势。

"将以愚之"的"愚"又是什么含义呢? "愚"字从心从禺,本义指猴的智力,心难及远,饱食则弃;引申义指某些人头脑简单,思想肤浅,安于现状,不思变革。

"以其智多"的智又何谓? "智"字从知从日,本义大脑聪颖,知晓上至日月下及山海之事;引申义为善记忆、多变通,通晓世事人情,机巧百出。

很显然,在一个闭合的社会体系内部,尽管合作可以共赢,但分配不可能绝对公平。如果合作成果既定,那么一方所得必是另一方所失,零和博弈在所难免。

捍卫自身劳动所得,是每个人不变的天性,而每个人应该得多得少,在合作模式中很难取得共识。由此,政府应运而生,设天子置三公,定规则,明法律。

但是,有一个重要的问题横亘在治国者与被治者之间:如何能令被管理者心悦诚服,以接受管理者的裁决役使?

大致有两种方法:一是条分缕析,使百姓明白政府这样做的道理;二是政令既出,让百姓按照规则行事,习惯即可。

老子赞同后者,但前提是善以道治国者在治国。治国是一种职业,该职业要求的是全局视野,政令既出,必然有或多或少的损失方,也必然有或多或少的受益方。就像十个手指不一样整齐,为政之道是很难公平的。因为被管理者的七十二行,各有各的利益所在,也各有各的视野局限所在。任何一行仅站在一己之利的角度去评估全国之政,必然会觉得自己吃了亏,甚至夸大损失,掩盖所得。

百姓也如此,站在自己利益的平台,若不完全清楚治理者所有的分配信息,都会感到自己付出的多而得到的少,对政令必然会有所抵触,增加管理的难度。

无论任何事,看问题的角度不同,得出的结论也大为不同。或许我们可以从下面这个艺术鉴赏的故事中得到一些启发。

从前,有一位画家想画出一幅人人见了都喜欢的画。画完后,他拿到市场上去展出。画旁放了一支笔,并附上说明:每一位观赏者,如果认为此画有欠佳之笔,均可在画中标上记号。晚上,画家取回了画,发现整个画面都被涂满了记号——没有一笔一画不被指责。画家十分不快,对这次尝试深感失望。

画家决定换一种方法去试试。他又拿了一张同样的画到市场展出。可这一次,他要求每位观赏者将其最为欣赏的妙笔都标上记号。

当画家再取回画时,他发现画面又被涂遍了记号——所有曾被指责的笔画,如今却都换上了赞美的标记。

"哦!"画家不无感慨地说道,"我现在发现了一个奥妙,那就是:我们不管干什么,只要使一部分人满意就够了,因为在有些人看来是丑恶的东西,在另一些人眼里则恰恰是美好的。"

俗话说,"不哑不聋,难做家翁"。纠纷的起因必各有一理,强行裁决必定会留有余怨。只有顺其自然,很有可能会不解而自和,无令而自成,早晚而已。

上述分析,或许是"古之善为道者,非以明民,将以愚之。民之难治,以其智多"的部分含义。

因此,老子又说:"故以智治国,国之贼;不以智治国,国之福。"

什么是"以智治国"? 妄断一下,即治国者以为,自己通晓天下各方所有百姓的所能所欲。因此,按自己的主观判断政令百姓什么可以做以及什么不可以做。

什么是"不以智治国"？便是反其道而行之,即治国者认为,百姓的所思所欲,不可尽知;只要是无害于他人、无害于国家之举,民众都可以按照自己的需求去做。

老子反对前者,认为:其一,即便是圣人,也不可能完全了解百姓之所需,就像不可能掌握道的全部一样;其二,统一的政令越多,必会有越多的错误,百姓为自保则会投机取巧,争相效仿,淳朴不再。

老子支持后者,认为:以道治国便是代天牧民,满足民众符合天性的一切所欲所行,这是治国的立心之本。因此,善为道者,只要躬身示教、垂范天下,民众自然会从善如流。

何谓贼？无论动机如何,凡使得民众相互倾轧,失去自然淳朴天性的一切举措,便是贼！何谓福？使民安居乐业、知天达命,能过上符合天性的田园生活,便是福,国之福亦民之福。

因此,老子总结道:"知此两者亦稽式,常知稽式,是谓玄德。"这又是什么意思呢？

我们先辨一下关键词的字义。"稽"字从禾、从旨、从尤,本义应为以刀割下禾谷的证据;引申义为考察或考察后的结论,或引以为鉴的模式。

"玄"字从一、从幺,本义为天所覆盖的一切细微之物;引申义或为太多以至于不可把握的深奥玄虚。所谓玄德,则应该指代一个人,其所能洞悟到的道的极致。

因此,这几句话的白话翻译或为:"治理国家的人,应该明白政府的大包大揽,即便费尽心机也难以适应百姓的需求。还权于民的民本色彩,则可能使民各享多元之需。时刻体悟着这两点的不同,便是具有了深刻体悟人道的崇高德行。"

然而,要做到这一点非常不容易。因此,老子最后又感叹道:"玄德深矣,远矣,与物反矣,然后乃至大顺"。

大道独立不改,周行不殆。道所生之万物,必有生有死,必有去有返。德乃人(作为物的一类)尊道而行的品性而已,物生则有德共生,物返则德必返。

何谓玄德之大顺？与民偕行，与国偕老，幼而幼德，长而长德，壮而余德，老而丰而普德，德随终生，德泽万民，便是玄德，便是玄德之大顺。

家国一理，不以权威以经济制裁威胁治家，便是家之福；乡国无异，为政善体民心、顺民之愿，便是乡之福；公司治理或也相似，少规多德，企业之福。

无规矩不成方圆，规矩须契合人性之机变，宜少不宜多，宜简不宜繁。最为重要的是，规则的制定者要身体力行，而不是"只许州官放火，不许百姓点灯"。

有人认为，老子的愚民思想后来被法家吸取，成为日渐荒谬的愚民政策，而且一脉相承下来，以至于形成以阿Q精神和不怒、不争为特点的国民性。这一说法是值得商榷的。

对老子"非以明民，将以愚之"的主张，著名学者陈鼓应有着深入切实的评价。他说，"老子认为政治的好坏，常系于执政者的用心和做法。执政者若是真诚质朴，才能导出良好的政风。有良好的政风，社会才能趋于安宁；如果执政者机巧黠滑，就会产生败坏的政风。政风败坏，人们就相互伪诈、彼此贼害，而社会将无宁日了。居于这个观点，所以老子期望执政者导民以'愚'。老子生当乱世，感于世乱的根源莫过于大家攻心斗智、竞相伪饰，因此呼吁人们扬弃世俗价值的纠纷，而返璞归真。老子针对时弊而作出这种愤世矫枉的言论"。

这个评价是极为中肯的。老子希望人们不要被智巧、争夺导致意乱神迷，不要泯灭原始的质朴、淳厚的人性，要顺应自然，而不是让百姓做什么阿Q。其实，本章的"愚"，就是质朴、自然的另一种表述。

六十六 江海所以能为百谷王者，以其善下

江海所以能为百谷王者，以其善下之，故能为百谷王。是以圣人欲上民，必以言下之；欲先民，必以身后之。是以圣人处上而民不重，处前而民不害。是以天下乐推而不厌。以其不争，故天下莫能与之争。

江海之所以能容纳百川，原因在于它乐于处于百川的下游，所以才能使百川汇集。因此，要想统治人民，必须用言语对人民表示谦恭；要想领导人民，必须把自己放在人民的后面。因此，圣人居民之上而人民并不感到压迫，处民之先而人民并不感到妨碍。因此，天下人都乐于拥戴他而不感到厌恶。因为圣人不与人相争，所以天下也就没有人能够与他相争。

在老子看来，执政者应该处下、居后，这样才能对百姓宽厚、包容。"圣人"要"处下"，是老子的一贯主张。他曾在前文中，借大国与小国关系，讲了"大者宜为下"的道理。本章则用江海来比喻人的处下、居后，同时也以江海象征人的包容、大度。

有一个青年，总觉得怀才不遇因而牢骚满腹。一次，他乘同学家的渔船出海。同学的父亲是老渔民，在海上打鱼打了 20 多年，看他那从容不迫的样子，青年十人敬佩："伯伯，您每天打多少鱼？"

老人说："你不知道，孩子，打多少鱼并不是最重要的，关键是不要空手回来。在孩子上学的时候，为了供他读书，就想着多打一点。现在他毕业了，又找到了工作，我也没有什么奢望打多少了。"

青年人若有所思地看着远处的海，突然想听听老人对海的看法："海是够伟大的，滋养了那么多生灵……"

老人说:"那么你知道为什么海那么伟大吗?"青年人不敢贸然接茬。老人接着说:"海能装那么多,关键是因为它位置低。"

位置最低!这位老人把位置放得很低,所以能从容不迫,能悟透世事沧桑。正是海的位置最低,所以才笑纳百川,包罗万象。

一个自处低下,守柔、守弱、守卑,甘于人下,不与人争,退居人后,默默无闻,绝不张扬,低调为人处世的人,往往因为没有争竞之心而成为大家尊重的对象,进而推举拥戴之,最终成为最大的赢家。无心插柳柳成荫。很多事情,不是努力就能成功,不是争取就能得到,关键在于是否顺道而行,是否有实力,是否抓住了属于自己的机会。人如果能把自己的位置放得低一些,反而会有无穷的动力和后劲。

圣人能在人上的原因,是因为他谦恭自卑,虚心接物;能在人前的原因,是因为他谦让,"不敢为天下先,故能成器长"。因此,老子说道:"是以圣人欲上民,必以言下之;欲先民,必以身后之。"

宋太宗气度恢弘,宽宏大量,能容忍手下大臣的一些过失,颇具王者风范。

有一位叫孔守正的大臣,被封为殿前虞侯。一次,他和同事王荣陪宋太宗喝酒,两人喝得大醉,就当着宋太宗的面争论秋季守卫边境的功劳,完全失去了君臣的礼仪。在当时,这种行为是犯了"大不敬"罪,按法律应予以治罪,但是宋太宗并没治他们的罪。

次日,孔守正和王荣清醒过来,听别人说起自己在皇帝面前的失礼行为,吓得出了一身冷汗。

于是,两个人相约来到金殿上向宋太宗道歉,但宋太宗若无其事地说:"我当时也喝多了,很多事情记不起来了。你们回去吧,不要在这里打扰我了。"

就这样,宋太宗故作"糊涂"地消解了他们的惊恐之心。两人对皇上当然感恩戴德,从此忠心耿耿。

宋太宗故作糊涂，免除大臣的过失，正是他"善下"、不自视高大的表现，所以他能服众，成为"百谷王"。他如此善解人意，给人面子，当然手下人在感激之余也会给足他面子，对他尽心效力，从而使"天下乐推而不厌"。正因为他不与手下的大臣斤斤计较，能做到大事化小，小事化了，不生事，就少是非；不与人争面子，争死理，"以其不争，故天下莫能与之争"。

有人认为，老子这是向执政者献言，是一套利用人民、统治人民的权术。但也有人认为，老子的主张反映的是农民小生产者的愿望。"圣人"要想统治人民，就得用言辞对人民表示谦下；要想领导人民，就得把自身放置在人民后面。最后，要做到"居上而民不重，居前而民不害"。但这不正是人民的迫切愿望吗？

圣人之所以为圣人，是因为他们从来不自以为是，从来不高高在上。他们总是以谦虚的态度去对待老百姓，凡事都要问老百姓答应不答应、高兴不高兴，老百姓不答应的事、不高兴的事，他们从来不会去干。

本章还讲了"不争而争"的哲学道理。碰到好事，圣人从来不捷足先登，总是让老百姓先得到好处，老百姓没有吃饱他不吃，老百姓没有穿暖他不穿。他不与民争食，也不与民争衣，所以百姓都很推崇他。结果他众望所归，被大家推向前台，甘愿让他做领导，服从他的调度，接受他的指挥。正因为他不争，所以天下没有哪一个能与他相争。

美国有一位农场主，他种的农作物每年都获得当地农会竞赛的最高荣誉奖，而他获奖后必定把自己所获奖的最佳的品种分给他的邻居们。

大家觉得不理解，难道他不怕别人获得了他的种子，在下一次的比赛中超过他？

这位农场主看出大家的疑问，做了一次非常感动人的解释。他讲了如下的道理：

"我无法避免因风吹而使邻居的花粉飘到我的田里。倘若我不将好的种子分享给每个邻人，那么飘过来的花粉不好，也必然会使我的田地产出不好的品种，唯有在我周围的品种都是好的，才能保证我的田里产出最好的品种。而我在得奖之后，不会就此松懈偷懒，坐享其成，仍然继续努力研究改良,因此,我能持续不断地获得最高荣誉,因为当别人赶上我去年的水准时,我早已又往前迈了一大步。所以我从来不担心别人超越我。相反,若有人超越我,将带给我精益求精的动力,让我追求更大的进步空间。"

这个农场主的想法,已经不是竞争的技术问题、智慧问题了,而是已经上升到一种很高的精神层面。

他和老子的主张一致,以"不争"的方式去争,以"无为"的方式而为,这是合乎辩证法的。

不可否认,老子只能把这种思想作为建议,进献给他理想中的遵循"道"的"圣人"。但是,即使老子是在为执政者献计、献策,那也是站在劳动者的立场上,是为国家和百姓的利益呐喊。这种立场和观点,与儒家孔孟所讲的"君末民本"的思想多少有些相似,都是在为社会的发展做长远的打算。

作为凡尘中人,老子的"不争"思想对我们有什么启示呢?

不争,才能致远。

六十七　我有三宝,持而宝之

天下皆谓我大,似不肖。夫唯大,故似不肖。若肖,久矣其细也夫。我有三宝,持而宝之。一曰慈,二曰俭,三曰不敢为天下先。慈,故能勇;俭,故能广;不敢为天下先,故能成器长。今舍慈且勇,舍俭且广,舍后且先,死矣。夫慈,以战则胜,以守则固。天将救之,以慈卫之。

天下人都认为我讲的道太大了,似乎跟什么都不一样。正因为它太大,所以才与他物不同。如果像个什么具体的东西,它早就变得微小了。我有三条原则,我掌握着它们并保持经常运用它们:一是柔弱,二是无为,三是不居于天下人之先。保持柔弱,所以才能勇猛;保持无为,所以才能有所为;不敢居于天下人之先,所以才能成为万物的首领。现在如果舍去柔弱,而只是争强好勇;舍去无为,而只求无所不为;舍去退让,而只求争先,结果只有死亡。保持弱静,靠它作战就能胜利,凭它守卫就能坚固。天要救助一个人,其办法就是让他处于柔弱状态。

项羽勇冠三军,气吞山河,却最终败亡于乌江;秦始皇筑长城,并非不坚固,然而"秦三世"子婴投降了刘邦。这都是因为"无德"所致。这就突出了一个"慈"字,人能体无为之道,怀仁慈之德,天道的运行之序是救助慈善的,并以慈善卫护谦退。体恤百姓,慈爱万物,以此行于天下,则战必胜,守必固。

人们经常以进取骁勇为能,而以不敢先为耻,却没有想到进取骁勇的危害,更体会不到"不敢为天下先"在世上久存的作用。因此,他们往往走了与大道相反的道路,那就必然钻进死胡同去了。

老子在此章中讲到了所谓的"三宝"——"慈""俭""不敢为天下先"。这三者是有顺序可言的。这三件"大宝贝"首先被墨家学派承接过去,并在那里开了花,结了果。所谓的慈,就是墨家讲的兼爱;俭,就是节用;不敢为天下先,即非攻。

"慈"是老子三宝中最先提倡的。什么是"慈"呢?我们先从"慈"字本身来看。《说文解字》中说:"慈,爱也。从心,兹声。"也就是说,"慈"字的含义是用心来表示的,"慈"就是"爱"。但"慈"与一般意义上的爱又不能画等号。

"慈"有特定的含义,标示出层级关系,特指上对下的爱以及父母对子女的爱。此章中的"慈"应该说主要是指统治者对被统治的下层老百姓的怜爱之意。心怀慈爱,百姓就不会吃不上饭,就不会被苛捐杂税压得喘不过气来,生活安定,百姓自然不会有轻死、反抗,自然而然天下就会太平了。

为什么老子要以"慈"为宝呢?因为老子生活的时代,不管是统治者还是社会上的人际交往,"慈"都是稀缺品。战乱频仍、社会动荡、民不聊生、哀鸿遍野是当时社会现实的真实写照。看到这种现实,怎能不使悲天悯人的老子深思?由此,他提出并倡导"慈"这一法宝。

在老子看来,"悟道""行道"的人,就会"慈"。没有比战争更与"慈"相违背的了。如果逼不得已要作战,能够谨守慈爱之心,那么作战即可战无不胜,守城则可固若金汤。因为慈爱之人,会发自内心地爱惜民命,人民自然乐意帮助他,得民心者得天下,这是老天赐予的财富,所以"天将救之,以慈卫之"。

这里并不是说天会仁慈地保护你,而是老天让你有一颗慈爱之心,用兵之时,你的"慈"就会成为你的重要力量,助你克敌制胜。由此可见,"慈"中蕴涵着无穷无尽的能量。

因此,老子又说"慈故能勇",人的内心满怀慈爱,行为处事时就会透射出来,这是一种并不自认为很高尚的品德,就是老子所说的"上德不德"中的"上德",是清静无为、顺乎自然的外在表现。

"慈悲为怀"本是佛教用语,就是要本着慈悲之心,解救人世间的苦难。《智度论·大慈大悲义》是这样说慈悲的:"大慈与一切众生乐,大悲拔一切众生苦。"后来"慈悲"被广泛地应用,指慈爱和悲悯,儒家和道家都很看重。人生在世,拥有一颗慈爱之心,就好比拥有了一件法力无边的宝物,具有无穷的力量。所以"慈"才受到儒释道三家的推崇。

老子希望人们都怀有一颗仁慈之心。我们现在理解,这种慈爱之心是包括了上对下的仁慈、下对上的敬爱和同一层级之间的友爱的一种更广泛的爱心。充满爱心,除了自爱,还爱人之老,爱人之幼,爱自然,爱他物,这样就拥有了人生最宝贵的财富,是老天赐予可以保护你的。如果失去爱心,就会生性残酷,满心仇恨,那样的世界该是多么可怕。

爱,是人本性的需求,施与爱和得到爱是人性使然,都是符合自然规律的。人与人之间只有充满着爱心,社会才会和谐发展。因此,"慈"在"三宝"当中排第一。

其次是"俭",老子并没有否定人类的所有欲望,他说"甘其食,美其服,安其居,乐其俗",是肯定人的自然欲望的。他批判的是不知节制地纵欲,这样的话,对养生没有好处,对国家没有好处,所以他提倡节俭,这是能保有慈爱之心的必要条件。

试想一个骄奢淫逸、纵情声色的人,能对谁慈,能对谁爱?

谈到限制纵欲的问题,现代学者俞平伯认为,人是有灵性的,能支配外界环境而不为外界所支配,并且每个人的自然欲望是有限的。可是如果需求无度,就会刺激占有欲,迷失自我,被束缚而丧失健全的道德,以至于只看到动物性的一面,而泯灭了人性,酿成犯罪。可见,欲望对道德的妨害是何等之大。

俞平伯的观点和老子的思想是一致的。老子的论说是正反结合,"慈"和"俭"都是从正面循循善诱。"不敢为天下先",则是老子从反面警戒人性中突出的弱点,告诉人们要谦下、不争,从而充实、安定。

"不敢为天下先",这与老子一贯的处世智慧是相对应的,他强调的是"善利万物而不争""和其光,同其尘""处下"。因为他知道如果争为天下先,那么整个身心就会陷入争强的洪流当中,将会无休止地争夺。世间的名位、财富是没有尽头的,那么人也会因为无法自拔而身心俱疲。

当然,《道德经》五千言也因为极其简练而容易被人误解。"不敢为天下先"这句话就被人认为是胆小、怯弱,没有上进心,当不了大丈夫,成就不了大事业。但我们要明白老子的处世思想是一体的,老子之所以会这样说,是因为他一再提倡的"道"是"不争""谦下"的。

汉文帝极为推崇且深谙"黄老之道",他是将老子的传世三宝真正身体力行的一代君主,慈、俭、不敢为天下先,都逐一做到。

汉文帝即位不久,就下了一道诏书说:"一个人犯了法,定了罪也就是了,为什么要把他的父母妻儿也一起逮捕办罪呢?我不相信这种法令有什么好处,请你们商议一下改变的办法。"大臣们一商量,按照汉文帝的意见,废除了一人犯法、全家连坐的法令。

后来的缇萦上书,废除肉刑,更是文帝仁慈治天下的表现。临淄太仓令淳于意因无心官场,辞官归故成为一名郎中。一次,当地一位富商的妻子生了病,请淳于意医治,不料病人不治身亡。大商人仗势向官府告了淳于意一状,当地官吏判处其"肉刑",将其押赴长安。淳于意的小女儿缇萦陪父前往长安,并托人写了一封奏章传入宫门,乞求皇帝废除惨无人道的肉刑,自己甘愿没为官奴替父赎罪。汉文帝看了信,召集群臣,说:"犯罪受罚,理当如此。但肉刑过于残酷,不利于人改过自新,将之取缔吧!"

吕祖谦曾说过:"凡四百年之汉,用之不穷者,皆文帝之所留也。"综观西汉文帝在位的言行政措,有一点特别突出,即"躬自俭约",文帝敦朴节俭是臣民的表率。

《史记·孝文本纪》中记载:文帝即位执政23年间,生活俭朴,身着粗袍;修建陵墓全用泥瓦,甚至连墓室装饰也明令不准使用金、银、铜、锡等贵重金属;所宠爱的慎夫人,也随文帝过着简朴的生活,平时不着一般贵妇穿的拖地长裙,而是像劳动妇女那样"衣不曳地",所居住的室内帷帐全无雕龙绣凤的纹饰。

一次,汉文帝想在宫内修一座露台,就向工匠打听所需花费,当工匠告诉他修成需要百金时,汉文帝马上感叹:"这花费相当于十户中等人家的财产啊。"于是放弃了原先的打算。

此外,文帝还经常揽过失于自身,他说:"我听说天之道是祸自怨恨而起,福由行德而生,百官的不对,应该由我亲身负责……我不英明,不能施德及远,致使边疆的人们不得宁息。"汉文帝下罪己诏非常频繁,无论天象异常或外患日亟，他都要罪己反省。后世许多人认为时为代王的刘恒在继承帝位之前的谦虚不过是一场"不敢为天下先"的表演，即便如此，也是文帝将黄老之术运用娴熟的表现吧。

汉文帝学习老子可谓抓住了其精髓所在，故能成为一代名主。后世帝王因此十分推崇他，却少有人能真正做到，更别说与之比肩了。反而不少人假冒为善，欺世盗名。

电视剧《宰相刘罗锅》中曾有几个场景便将乾隆皇帝"效法"先贤的虚伪之举表现得淋漓尽致：他奖赏一位身着补丁官服的虚伪官吏，标榜俭朴；他对西洋供奉的舰船模型不屑一顾……

电视剧是在杜撰历史，也是在重现历史，许多封建帝王都是在老子传世"三件宝"中学到了些皮毛，便自欺欺人。

老子的"慈""俭""不敢为天下先"这三件宝经过历代的演绎，后人恐怕已找不出其原本的含义了，只有抓住关键，才能真正在老子的告诫中安守清净，从容处世。

不论在学校还是家庭，我们受到的人生教育，很少包括这类内容：如何保护心灵的纯真和敏感，如何让这颗心能收获足够多的快乐，从而能与各种焦虑痛苦抗衡……

我们熟悉的是："吃得苦中苦，方为人上人。""不想当元帅的士兵不是好士兵"。

可是，为什么一定要做人上人？在这个世界上，第一永远是少数。我们也可以快乐地做第二、第三，量力而行，宽厚自己。

都当元帅，士兵谁来当呢？都做管理者，工匠谁来做呢？不能吃山珍海味，粗茶淡饭就不能维持生命所需了吗？

歌坛巨星刘德华说得就很通俗："我就是喜欢做第二。做第二很好，前面永远有个目标追，做第一高处不胜寒。无敌也很寂寞。"

实际上，好为人先，处处争第一，不可避免会带来许多负面影响，不利于和谐人际关系的构建。成人如此，孩子们的世界也是如此。下面有这样一段教子的对话，或许能带给我们一些启发与思考。

儿14岁,初二。一日回,闷闷不乐。

"咋了?有心事?说来听听。"

"没啥事。只是很奇怪,最近有两个同学,平时关系还挺好,可这几天,在校群里,公然污蔑攻击我。"

"呵,你受伤了?"

"这倒没有,爸爸,我不解的是,我没得罪他们呀,我最近挺好的呀!"

儿子眼神里,闪过一丝得意。

"你挺好的?来,说说你有多好。"

"这学期成绩进入了前5名,作文比赛一等奖,演讲比赛第一名,篮球比赛团队冠军,个人被评为十佳运动员、优秀班干部。"

"停,儿子,你在找死!"我手心出汗,有点失控。

"咋了,爸爸?"

"儿子,你犯了人生之大忌!爸爸这半辈子,还从来没见过笨死的,但见了太多能死的。人的灾难,不是因为你做错了什么,而是因为你拿多了什么。儿子,你拿多了,拿多了荣誉。"

"那怎么办?爸爸。"

"至少在一年内,禁止一切比赛,禁止任何评选,这叫双禁。人要有能力优秀,更要有能力让别人优秀!荣誉就像玫瑰,看着美丽,拿着扎手。"

"一年啊?别的都可以,就是篮球?"

"好,球禁两个月!"儿接受。

老子曰,不敢为天下先。誉满天下者,必毁满天下。

儿双禁两个月,又有一次父子对话。

"爸爸,双禁以后,同学关系融洽了许多,可还是有议论。"

"议论啥?"

"很多老师和同学都认为我这样太消极,不进取。"

"哈哈,做人当然要积极,关键是积极索取,还是积极付出;是积极竞争,还是积极谦让。"

"什么都谦让吗?"

"是的,都可让,名、利、权皆可让;只有一样东西绝对不让。"

"啥?"

"当仁不让!"

"???"

"也就是:没人扫地时,你不让;同学生病时,你不让;别人需要帮助时,你不让;国家危难之时,你不让;凡大仁大义之事,绝不退让。"

"当仁不让!我懂了,这才叫积极进取!"

洒扫,应对,进退,此乃立身之本。

一个人不可能处处胜于人,有得必有失。命运是无常的,做什么都要留余地。不做第一做第二,也是某种程度上的自信。只有先做第二,才能有机会做第一。

天外有天,人外有人。一个人怎能时时处处胜过所有人呢? 每一个人都有自己的优点与优势,也都有自己的缺点与短处。扬长避短才明智,拿自己最不擅长的柔弱之处去硬碰别人修炼得最拿手的看家本领,其结果是可想而知的。

人有各种潜能,但不可能在所有地方都有机会发挥出来,你只能在一个地方用足你的力气。在你没有用力气的地方,在你无暇顾及的地方,你必然不如那些在这个地方用足力气的人。

你的精力有限,机遇也有限。因此,你能超越别人的地方肯定很少很少,而不如人的地方绝对有很多很多。只有对这一点看明白了,你才有从容的心态,也才能真正进入第一的行列。

六十八　善胜敌者不与，
善用人者为之下

善为士者不武，善战者不怒，善胜敌者不与，善用人者为之下。是谓不争之德，是谓用人之力，是谓配天古之极也。

善于带兵的人不依赖个人的勇武，善于作战的人不会怒形于色，善于克敌的人不与敌人发生正面冲突，善于用人的人先对人表示谦恭。这就是与人不争的品德，这就是善于借助别人的力量，这就叫作符合天道运行规律，是远古最高的法则。

"善战者不怒。"《道德经》五千言，主要不是讲战争，但惜墨如金的老子却不忘告诫人们用兵打仗不能轻易被激怒的道理，可见其重要性。

《孙子兵法》也有类似的论述："主不可以怒而兴师，将不可以愠而致战。""怒"与"愠"是兵家所忌。一旦指挥暴烈，怒上心头，就可能失去理智而吃败仗，带来灾难性的后果。

凡读过《三国演义》的人都知道孔明三气周瑜这个故事。由于周瑜才智不如孔明，第一次孔明袭了南郡又取了荆襄后，瑜气伤箭疮，半晌方苏。醒后发誓："若不杀诸葛村夫，怎息我心中怨气！"

第二次孔明设计将周瑜击败，瑜又怒气冲激，疮口迸裂，昏厥于地。第三次当孔明识破周瑜假途灭虢之计，周瑜差点被捉时，再次怒气填胸，在马背上大叫一声，箭疮复裂，坠于马下。

不久，周瑜仰天长叹："既生瑜，何生亮！"连叫数声而亡，寿36岁。英年早逝，人们无不为之扼腕叹息。

所谓"善为士者不武",即面对冲突,既不因自身强大而以武力威胁,更不用说摩拳擦掌、诉诸战争。为什么这样便好呢?

世上所有的冲突,必然是因为利益之争,要么是精神层面要么是物质层面。如果利益双方各执己见,战争自然不可避免。战后必有余怨,怨怨相报,终无休止,最后只能同归于尽。

如果双方都具有足够的智慧,利益必能协调,那么何必发生战争呢? 如果一方具备相应的智慧而另一方相对愚昧,通过晓之以理,为而不争,最终又何必以战争来解决呢? 因此,"善为士者不武"便是"不争之德"。

博弈是人生常态,易怒者必然会口不择言,容易轻举妄动。如此言行,不仅无济于事,且徒增双方的对立情绪,便是不道。若不怒,便能冷静地分析利弊;若不主动挑起冲突,便能以逸待劳、顺其自然。这便是不争,不争便是无为之道,无为便是不争之德。

因此,冲突各方如果能化干戈为玉帛,消弭冲突,着眼于协调解决矛盾,便可寻觅合作之道。若胜不骄的一方以谦下的态度对待败者,失败方必然深感其德而真心追随;若失败方不气馁,全心诚意对待失败,胜利方也必定不怀私心而倾囊相授。本来是两股相互破坏的力量,只因为"善为下",变成相携共进的合力,这便是"是谓用人之力"。

最后,老子对这种和谐状态大为感慨,忍不住赞道:"是谓配天古之极也"。这样的做法才是遵从大道。

本章老子从军事角度论述了"善战者不怒"的道理,对我们的生活同样具有重要的启发。世上大凡控制不好自己情绪的人都是以失败告终,他们成为情绪的奴隶,受情绪的役使,最终导致自己的失败。

生活中遇到对手在所难免,如果能够很好地控制住自己的情绪,就等于胜利了一半。打仗和竞技是这样,工作与人生何尝不是如此呢? 发怒是一种很不好的心境,发怒时情绪过激,不仅容易把事情办砸,生气暴怒还可能气坏身体。

在古老的西藏,有一个叫爱地巴的人,每次生气和人起争执的时候,就以很快的速度跑回家去,绕着自己的房子和土地跑 3 圈,然后坐在田地边喘气。

爱地巴工作非常勤劳努力,他的房子越来越大,土地也越来越广,但不管房地有多大,只要与人争论生气,他还是会绕着房子和土地跑3圈。

爱地巴为何每次生气都绕着房子和土地跑3圈?

所有认识他的人,心里都起疑惑,但是不管怎么问他,爱地巴都不愿意说明。

直到有一天,爱地巴已经很老了,他的房地也已经非常广大。

他生气后拄着拐杖艰难地绕着土地和房子走。等他好不容易走了3圈,太阳都下山了。爱地巴独自坐在田边喘气,他的孙子在身边恳求他:"阿公,您已经年纪大了,这附近地区也没有人的土地比您的更大,您不能再像从前,一生气就绕着土地跑啊!您可不可以告诉我这个秘密,为什么您一生气就要绕着土地跑上3圈?"

爱地巴禁不起孙子恳求,终于说出隐藏在心中多年的秘密,他说:"年轻时,我一和人吵架、争论、生气,就绕着房子和土地跑3圈,边跑边想,我的房子这么小,土地这么小,我哪有时间,哪有资格去跟人家生气?一想到这里,气就消了,于是就把所有时间用来努力工作。"

孙子问到:"阿公,你年纪老,又变成最富有的人,为什么还要绕着房子和土地跑?"

爱地巴笑着说:"我现在还是会生气,生气时绕着房子和土地走3圈,边走边想,我的房子这么大,土地这么多,我又何必跟人计较?一想到这,气就消了。"

人在愤怒的那一瞬间,智商是零,过一分钟后恢复正常。人的优雅关键在于控制自己的情绪。用嘴伤害人,是最愚蠢的一种行为。看别人不顺眼,是自己修养不够。

为什么没有人会对一块石头大吵大闹呢?因为石头的静默令挑衅生事者无从入手。在你可以像大石般沉默时,生事者迟早会失兴致而另去他处。

脾气泄露了我们的修养,沉默道出了我们的品味。当感觉天快塌下来的时候,实际上是自己站歪了!有棱有角的害处是,别人啃起你来十分方便。

要明白生气是愚蠢的事,你才能不生气。做到这一点就已经健康了一半。

如果在生气之际,我们能多想想:相遇不是用来生气的。我不是为了生气而工作的;我不是为了生气而交朋友的;我不是为了生气而结婚的;我不是为了生气而生儿育女的。

常常这样想想,慢慢地,我们就能放下牵挂而微笑了。

六十九　抗兵相加,哀者胜

　　用兵有言:吾不敢为主,而为客,不敢进寸,而退尺。是谓行无行,攘无臂,扔无敌,执无兵。祸莫大于轻敌,轻敌几丧吾宝。故抗兵相加,哀者胜矣。

　　常用兵的人这样说过:"我不敢主动地进攻别人,而宁愿被动地防守;我不敢贸然前进一寸,而宁肯后让一尺。"这就是说,不要随便调动军队,不要随便决定开战,不要随便进攻敌人,不要随便使用兵器。用兵打仗最大的灾祸就是轻视敌人,轻视敌人就是违背了道。因此,两军力量对等时往往是奋力抵御的一方获胜。

　　"兵者不祥之器,非君子之器,不得已而用之。"如敌人无故用兵于我,则以自卫应之。我用兵虽出于不得已,但仍不敢恃勇妄进。轻敌好杀,无故用兵,恃强妄进者,是丧失了道的"慈""俭""不敢为天下先"的自然体性。若心不怀好生之德,天道必以灾祸惩罚。

　　老子喜欢低调做人,喜欢无为处事,更喜欢世界一团和气。因此,他在第六十八章中阐述了"不怒、不武"的不战思想。然而,现实偏偏总是不尽如人意,如果战争无法回避,要如何应对呢? 本章的用兵之道,其核心便是以退为进的战略思想。

　　战争的最高境界是主动退让,不战而屈人之兵,不战而胜;战争的最大祸患莫过于轻敌,说明哀兵必胜。因为怀德,因为先谋而后动,所以能不战而胜;因为有忧患意识,防患于未然,众志成城,所以哀兵必胜。所谓天时地利人和,就是这个道理。

　　很多时候,面对竞争对手,主动不如被动,前进不如后退,进攻不如防守,而不是凭着一股意气或热情奋不顾身地主动挑战。为什么? 因为竞争的时机更重要,不得时机,只能是白费气力。

"是谓行无行,攘无臂,扔无敌,执无兵。"这是一句难以理解的话,然而联系老子的整个思想体系来理解就不会显得晦涩难懂了。

这句话的意思是说虽然有行动却好像没有采取行动,虽然举起手臂却好像没有举起手臂,虽然面对敌人却好像没有敌人存在,虽然手执兵器却好像没有兵器。这就像绝顶武功高手的"手中有剑,心中无剑",进入了至上武功的化境。

这听起来好像很玄乎,明明有的东西怎么说好像没有呢? 联系老子的思想体系我们不难理解,这是老子无为思想所能达到的最高境界——有却似无,看似无为却有为。

我们曾多次强调,无为不是什么也不做,不是骄傲轻敌而不做应战的准备,老子声称"祸莫大于轻敌,轻敌几丧吾宝"。骄傲轻敌必败无疑,这是军事中的重要思想,无论是古代还是现代,这种军事思想都发挥了积极的作用。我们可以推广应用到其他的领域,任何骄傲自大、轻视他人的行为都是违反道德标准的,都会受到惩罚。只有了解对手,才能战胜对手,而且不能轻敌。所谓"知己知彼,百战不殆",就是这个道理。

鉴于本书的主题,我们抛开军事,老子这一章对我们的人生有什么启示呢? 仔细想想,以退为进,人生不也是如此吗?

有一首诗形容农夫插秧:"手把青秧插满田,低头便见水中天;身心清净方为道,退步原来是向前。"有的人为了功名富贵,总是不顾一切地向前争取。有的时候前面是险坑,跌下去会粉身碎骨;有的时候前面是一道墙,撞上去会鼻青脸肿。如果这时候懂得以退为进,转个弯、绕个路,世界还是一样会有其他更宽广的空间,这正是古人所云"退一步,海阔天空"。

因此,一个人在世界上要想做人处事,必须谦恭礼让;一个人要想成功立业,必须懂得以退为进。引擎利用后退的力量,反而引发更大的动能;空气越经压缩,反而更具爆破的威力;军人作战,有时候要迂回绕道,转弯前进,才能胜利。很多时候,要想成就一件事情,必须低头匍匐前进,才能成功。

曾经有一位留美计算机博士学成后在当地找工作,他每天抱着博士证,进这个公司,出那个集团。在他看来,博士生的就业标准自然要高。谁知,他四处碰壁,被各家公司拒之门外。想来想去,他决定收起各种学位证书,以一种最低身份去求职。

很快地,博士生被一家公司应聘为程序录入员。这份工作对他来说,堪称小菜一碟,但他吸取前几次找工作的教训,不敢马虎。不久,公司经理发现他能找出并纠正程序中的错误,不是普通的程序员所能比的。这时,博士生亮出了自己的学士证,老板给他换了个与大学生相称的工作。过了一段时间,经理发现他能经常提出一些有价值的建议,比普通的大学生要强得多,这时,他亮出了硕士证书,老板见后又提升了他。最后,老板觉得他还是与别人不同,就和他谈了一次,此时,博士生终于拿出了自己的博士证。于是,老板对他的实际水平有了全面的认识,毫不犹豫地重用了他。

这个博士的办法是聪明的,他先放下身份和架子,甚至让别人看低自己,然后寻找机会全面展现自己的才华,让别人一次一次地对他刮目相看。

如果刚一开始就让人觉得你多么的了不起,对你寄予种种厚望,可你随后的表现让人一次又一次地失望,结果是被人越来越看不起。这种反差效应值得人们借鉴。别人对你的期望值越高,越容易看出你的平庸,发现你的错误,相反,如果别人本来并不对你抱有厚望,你的成绩总会容易被人发现,甚至让人吃惊。

很多刚走上岗位的人,不懂得这种心理,往往希望从一开始就引人注目,夸耀自己的学历、本事、才能,即使别人相信你,在形成心理定势之后,如果你工作稍有差错或失误,往往就被人瞧不起。试想,如果一个本科生和博士生做出了同样的成绩,人们会更看重谁?人们会说本科生了不起。博士的学历高,理应本领高一些,可你跟人家一样,有什么了不起?心理定势是难以消除的。

聪明的人,刚走上工作岗位时不会过早地暴露自己,当他默默无闻的时候,会因一点成绩一鸣惊人,这就是深藏不露的好处。

如果交给你一项工作,你说"我保证能够做好",那几乎和说"我不会"一样糟糕,甚至更糟糕。如果你说"让我试试看",结果你同样做得很好,也许得到的评价会大不相同。

俗话说:退一步,路更宽。要退,必先学会忍。事实上,退是另一种方式的进。暂时退却,养精蓄锐,以待时机,这样的退后再进则会更快、更好、更有效、更有力。退是为了以后再进,忍住一时的欲望,暂时放弃某些有碍大局的目标是为了最后实现最大的成功。退中本身已包含了进,这种退是一种进取的策略。

老子最后说"故抗兵相加,哀者胜矣",所以双方举兵交战,如果实力相当,示弱的一方会是最后的胜利者。

"哀兵必胜,骄兵必败"的道理,也成为千古以来兵家的军事名言。著名学者张松如认为,"今人或谓老子以退为进的方针,在军事方面,则表现为以守为主、以守取胜的主张。这条总的作战原则是不对的,但老子提出的不可轻敌和双方兵力差不多相等的条件下,悲愤的一方将获胜等见解,还有它合理的地方。"

对于这一战争谋略,毛泽东曾形象地论述道:"谁人不知,两个拳师对抗,聪明的拳师往往退让一步,而蠢人则气势汹汹,劈头就使出全部本领,结果却往往被退让者打倒。"这就是中国兵家所讲、老子所推崇的"不敢为主,而为客,不敢进寸,而退尺"。两军实力相当,对垒之时谁会取胜,老子说"哀者胜"。这个所谓的"哀者",就是那个退让者,那个戚戚然不以用兵为武为喜的人。

美国总统亚伯拉罕·林肯出身于一个鞋匠家庭,而当时的美国社会非常看重门第。林肯竞选总统前夕,在参议院演说时,遭到了一个参议员的羞辱。

那位参议员说:"林肯先生,在你开始演讲之前,我希望你记住你是一个鞋匠的儿子。"

林肯看看他,没有表现出愤怒的样子,而是深沉地说:"我非常感谢你使我想起我的父亲,他已经过世了,我一定会永远记住你的忠告,我知道我做总统无法像我父亲做鞋匠做得那么好。"

听了林肯这一席话,参议院陷入一阵沉默里。

林肯又转头对那个傲慢的参议员说:"就我所知,我的父亲以前也为你的家人做过鞋子,如果你的鞋子不合脚,我可以帮你改正它。虽然我不是伟大的鞋匠,但我从小就跟随父亲学到了做鞋子的技术。"

然后,他又对所有的参议员说:"对参议院的任何人都一样,如果你们穿的那双鞋是我父亲做的,而它们需要修理或改善,我一定尽可能帮忙。但是有一件事是可以肯定的,我无法像他那么伟大,他的手艺是无人能比的。"

说到这里,林肯流下了眼泪,所有的嘲笑都化成了真诚的掌声。后来,林肯如愿以偿地当上了美国总统。

作为一个出身卑微的人,林肯没有任何贵族社会的硬件。他唯一可以倚仗的只是自己出类拔萃的扭转不利局面的才华,这是一个总统必备的素质。正是关键时的一次心灵燃烧使他赢得了别人包括那位傲慢的参议员的尊重,抵达了生命的辉煌。

林肯在关键时刻的眼泪,他的哀伤与悲情,让人们看到了他的铁汉柔情,赢得了最后的成功。

老子所言的"哀兵必胜","哀"并不单纯指悲哀,还有心怀仁慈的意思。老子曾说仁慈位居三宝之首,仁慈的另一个名字则是无为。用无为进攻则可以得胜,守则可以坚固。老子认为在战争中应怀有仁慈之心,才能不滥杀无辜的生灵。这种审慎的态度是对生命的尊重,也是对自己的尊重。

七十 圣人被褐怀玉

吾言甚易知，甚易行。天下莫能知，莫能行。言有宗，事有君。夫唯无知，是以不我知。知我者希，则我者贵。是以圣人被褐怀玉。

我的主张很容易理解，也很容易实行。然而，天下竟没有人能够理解，也没有人肯去实行。我提出的主张都有一定的主旨，我要求做的事也有一定依据。由于人们太无知了，所以不能理解我。能理解我的人太少了，能效法我的人更为难得。因此，圣人常常是怀着超常的才智，却不刻意去展示。

"大道甚夷，而民好径。"人不知易知之言，反而以智虑求奇，巧言令色以乱物性，不走平夷之路，反履崎岖之径。体现真常自然之道的圣人，"处其厚，不居其薄；处其实，不居其华"，外表虽普通，内心却存着珍贵的"道德"。

元朝刘元卿写了一部《贤弈编》，里面有一个值得深思的故事：

一个盲人从一条干涸的小溪上的木桥上过，盲人上了木桥，感觉脚下在摇，桥下很空。木桥的中间缺了块木板，盲人走在这里时一脚踏空，幸好他反应快，抓住桥边不放，以为一松手就会掉进万丈深渊。

路人告诉他，没有深渊，你尽管往下轻轻着地。盲人还是不敢，被"深渊"吓得大哭起来。

哭了半天，他的手也吊疼了，不能再坚持，心想反正都是死，何必再受苦，就横下心来一跳，结果当然没摔死。

盲人松了一大口气，苦笑道："早知道脚下就是实地，我又何必把自己悬吊在空中呢？"

我们不应该笑这个盲人,因为他本身是看不见的。我们应该笑自己,因为我们往往也自己制造吓人的深渊,这"深渊"其实并不存在,即使存在也一点都不深,我们只管用心用力地下脚,就会脚踏实地。

很多事物外表看起来深不可测,其实一点也不深。与之相反,有的事物看起来浅,其实深不可测,不懂的人就会陷进去。

很多被水淹死的人是因为犯了一个错误:他们看到眼前的水清清澈澈,甚至可以清澈见底,水底的卵石、水中的鱼儿和水草无不清晰可见。他们因清澈误认为水浅,结果就被淹死了。

"道"不也是如此吗?本来是"甚易知,甚易行",一点也不深,但"天下莫能知,莫能行。"反而是表面光鲜的违道之事,却被世人趋之若鹜。

白居易问禅师:"如何是佛法大意?"

禅师回答道:"诸恶莫作,众善奉行!"

白居易听了,以为禅师会开示自己深奥的道理,原来是如此平常的话,感到很失望地说:"这是三岁孩儿也知道的道理呀!"

禅师说:"三岁孩儿虽道得,八十老翁行不得。"

听了禅师这番话,白居易完全改变了他那自高自大的傲慢态度。

一句"三岁孩儿虽道得,八十老翁行不得"包含着简单而深刻的哲理。古人说:"言知之易,行之难""非知之艰,行之惟艰也。"为什么"行"难?由于人心的懈怠,由于外在环境种种的限制以及变数。很多道理都非常简单,但实行起来却不容易。因此,学道的人总是很多,得道的人总是很少。

老子提出的一系列政治主张,很容易理解、很容易实行,却没有人理解和实行。这使得他不免流露出对当时的执政者的失望情绪。其实,老子的那一套治天下的理想,只有他幻想中的"圣人"才能实现。因为任何治国方案,都必须适应执政者的利益,否则,他们便不会采纳,更不会去遵行。

老子所提出的静、柔、俭、慈、无为、不争等,都是合乎道、本于自然的主张,理应是容易被理解、被遵行的。然而,人们却贪图名利,急于躁进,因而不能理解和遵行。

老子试图对人们的思想和行为进行探索,对于万事万物作根本的认识和注解。他以浅显的文字讲述了深奥的道理,正如身着粗衣而怀揣美玉一般。但不能被人们理解,更不被人们实行,因而他感叹说"知我者希"。

在老子所处的时代,他的无为思想显然是没有市场的。老子一向排斥欲望和妄为,这与当时的世风格格不入。人们的头脑被欲望充塞着,根本没为老子的思想留一丝一毫的空间。在他们看来,老子的无为是没有实在意义的空洞理论,其架构于虚无缥缈的真空之中,与现实相差甚远,又过于抽象和玄远,根本无法理解。

然而,在老子看来,自己的思想是易于理解和行动的。在不能被人理解的情况下,老子的内心自然是苦闷的,这其中也包含着他对当时的统治者的失望情绪。老子主张实行无为而治,他的一整套治国理论也被统治者束之高阁,不予理睬,老子对此能不困顿忧郁吗?

老子提出的政治主张不被人们理解和采纳,因而感到政治抱负难以施展,颇有怀才不遇、曲高和寡的苦闷,故此发出了"是以圣人被褐怀玉"的一声叹息。

老子在本章的结尾谈到了得道者的真实情态,他用了极其简洁的"被褐怀玉"来概括圣人的外貌。

圣人的外部特征是穿着粗布衣服,和平常的人没什么异样。但在如此简陋粗俗的外表下掩盖的是冰清玉洁的内心,老子称之为"怀玉"。玉是稀世珍宝,它也喻指美好的品质。在这里,老子用玉来比喻圣人纯洁的内心和不与世道合污的高洁品德。

在高山流水的故事中,钟子期外表看似粗陋,内里却心怀秀雅、品位不凡。他能听懂一般人听不懂的琴音,可见其不俗的修养。当俞伯牙正在感叹"知我者稀"时,这位知音的出现自然令他惊喜过望。在俞伯牙看来,钟子期就是一位"被褐怀玉"者,所以令他珍惜,甚至在他死后毁琴不弹。

大道至简,简单而易知易行,但世人多不解也不去行动,所以大道反而少人理解、少人效法。人们总喜欢华丽的外表,却不知圣人身着粗布衣而怀揣美玉。

有道的圣人云游四方,尽管处于凡尘之中,但人们对面不识,因而就像是被褐怀玉一般。

世上最深刻的往往最简单平易,不会故弄玄虚;最值得珍视的往往是质朴的,没有华丽的外表;最平淡无味的往往是最有营养的,没有酸甜苦辣的刺激。深刻寓于简单,伟大寓于平凡。繁华落尽归于平淡。因此,要怀一颗平常心,这样就可做到花开花落,平淡从容,宠辱不惊。

"下士不笑,不足以为道",世人多庸碌,往往为外物所迷惑,迷离了眼目,失去了根本,不能认清事物的本质。唯有清静无为、执道而行者才能认识到这个道理。因此,要想自己不入庸流,不至于与世俗同流合污,就该保持一份"众人皆醉我独醒"的旁观者姿态,站在人生的边上,能入世也能出世。

所谓"金玉其外,败絮其中",千万别被表面的繁荣所迷惑;所谓"大智若愚",千万别瞧不起外表不赏心悦目的人。

真理有时并非掌握在多数人手中,所以不要盲目从众,不要觉得那个保持独立的人怪异——也许,他就是那位被褐怀玉者,真理就在他那里。所谓的先知先觉者,从来是保持自由与独立的孤独先行者。

四川乐山凌云寺内有一副对联:"笑古笑今,笑东笑西,笑南笑北,笑来笑去,笑自己原无知无识;观事观物,观天观地,观日观月,观来观去,观他人总有高有低。"老子在被褐怀玉的同时,是否有此心境,我们不得而知。

圣人都经常甚至一直不被理解,何况凡人呢?执着于追求顺境,不是与道相背离,又是什么呢?

人的一生,难免有低潮之时,有不如人意的生存阶段,甚至身陷恶劣的环境中。人在不如意的困境里也要保持人格的完整,绝不能丧失信心,放弃努力,随波逐流。若在恶劣环境中沉沦,无异于降低了自我的存在境界,更不要说不断地提升人生的质量。

元朝的时候,连年战火,局势动荡不安,老百姓为了保全性命,流落异乡。有一个读书人许衡,他也随着逃难的人潮,来到一处偏僻的村镇。

难民们赶了一天的路,个个又饥又渴,看到路边的果树,大家欢喜地采撷水果,饱餐一顿美味。许衡只是静静地坐着,并没有加入采摘水果的行列。

有人热心地怂恿他:"许先生,赶快去吃水果,又大又甜哦!"

许衡回答:"这水果是有人种的,要得到主人的允许,才能摘来吃呀!"

一旁的人哈哈大笑,不约而同说:"哎呀! 先生,现在是什么年头了,各处战乱频频,果园的主人早就远走他乡,哪里还有什么主人呢?"

许衡面色凛然地回答:"尽管现在战火漫天,这个果园失去了主人,难道我们的心中就没有主人吗? 我采摘水果食用,就是偷盗,侵犯别人的利益,我心中的主人时时刻刻替我监管道德,替我看守良知,我怎么能逾越规矩呢?"

世间的法律法规,虽然只能约束我们外在的行为,不能约束我们的心灵,但作为一个正常的人来说,应努力使自己的心如君子怀璧。

我们要一直问自己一个问题:"我是谁?"找到了自己,也就会明晰如何度过此生。

我们从老子的思想中得到启示:真正的美丽是心灵的美丽,而绝非仅指外表的华美。

一个美国游客到泰国曼谷旅行,在货摊看见十分可爱的小纪念品,他选中 3 件纪念品后就问价。女商贩回答是每件 100 铢。美国游客还价 80 铢,费尽口舌讲了半天,女商贩就是不同意降价,她说:"我每卖出 100 铢,才能从老板那里得到 10 铢。如果价格降到 80 铢,我什么也得不到。"美国游客眼珠一转,想出一个主意,他对女商贩说:"这样吧,你卖给我 60 铢一个,每件纪念品我额外给你 20 铢报酬,这样比老板给你的还多,而我也少花钱。你我双方都得到好处,行吗?"

美国游客以为这位泰国女商贩会马上答应,但只见她连连摇头。见此情景,美国游客又补充了一句:"别担心,你的老板不会知道的。"女商贩听了这话,看着美国游客,更加坚决地摇头说:"佛会知道。"

美国游客一时哑然。他为了达到自己的目的,就像钓鱼一样,设了一个诱饵,但女商贩并不上钩,关键在于她深深懂得:商人必须讲究商业道德,正经钱可赚,昧心钱不可得;别人能瞒得住,但良心不可欺。

"认认真真做事,清清白白做人。"这前一句话几乎包含了各种层面的人生活动,比如做官、种田、教书、打仗等;后一句话则强调,无论做什么事,都要"对得起天地良心",于人于己问心无愧,无论处于何种人生情境,无论是别人知道还是别人不知道,做人都要珍视"人"这个崇高的称号,必须保持个人品德的纯洁无瑕。

我们所处的时代和老子所处的时代相去甚远,但人们满足自己的欲望的要求是相同的。老子主张克服自身的欲望,达到内心的完美,这一思想在我们的时代同样实用,而且有着十分重要的意义。

当今社会,人们的内心有着强烈的自我满足的欲望,极大地占有财富已成为许多人最大的人生目标。他们在追求财富的路上迷失了自己,将自己的灵魂驱赶到了一个无人的角落。还有的人由于时运不济无法满足自己对财富的疯狂占有欲望,于是走上了邪路,断送了自己的前程甚至一生的幸福,何苦呢?

人生来世上不容易,真正属于我们的只有我们的内心和灵魂。要知道,再高档的时装和再华丽的容貌到头来也只是一场虚空,身外之物生不带来死不带去,就连属于我们自身的美丽容貌也会随着时光的流逝而衰老。

真正属于我们的只有自己的灵魂和内心,灵魂的高贵和内心的丰厚是我们给自己最大的礼物和最高的奖赏。

小时候谁都以为自己就是全世界,慢慢长大了,才发现自己对于全世界来说微不足道。

生命给予我们的是短暂的几十年光景,生命的转瞬即逝带给我们很多遗憾,我们会失去很多宝贵的东西,包括生命在内,可我们纯洁的灵魂和高贵的内心是任何人也剥夺不走的。

七十一 圣人不病,以其病病

知不知,上;不知知,病。圣人不病,以其病病,夫唯病病,是以不病。

知道自己不知道,是修养很高的人的表现;不知道却自以为知道,是一种浅薄的病。圣人是不会有这种病的,是因为他把这种病当作病看待,所以他就没有毛病了。如果能够把这种病看作病,就不会有病。

老子在这一章谈到了人性的弱点之一——自以为是,其表现是刚愎自用。老子在前面的章节提出过"自知者明"的观点,也就是我们常说的人贵有自知之明,只有真正自知了,才不会固执己见、自以为是。

太阳高悬于空,普照万物,上下四方无不透彻。明道圣人,恬淡自养,不露聪明,不显机智,好似无知一样,这才是上知。常人则不然,如火炬在暗室,只照一角,而自以为亮。以小知自见、自是、耀人眼目,本来无知,而自以为有知。

老子说"知不知,上;不知知,病。"意思是说知道自己的无知是高明的,而强不知以为知就是弊病了。

很多人都有这个毛病,喜欢对别人指手画脚,教导别人。其中最让人反感的人,就是缺乏自知之明、不懂装懂的人。"不知知"的直接后果,是固步自封,影响自己的进步,又因以为自己无所不知而喜欢指导别人,则会误人子弟、贻笑大方,很容易引起人们的厌恶和反感。只有"知不知"的人才能取得非凡的成就,并且能保持谦虚谨慎的作风。

但是在现实生活中,要做到时时刻刻的"知不知",也不是那么容易的。因为人们有时会疏忽,有时会自负,难免有自以为是的时候。像宋代文学家苏轼这样的人,一生谦虚好学,都会因好为人师而出洋相。

王安石当宰相时,苏轼曾去做客。有一次,王安石不在家,苏轼看到他的书桌上放着一首诗,题为《咏菊》,刚写了两句:"西风昨夜过园林,吹落黄花遍地金。"苏轼根据自己的经验推测:"西风当然是指秋风,秋天开的花就是菊花了,当时菊花正是盛开之时,怎么会被吹落呢?"于是他提笔按照原诗的韵律续了两句,"秋花不比春花落,说与诗人仔细吟",然后便回去了。王安石回来,看到苏轼的续诗,摇头一笑,并没有找他去理论。

后来苏轼被调到黄州。住了一年多后,他发现并不是只有菊花是黄色的,当地就有一种不是菊花的黄花,并且西风也不是只在秋天刮。黄花被风吹落的时候和王安石"吹落黄花遍地金"的描述是一样的。这时他想起自己给王安石的两句续诗,觉得非常惭愧,对王安石的敬重之情更甚。

由此可见,"不知知"是人类常犯的通病。对此,老子告诉我们要"知不知",对于未知的领域,要不懈地探索,并且对待已经知道的要淡然,觉得自己总是"不知",永远把自己当成一个没有装满水的杯子。

希腊哲学家芝诺,学识渊博,却十分谦虚。他常常同别人比较,从而找出自己的不足,对自己所取得的知识永不满足。

他的学生对他时时刻刻的谦虚非常不解,便问道:"老师,你懂的比我们要多很多,并且总是能准确地回答问题,怎会对待别人总是那么谦虚呢?"

芝诺微微一笑,在地上画了一大一小两个圆圈,说:"我的知识好比大圆的面积,你的知识好比小圆的面积。显然,我懂的比你要多。但是圆圈之外是我们都无知的部分。大圆的圆周比小圆的圆周接触到的要多,也就是说,我无知的范围比你大,所以我一定要谦虚好学。"

芝诺用这个生动形象的比喻,说明了永不自满的道理。他虽然是当时的名师,却虚怀若谷,因而受到世人的敬仰。

老子针对当时的人自以为是、自作聪明的病态提出了严厉的批评和嘲讽。他在对这些病态的人作了剖析之后,又将圣人的"不病"摆在了世人的面前,以此进行对照,结果不说自明了。

"圣人不病,以其病病,夫唯病病,是以不病。"老子说圣人没有毛病的原因是圣人能承认自己的缺点和不足,并努力加以改正,长此以往他也就没有什么毛病了,也不会自以为是、刚愎自用,所以圣人日益完善成为大家学习的榜样。

老子心目中的得道圣人是:"俗人昭昭,我独昏昏;俗人察察,我独闷闷。"圣人是真正的大智若愚,知是本质,不知是表象。这种人才是真正的高人。《论语·为政篇》中也有相似的论述:"知之为知之,不知为不知,是知也。"

康德用一生进行哲学思考,苦苦追寻三个问题:人类能知道什么? 能做什么? 能期望什么?

柏拉图笔下的苏格拉底是公认的智者、哲学家,但是他却说:"只有一件事我是知道的,就是我一无所知。"知道自己的无知,以其病病,是以不病,这才是圣人的智慧。

我们每个人都不可能孤立生存,都与他人发生着各种各样的联系。生活在大集体中的我们,怎样才能与他人和睦相处? 我们必须首先克服自以为是的弱点。

如果一个人的目标错了,而他仍要奋力向前,而且自以为意志坚定、态度坚决,那么导致的恶劣后果,恐怕比没有目标或犹豫不前更为可怕。

这种盲目心理能让人付出惨重的代价,刚愎自用带给人的是失败的痛苦,而不是成功的幸福。

我们每个人都一样,为了事业的成功,或者爱情的成功,常常无所顾虑、勇往直前,这本来是好事。然而,一旦走错路,又不听别人的劝告,不肯悔改,结果就会与自己的奋斗目标南辕北辙。

刚愎之人常常是狂妄之徒,狂妄的人常常在无意中伤害了他人的自尊心,而自己也常常因为这种无意而受伤。

有一些人,并不一定没有才华,他不能施展才华的原因是太狂妄。没有多少人乐意信赖一个言过其实的人,更没有多少人乐意帮助一个出言不逊的人。

刚愎之人,多是无礼之人;无礼之人,多是孤立之人;孤立之人,多是最终失败之人。

大凡具有大将风度的人,多具有谦逊的品德,而刚愎之人,骨子里总是透着股小家子气。最糟糕的是既刚愎而又无能的人,刚愎使他什么都敢干,无能使他把所有的事情都搞得一团糟。

有时,刚愎者尽管心中已感觉到自己错了,但仍坚持自己的看法和做法,而这一点最让周围的人受不了。

固执是刚愎者的一个手段,用来获得想要的东西,别人越是反对,他就越是非要不可。这种固执让别人讨厌。长此以往,就会发现别人都躲着自己。

无知却以为自己无所不知,这样的人容易忘乎所以,到最后会变得越来越虚骄狂妄,因为自不量力而干出力不能及的蠢事。

觉得自己无所不知、无所不能,继而任意妄为、肆无忌惮。纸上谈兵的赵括就是典型的"不知知",读了几本兵书就以为自己懂得了战争,结果兵败身亡。

因此,我们要认识到"不知知"是"病",要戒骄戒躁,时刻警惕它,并且将谦虚谨慎贯彻始终,才能使自己立于不败之地。

一个骄傲自满的人必定是一个刚愎自用的人。面对一个狂妄且骄横的人,我们无须与之理论,时间自会证明他的实际价值,事实自会惩戒他的无知与可笑。

七十二　民不畏威,则大威至

民不畏威,则大威至。无狎其所居,无厌其所生。夫唯不厌,是以不厌。是以圣人自知不自见,自爱不自贵,故去彼取此。

当百姓不害怕统治者的强权政治时,统治者的地位就危险了。统治者不要逼迫百姓不能安乐地生活在自己的家园,不要堵住百姓维持温饱的生路。只有不压迫百姓,百姓才会不反抗。因此,圣人有自知之明而不自我表现,有自爱之心却不自示尊贵。因此,应该抛弃后者而保持前者。

本章说明自知、自爱的重要性,君主自知、自爱,才能做到知人民、爱人民,这样才能让人民安居乐业,统治者才能受到爱戴和拥护。真正的权威不是靠强权取得,而是一种自在的权威,即以德服人,行无为和不言之教而来。强权从来只能取得一时之效,不能真正服悦人心。

统治者真正的威严一定是基于人格的高贵。威严有外在和内在之分,外在是外表可见,内威则根植于内心。外威使人害怕,内威使人敬仰。

历史上,梁武帝萧衍为人孝慈恭俭,博学善文,端重庄严,神采飞扬,性格大度优雅,气量高古。

侯景战败投降,梁武帝接纳了他;北魏皇帝派人来求和,梁武帝也同意了。

一段时间后,侯景不服梁武帝的管理,起兵反叛,几天后攻陷了台城,梁朝的邵陵王萧纶前往会稽和柳仲礼联合起来反叛朝廷,投靠侯景,侯景因此实力大增,率兵攻进都城。

梁武帝听说都城已经被攻陷,侯景进入城内,他没有表现出慌张的神色,而是平静地坐在皇位上,感叹地说:"自我得到的必自我失去,我有什么值得怨恨的呢?"

不一会儿,侯景在500名护卫的簇拥下气势汹汹地来到朝堂上,梁武帝神色不变,端坐不动。

侯景站在殿下,不敢抬头看他,更不敢做出什么对皇上无礼的事情。

两人相持了一会儿,侯景自动退了下去,他战战兢兢地对部属王僧说:"我曾经跨鞍对阵,战场上的刀光剑影,不会令我产生丝毫的恐惧。今天看到天子端坐在大堂上,我从内心感到害怕,不知是什么原因?这难道就是所谓的天威难犯吗?我打算撤出都城,不知行不行?"

几天后,侯景撤出了都城。从这个故事里,我们能看到一个人的内在威力可以力挽狂澜。

老子认为执政者要有自知之明,反对采取高压政策,反对无限度地压榨人民。人民一旦不再畏惧执政者的高压统治,那么轰轰烈烈的反抗暴力的斗争就要爆发了。他希望执政者要自知、自爱,要抛弃自见和自贵,这样也就不会遭到人民的反抗。

这里的"不自贵",与前面所讲的"贵身""名与身孰亲"有不同的内涵。"贵身"是讲维护人的尊严,自重自爱,不让荣辱忧患和其他身外之物损害了自身的尊严;"名与身孰亲"则是说人的价值比虚名和货利更宝贵,不要为了争夺身外的名利而轻生伤身。

不管是执政者的高压暴政,还是人民的反抗斗争,老子不希望暴乱。他重点反对的是执政者的高压政策和自见、自贵的政治态度。因为人民的反抗斗争有一个前提,那就是执政者对人民实施暴政、残酷压迫和掠夺人民。

因此,老子警告执政者,对待人民必须宽厚,"无狎其所居,无厌其所生"。如果只是凭借暴力手段,使人民群众无法生存下去,那么老百姓就会揭竿而起,反抗执政者的暴政。

然而,老子对当时的执政者们失去了信心,而把希望寄托在理想中的"圣人"身上,只有"圣人"才懂得这个道理。圣人有自知之明,有自爱之心。他们不会自我显示,不会自我抬高,这样就可以取得人民群众对他的拥护和支持。由此可见，在这一章中，老子真正表达了人民的愿望。

人都是有自尊和自爱的，都有自己的自治能力，所以管理者根本无须强加管理，只要充分尊重和信任员工，给他们足够的发展空间，就能做到相安无事，极大地发挥员工的才能，收到事半功倍之效。

一个人只有自尊、自重、自爱、自知，才能得到他人的尊重和爱戴。珍惜自己是应该的，可我们往往在珍惜自己的时候太在意自己，从而将珍惜自己变成了贵重自己。

君王因珍惜自己而贵重自己，结果招致人民的反抗。同样，生活中如果我们因珍惜自己而贵重自己，那就一定会影响我们与他人之间的关系。

在工作中，很多人喜欢做重要的、能突出自己的事情，可如果领导分配做一些碎屑之事，或其他同事要求你配合做一些你不情愿之事，我们往往会冒出这样的想法：怎么能让我做这样的事情呢？别人为什么不做呢？

从心理上讲，其实这样想是因为我们太自爱而自贵了。这样，非但无助于建立和谐关系，也无助于个人成长。

"自爱不自贵。"虽然爱惜自己，但并不把自己看得很重，如此我们便能客观地对待自己和他人，在爱惜自己的时候又能为他人着想，这样既避免了自己因自爱而误入歧途，又能友善待人，给予他人真心的帮助。

有这样一则寓言故事：

一位船夫驾驶一条小船，航行在湍急的河上。他要摆渡一位哲学家过河。

哲学家自认为很有学问，问道："船夫，你懂外语吗？"

船夫说："不懂。"

哲学家又问："你精通历史吗？"

船夫说："不。"

哲学家一副很惋惜的样子说："你已经失去了一半的生命。"

然后继续问："你懂数学吗？"

船夫说："不懂。"

哲学家夸张地说："你有一半以上的生命已经丧失掉了。"

这时,刮起了大风,船被吹翻了。

船夫对哲学家大喊道:"你会游泳吗?"

哲学家说:"不会。"

船夫很无奈说:"那你恐怕要失去整个生命了。"

这位哲学家并没有做到"自知不自见,自爱不自贵"。其实,无论什么人都有自己的长处和短处,没有必要骄傲,因为你的短处也许正是别人的长处,也正是你要学习的地方。推而言之,每个人都有值得你学习的地方。

不求自我表现,也是需要克除掉的人性弱点。人生在许多境遇中需要当退则退,且要退得从容,甚至优雅,这是深通世故者克服困难的妙招。即使身陷困境,也照样能镇定自若,讲出最优雅的笑话,大笑之后,周身放松,然后再不紧不慢地寻找出路,安然脱身。

"自知不自见,自爱不自贵。"自我表现、自我表扬之所以在很多人看来是一件很弱智的事情,是因为自我的张狂和彰显要靠行动和成果来说话。

七十三　天网恢恢,疏而不失

勇于敢则杀,勇于不敢则活。此两者或利或害。天之所恶,孰知其故?是以圣人犹难之。天之道,不争而善胜,不言而善应,不召而自来,坦然而善谋。天网恢恢,疏而不失。

一味显示自己勇敢无畏的人很容易遭遇杀身之祸,勇于退让的人就容易生存。这两种"勇"的结果有的得益,有的受害。天所讨厌的东西,谁能知道它产生的原因是什么呢?因此,连圣人也难以解释这个问题。天的运行规律是不争夺而善于获取,不说话而善于应答,不召唤而自动到来,胸怀坦荡而善于谋划。天就像一张广大无边的网一样,看似稀疏却从不会有所遗漏。

"勇于敢则杀,勇于不敢则活。"老子在这里的意思是:真正的勇敢是敢为而又有所不敢为,而不是恣意妄为、胆大包天。可是,老子怎么又把生死和勇敢联系到一起了?它们之间到底有怎样的因果联系?老子没有具体说明,需要我们联系老子的思想体系去细细体味。

老子一贯主张"无为",这是其思想体系的核心,在前面的诸多章节中老子反复阐释了"无为"的内涵,这一章老子再一次提起,并将其提升到了生死存亡的高度。勇敢是有一定的限度的,一旦超过了这一限度就会转向反面,就不能称其为勇敢而只能称作鲁莽了。

鲁莽是一种性格缺陷,在今天看来,鲁莽不太会遭致杀身之祸,而在当时就有可能会被杀甚至株连九族,其后果是不堪设想的,所以老子所说的"勇于敢则杀"并非夸张之辞。

老子又说"此两者或利或害。天之所恶,孰知其故?"通过分析,我们不难发现同样是勇，程度不同，结果就大相径庭。勇于"敢"，因刚强而丧命，是"害"；勇于"不敢"，持之以柔弱谦下，可以保身，是"利"。老子将生死和勇提到同一高度来论述，可见把握好勇的度是多么重要。

"天之道，不争而善胜，不言而善应，不召而自来，坦然而善谋。"老子说自然的法则是不交战而善于取胜，不发言而善于回应，不召唤而自动到来，宽缓从容却善于计谋。主要是说自然不争不夺却赢得了万物的归顺和爱戴，不战而征服了万物。

人类之所以"勇于敢"，是因为有私心，为了满足自己的欲望才与别人争夺和与自然争夺。大自然是不与人争的，所以它取得了万物。人在争取的过程中显示出了自己所谓的勇敢，这种勇敢违逆天道，注定要遭受失败。

最后，老子以"天网恢恢，疏而不失"八个大字作结，一般是从"善有善报，恶有恶报"的角度来解释。实际上，对于此说，我们还可以从另外的视角解读。

在古代，或许人们会对"天网"之说感到难以理解，不过现代科学已证实，银河系就有 2 000 亿颗恒星。目前人类已发现数十亿个这样的恒星集团，并把它们统称为河外星系。看来宇宙真的是一张巨大而恢弘的天网。

网络结构是平等的、弹性的、多节点、多路径的。"不争"是老子思想的重要观点。难道"不争"仅仅是一种主观愿望吗？是否真的可以在现实中做到"不争"？回答是肯定的。因为世界是一个网络，网络中有许多节点，各个节点之间又有多条路径相连接，所以到达目的的路径是多元的，此路不通，可走他路，无非是多动些脑筋、多走几里路而已。也许这就是老子所谓"天之道，不争而善胜，不言而善应，不召而自来，坦然而善谋"的妙义所在吧。

"天网恢恢，疏而不失。"许多奸恶之人大都以"别人不知道"来为自己壮胆，从而干下了许多坏事。天下的坏事可以分为两种情况：一种是利用别人不知道而进行欺骗；一种是虽然别人知道却不害怕做坏事。前者还知道有所畏惧，说明他还良心未泯，后者就是肆无忌惮了。

《后汉书·杨震传》中记载了一则"杨震四知"的故事。东汉时期，杨震奉命出任东莱太守，中途经过昌邑，而昌邑县令王密是由杨震推荐上来的。

这天晚上,王密怀揣 10 斤黄金来拜见杨震,并献上黄金以感谢他往日的提拔。杨震坚决不收。王密说:"黑夜没有人知道。"杨震却说:"天知、地知、你知、我知,怎么说没有人知道呢?"

《曾国藩家训》中说:"人无一内愧之事,则天君泰然,此心常快足宽平,是做人第一自强之道,第一寻乐之方,守身之先务也。"良心固然不能当饭吃,也不能当钱使,但只要问心无愧,则乐莫大焉。

一个人做人能做到问心无愧,能在良心的引导下做事,大致上可以高枕无忧了。

平常人的天性多样,有的与道合,有的与道逆。因此,我们的生活如愿与否,总是起伏不定。修真悟道便是敢于让符合道的天性大加发扬,而不敢让逆于道的天性恣意泛滥。顺道者必生,逆道者必亡。

大小或有轻重,时间或有早晚。

七十四　民不畏死,奈何以死惧之?

民不畏死,奈何以死惧之? 若使民常畏死,而为奇者,吾得执而杀之,孰敢? 常有司杀者杀。夫代司杀者杀,是谓代大匠斫。夫代大匠斫者,希有不伤其手矣。

当百姓连死都不怕了,用死去威胁他们能有什么用呢? 如果百姓一直是怕死的,那么对于那些邪恶的人,我就把他们抓来杀掉,谁还敢去行恶? 永远应该由天地自然去惩罚恶者。代替天地自然去惩罚恶者,这好比代替技术高超的木工去砍削木头一样。代替技术高超的木工去砍削木头,很少有不伤着自己的手指的。

老子在这一章中主要讲了自己的政治主张。他认为,执政者施行苛政和酷刑,压制人民,滥杀无辜,有朝一日人民不堪忍受,就不会再畏惧死亡。

正所谓"司杀者杀",在老子看来,人的自然死亡是由天道掌管的,但残暴无道的执政者却把人民推向死亡线上,这从根本上悖逆了自然法则。因此,老子对于当时严刑峻法逼使人民走向死途的现象,提出了严正的批评与抗议。

"民不畏死,奈何以死惧之?"人民已经被残暴的执政者压迫得不堪其苦了,死都不怕了,何必还用死来恐吓他们? 因为这不仅是违背天道的,而且民不畏死,以死相威胁并不能起到作用。

如果不对人民使用严刑峻法,人民各得其所,安居乐业,就会畏惧死亡。在那种情形下,对于为非歹之人,把他抓起来杀掉,还有谁再敢做坏事呢?

老子反对重刑,但不得不施行刑罚时,也要有专人负责,司杀者不能代替刑戮者,小工不能代替大匠。天地万物各有所司,不能胡乱代替,否则,就会自伤或伤人。

执政者以刑律处杀,往往出于私情,处杀未必公道,所以狱中必有冤囚。故此,对于习性恶劣、不怕死的愚顽之徒,不能只靠刑法恐吓他们,必兼之以德化,教之以道义,使之晓天理昭昭而不可违,良心不可昧地自我省悟。

老子的主张是,治国者应该把主观与客观两方面的情况考虑周全,并采取宽容的政策;如果不按天道自然办事,草菅人命,就会遗祸无穷。尽管本章中有好几个"杀"字,但仔细体会老子的原意,他绝不是要用残酷的手段随意杀人,这一点是应当搞清楚的。

读《道德经》的此章,可以悟出许多司法的道理。

其一,司法的力量不在于镇压和恐吓人民。老子说:"民不畏死,奈何以死惧之?"杀鸡儆猴、残民以逞的司法观是老子所不提倡的。

其二,司法的力量在于保护人民。老子说:"若使民常畏死,而为奇者,吾得执而杀之,孰敢?"好生恶死是人之本能,人人都希望过美好、安稳、幸福的生活。如果司法能为人民提供保护,人民自然会爱惜生命,安居乐业。当然,不排除仍然会有人犯罪,不过这只是极个别的现象,是少数中的少数。只要把个别犯罪的人予以查办,天下自然安定。

其三,要建立独立、公正的司法机关,独立行使审判权,避免其他权力的不合理干涉而损害其公正性和信誉度。老子说:"夫代司杀者杀,是谓代大匠斫。夫代大匠斫者,希有不伤其手矣。"

为什么不能"代大匠斫"呢?做木匠活儿的关键是结构,不管是用木头做家具或者是建造宏伟的楼宇,都要有清晰合理的结构。有了这个结构,做出来的东西就美观大方,经久耐用。只是木制房屋结构比家具要复杂得多,精度的要求也更高,所以会造木屋的木匠被称为大匠。

成功的司法同样需要清晰合理的结构,所以老子以"大匠"来比喻司法。所谓不可代"大匠斫",就是指不能随意破坏司法的结构,这样司法才能发挥应有之功能。比方说,在某些国家,法庭在审判时禁止记者在法庭内拍照,更不准摄影和现场直播,这就是为了防止媒体力量的过度介入影响司法的公正。

进一步总结,老子的司法观念可以概括为两点:一是立法的出发点要出于对人民的保护,这样的法律才能得到绝大多数人民的遵守;二是司法的结构要合理,这样才能保证司法稳定、有效、公正地运行。

另外,老子明确提出为官者应各司其职,任何越俎代庖的行为都会以伤害自己而宣告终结,这是统治者必须注意的。

现实中,很多人操心过多,或者严苛于人,对人不放心,横加干涉,插手别人的事,甚至越俎代庖,岂不知,这不仅于事无补,好心没好报,而且会打乱原有的秩序,好心做成坏事。因此,当戒之。

这一点,为人父母者尤其应戒之。很多的父母在培育子女的过程中,在子女身上寄托了过高的期望,自己一生没有克服的缺点要子女克服,自己一辈子没有实现的目标要让子女实现。他们焦虑过甚,按照自己的意愿设计子女的一切,完全不考虑孩子自身的需求,以"一切为了孩子好"作为如此行为的借口。

实际上,父母给安排的这一切,孩子真正喜欢吗? 他们真正需要的有多少? 他们真实的内心,父母又了解了多少?

在父母的越俎代庖下生活,孩子们快乐吗?

很多的孩子,没有输在起跑线上。长大后,活出了父母希望的生活。但,他们并没有活出自己。

当他们能够主宰自己的命运,想要活出自己时,却发现他们已经再不可能找到自己了。

于世人而言,来过、活过,是不同的两个概念。很多人是来过,却不能说他们活过。因为他们活的,并不是自己。

七十五　唯无以生为者,是贤于贵生

民之饥,以其上食税之多,是以饥。民之难治,以其上之有为,是以难治;民之轻死,以其上求生之厚,是以轻死。夫唯无以生为者,是贤于贵生。

百姓受饿,是因为统治者征收苛捐杂税太重,所以受饿;百姓难以统治,是因为统治者恣意行事,任意妄为,所以难以统治;百姓不惧怕死亡,是因为统治者的生活太过于奢华,所以百姓不怕冒死一争。那些不一味追求享受的人,高明于养尊处优的人。

在上一章中,老子对严苛的政治压迫进行了无情的抨击,要求执政者善待民众。这一章,他又对繁重的经济剥削进行了指责,对执政者提出了严正警告。

老子揭示了老百姓与执政者之间的矛盾对抗。他认为,宽容的政治比暴虐的政治要高明得多。因为执政者赋税太重,多行暴政、贪图奢侈,人民就会因此遭受饥饿、难以治理、轻视死亡,终而铤而走险、纷纷造反,执政者也就面临倒台、灭亡的命运了。

从根本上讲,人民的反抗是由执政者的苛政和沉重的租税所引起的。也就是说,剥削与高压是政治祸乱的最深层的原因。面对深重的压迫,为了生存,老百姓没有选择的余地,只有奋起抗争这一条路可走。死亡,在他们看来已经不再可怕。

如何才能减少人民的苦难,使人民安居乐业,不去铤而走险呢?"夫唯无以生为者,是贤于贵生。"统治者不把自己的生、不把私利看得太重要,这就是爱护百姓和自己的生命最好的方法。对于这一点:唐太宗李世民看得比较清楚,他曾对属下说:"民所以为盗者,由赋繁役重,官吏贪求,饥寒切身,故不暇顾廉耻耳。朕当去奢省费,轻徭薄赋,选用廉吏,使民衣着有余,则自不为盗,安用重法邪!"

统治者不追求私利,勤俭朴素,使老百姓安居乐业,百姓怎么会做违法的事情呢?那些严刑立法又有什么必要呢?这一点,在西方发展史中也有鲜明的事例。

17世纪,英国发生了资产阶级革命。经过反复斗争和博弈,1689年,英国国王威廉接受了国会权力至高无上的法案。这一法案规定:由国会行使立法权,确定税率,掌管军队,未经国会同意国王不得变更法律、提高税收、保留军队。为什么英国会发生革命?其中关键的原因是国王要求不断地增加税收,使得人民很不满,而革命的成果就是解决了税收的问题。由国会确立税率,这样就可以维持一个较低水平的税率,从而实现英国的长治久安。

法国革命也是以税收为核心问题展开的。1789年,法国政府的债务达40亿利弗尔,相当于第二次世界大战后的40亿美元。由于法国的两个特权阶级——教士和贵族是免税的,所以法国全部的财政负担就落在了农民、城市商人和工匠的身上。沉重的税收激起了人民的反抗。1789年7月14日,巴黎人民起义,攻占巴士底狱。8月26日,制宪会议通过《人权与公民权宣言》,确立了任何政治结合的目的都在于保护人类自然的、不可动摇的权利。这些权利就是自由、财产、安全和反抗压迫。

人民的饥荒,是执政者沉重的租税造成的;人民的轻生,是执政者无厌的聚敛造成的。这种说法,同贯穿全书的"无为"思想是相通的,它反映了被压迫的人民群众的要求,是被压迫阶层思想的流露。

老子认为,统治者要无为而治,只有减少赋税,百姓才能富足;只有减少政令,百姓才能服法;只有不贪腐,百姓才不会胡作非为。

治国无为以德治为主,修身无为以修心为主。德治即守道,修心即顺道修德。只有"存天理,灭人欲",领导者放下过多的欲望,才能做到修身、齐家、治国、平天下。

治国需要无为而治,修身同样如此。只有淡泊寡欲,不追求奢侈生活,不过于看重自己的生命,敢于栉风沐雨,才是真正的善于养生,才能使自己健康长寿。

据秦时月先生的《寿星奥秘》介绍,91 岁高龄去世的著名红学家俞平伯,生前喜欢吸烟,喜欢吃肉,不喜蔬菜、水果,很少运动,无论冬夏都喝生水。他把自己的长寿之道称为"大水养鱼法",即无拘无束、顺其自然。

素有"补白大王"之称的掌故作家郑逸梅,平素不太讲究饭菜的营养,想吃什么就吃什么。

1988 年被评为"全国健康老人",把一生心血献给敦煌艺术事业的常书鸿,80 岁以后,饮食仍顺其自然。他没有太多的禁忌,喜欢吃鱼吃肉,也爱吃甜食。他说:"我能吃这些东西,说明身体需要。我没有注意去追求长寿,只是顺其自然而已。"

这些老人对生命顺其自然,但他们却是长寿之人。可在我们的生活中有些人把自己的生命看得太重了,总想着让自己远离死亡,出门就怕沾上细菌、传染疾病,把自己装在套子里,封起来。结果因为整天精神高度紧张,病没少得,死得更快。

现在有些独生子女家长对小孩的身体健康过分看重:出门怕风吹,戴上口罩;游戏怕出汗感冒,不准跑动……整天关在家里,大人不离左右,结果小孩弱不禁风,经常生病。生病后又巴不得早点好,一点小病就住院,打吊针,只喊医生开好药、贵药、特效药,结果小孩的抵抗力越来越差,药的剂量越来越大,最后干脆一年四季不断药,小小年纪就成了个"药罐子"。

看重生本出于好意,却办了错事。其实他们倒不如学习许多农村家长对孩子的态度,让孩子在泥地里滚、野地里睡,风里来、雨里去,结果身体却很结实、无灾无病。

每个人的生理、心理以及健康状况各不相同,养生保健不能一概而论。俞平伯、郑逸梅、常书鸿先生的生活习惯,并非人人都可以效仿。我们只是要从中看出一个养生的真谛:自然生存胜于雕琢生存。因为顺其自然、放弃雕琢,是对生命力的信任,是面对人生的通透。

七十六　强大处下，柔弱处上

人之生也柔弱，其死也坚强。草木之生也柔脆，其死也枯槁。故坚强者死之徒，柔弱者生之徒。是以兵强则灭，木强则折。强大处下，柔弱处上。

人降生时身体是柔弱的，死后身体是僵硬的。万物草木初生时是柔弱的，死后是枯槁的。因此，追求刚强是条死亡之路，保持柔弱是条生存之路。因此，穷兵逞强就会遭受灭亡，树木粗壮超群了就会遭受砍伐。凡坚硬、强大的东西最终总是处于下面，柔弱、微小的东西却总是居于上面。

在本章中，老子用人和植物的生死状态来说明以柔克刚的道理。人在活着的时候，面色红润，身体灵活，胳膊和腿都能屈能伸，行动自如。一旦死去，身体就会变得僵硬，就会变成冷冰冰、硬邦邦的一具死尸。这话听起来似乎让人难受，可这毕竟是事实，是任何人也无法摆脱的命运。有生就有死，这是自然规律，谁也不可能违逆。

老子紧接着人的生死而谈到了植物的生死状态。植物在生的时候，枝繁叶茂、鲜活美丽，而一旦死亡就会形容枯槁、僵硬易折。无论是人还是花草树木，活着的时候是柔弱的，而死后就变得刚强、坚硬了。因此，老子概括为"坚强者死之徒，柔弱者生之徒"。老子说僵硬、刚强是通向死亡的途径，而柔弱、卑下是通向生的途径。

人们在做事时，有用刚取胜的，也有用强取胜的；有用柔取胜的，也有用弱取胜的。老子唯独提倡用柔弱的方法来做人做事。

老子在对人生和自然社会进行深入观察的基础上认识到：在天地万物的发展过程中发挥主要作用的是内在因素，坚强刚硬的事物将逐渐失去生机，往往容易被毁坏；柔弱的事物则往往更有生命力，充满了生机和希望。

表面上的坚强刚硬往往并不是真正的强者,柔弱才是真正的强者。因此,老子说:"强大处下,柔弱处上。"

军队太强大,容易被消灭;树木太坚硬,容易被吹折。两国相争,弱国胜;两方争利,柔者得。强大的,就会走下坡路。因为强大到了极点,无法再强大,"盛极而衰",所以就开始走下坡路了。另外一个原因是强大以后很容易骄傲自满,甚至不思进取,"满招损",所以也会走下坡路。要想持守柔弱这种实质上的坚强,就要戒除表面上的刚强。

将这个观点运用到为人处世上,老子认为,人生在世,不可逞强斗胜,而应柔顺谦虚,有良好的处世修养。"知其雄,守其雌,为天下谿。"人生应有外柔的意识,不为无谓的雌雄之争而浪费短暂的时光。可以说,这种对社会与人生的深刻洞察,正是老子"贵柔、处弱"思想的根源。

黔之驴,看似庞然大物,但最终没有摆脱被吃掉的命运。有些人看上去强势,但外强中干;有些人看上去柔弱,但韧性极强,内心坚定有力,没人能打倒他。

太强太硬容易受伤,太直太方容易折断。柔弱无敌,因为可伸缩性强,有弹性,善于应变平衡;川行不止,因为其圆滑善于顺势流动。因此,古人追求外圆内方,内圣外王。

外柔内刚,就是要求自己有主见、有原则,不同流合污,在行动和语言上则委婉、圆转,不恃强,不凌弱,不与人攀比,不争口舌之胜,不显贵露富。

外柔内刚,才是真正的强大。

历史上像老子一样懂得柔弱清净的人物代不乏人,如清朝的曾国藩在为官方面,便悟到了恪守"外柔内刚"的思想。

曾国藩初到江西为官时,准备重建水师。可是困难重重,巡抚陈启迈百般刁难。曾国藩心中难平怨气,于是上奏朝廷,陈启迈便遭到革职查办。可是,事情并没有完,曾国藩依旧难以施展抱负,因为新上任的巡抚文俊依旧不断地找曾国藩的麻烦,甚至比陈启迈还要过分。

无奈之下,曾国藩只得离开了江西官场,回家休整了一年。就是在这一年的时间里,曾国藩对自己的遭遇进行了反思和总结:与其和别人硬碰硬,不如处处与人为善,该弱时便示弱,该顺应便顺应,只要在原则上不违背,为人处世少一些棱角,圆滑一些,多一些韧性未尝不是好事! 此后,曾国藩在仕途上果然顺风顺水地得以大展拳脚。

曾国藩说:"做人,必须刚柔互用。只柔不刚,人就容易萎靡。只刚不柔,人就容易失败。刚,不是残暴,不是严厉,而是自强;柔,不是软弱,不是无能,而是谦让。做人做事,需要自强。追求名利,需要谦让。"

从这句话里,我们能读出曾国藩对老子的"柔弱"思想研究得很透彻。曾国藩为人处世推崇老子的观点,却从来不在众人面前谈论老子的思想。因此,在清代官场各种人事的倾轧下,曾国藩虽身居高位,依然能全名而归,全身而退。这不能不说是一种奇迹。

认识到自己"柔弱"确实有很多好处。

柔弱者知道自己很弱小,所以奋发图强。比如,有的人知道自己智商不高,就"笨鸟先飞",勤奋学习,最终因为勤奋而弥补了智商方面的不足,最后比智商高的人"早入林",取得更好的成绩。因此,我们要善于把自己放在一个"柔弱"的位置,以"柔弱"的态度来对待自己,以"柔弱"的方式来处理问题,这样才会有大的进步,才不会因为强盛而走下坡路。

柔弱者还可以做到不生气。有句话叫作"为之气结",一生气,气就打结,头脑也发僵,身体也发僵,什么事都干不了了。知道自己是"柔弱"的,就知道自己经不起气,于是就不生气,反而有利于身体健康和问题解决。

认识到自身的柔弱还可以做到不贪心。事物发展的规律是呈波浪式的。知道自身的柔弱就会尊重客观规律,认识到以一己之力违背客观规律是不可能的,所以要顺势而为,这样才能少走弯路,多成功。

认识自身柔弱的人大多坚持锻炼身体。因为知道自己是柔弱的,自然不敢轻忽。经常打打太极拳,做做五禽戏、八段锦,不暴饮暴食,不过劳过逸,日积月累就可以收到强身健体之效。

"柔弱胜刚强"的处世之道是极富智慧的。为人处事若太过强硬、盛气凌人,做事便难以成功,容易为自己树敌;如果能够刚柔并济,柔中带刚,则做事常常能事半功倍,也会为自己交下许多朋友,何乐而不为呢?

我们常常说"人定胜天"。随着现代科技的发展,常常会产生人类已经强大起来了的错觉,其实人类距离强大还不知道有多远。

宇宙有无穷无尽的空间,而目前的人类也就只能在地球的家门口转转,这能说是强大吗? 更何况人生是天地之逆旅、百代之过客,苦短而无常,实在是非常柔弱的。

老子以"柔弱"来形容人生,是一句大实话,不要寻求征服自然,还是要尊重客观规律,认识到人类自身的"柔弱"为好。

七十七　天之道,损有余而补不足

天之道其犹张弓与? 高者抑之,下者举之;有余者损之,不足者补之。天之道,损有余而补不足。人之道则不然,损不足以奉有余。孰能有余以奉天下? 唯有道者。是以圣人为而不恃,功成而不处,其不欲见贤。

天的运行规律不是很像张弓拉弦吗? 高了就压低一点,低了就抬高一点;紧了就松一点,力不够就再补上一点。天的运行规律是减去有余的而补给不足的,社会的法则却不是这样,而是剥夺不足的去供奉给有余的。谁能够把富余的东西奉献给天下人? 只有懂得道的人才会这样做。因此,圣人帮助了万物而不凭仗它们,居功而不自傲,并且他也不愿张扬自己的美德和才能。

这一章是对“民不畏死,奈何以死惧之”“民之饥,以其上食税之多”这一思想的继续和发展,表达了老子对执政者推行苛政的痛恨,对老百姓生活艰难困苦的同情,透露出朦胧的、模糊的平等与均衡的社会思想。

本章讲述了大自然关于有余和不足的规律。天道是“中平”。人道相反,是“两极分化”。只有防止两极分化,消灭悬殊的贫富差别,均贫富、等贵贱,方能合乎天道,这是社会发展的必然规律。

自然大道对任何事物都是平等的,损有余而补不足。也就是说,大道对满的、强的损之,对谦的、弱的益之,大道始终保持中和。为此,老子将天道的规律比作拉弓射箭,太高了就放低一点,太低了就举高一些,拉得太满了就减损一点,拉得不够就补充一些。

自然之道如此,可人们做事却恰恰相反,喜欢减去不足而补充有余。越有钱的越追求钱财,越有权的越追求权力,贪婪的欲望永无止境,结果穷人越来越穷,民不聊生,揭竿而起,推翻压迫者,重新分配,这是大道的规律,不可违背。

天道的合理性在于追求均衡协调的发展,所以要雪中送炭。人间的现实是:"朱门酒肉臭,路有冻死骨。"人性的缺失在于追求片面的、短期的发展,所以热衷于锦上添花,而穷人似乎永远是被损害和被侮辱的。

因此,聪明的圣人便会从"损有余而补不足"的天之道中得到智慧:当自己功成名就时,绝不去炫耀,反而会贬损自己。

有的人贬损自己以保全自身,防止由于他人的嫉妒或者功高震主而危及自身,典型的例子就是战国时期的范蠡与汉朝丞相萧何。

范蠡在帮助越王勾践击败吴国建立霸业之后,认清了勾践"狡兔死、走狗烹"的品行和现实,及时功成身退,退隐江湖。在其后的岁月中,他多年经商成为巨富。每次发了大财以后,又尽散其财,换一个地方继续生活。如此共有三次他都把自己所有的资产散给了当地的百姓,最后到陶地生活,史称"陶朱公"。他的淡泊名利的品格令人钦佩。

汉丞相萧何的智慧几乎无人能出其右。自以为"将兵多多益善"的战神韩信由于功高盖主被吕后谋杀以后,萧何意识到自己的功劳不在韩信之下,处理不好的话也离灾祸不远了。于是,他找机会把自己的大部分家财充入国库,在上朝时表现得老态龙钟,糊里糊涂。更加聪明的是,他违心地在自己的领地做了一些欺压百姓的事情,故意给自己带来耻辱,让自己德高望重的名誉蒙羞。

有一次,汉帝大驾亲征,在回京途中遇到被萧何欺压的百姓跪在地上上书,控告萧何强买农田。汉帝见丞相名声每况愈下,暗中高兴,仅令萧何向百姓认个错,归还田地或补偿侵占的土地的差价就是了,并没有深究。

萧何以侵夺民间财产,赢来了个坏名声,释了君疑,保全了自己和全家人的性命。

有的人贬损自己是为了帮助和鼓励别人,著名的影星英格丽·褒曼就是深谙此道的人。贬损自己而不去炫耀,他就不会自满,不会因骄傲自大而失败;一旦自己有多余的时候,如头上的光环、诸多的钱财和权力等,就会把多余的东西补给那些欠缺的人。

这样,贬损自己,给予那些需要的人,就会获得好的人缘和更多的人情,不会与人产生矛盾、发生争斗,从而能保全自身。

英格丽·褒曼在获得两届奥斯卡最佳女主角奖后,又因在《东方快车谋杀案》中的精湛演技获得最佳女配角奖。然而,她在领奖时一再称赞与她角逐最佳女配角奖的弗伦汀娜·克蒂斯,认为真正获奖的应该是这位落选者,并由衷地说:"原谅我,弗伦汀娜,我事先并没有打算获奖。"

褒曼作为领奖者,没有因自己的成就与辉煌而炫耀,相反,她在自己满足的时候,反而贬损自己,对自己的对手推崇备至。此时,她自己多余的就是头上的光环,她把头上的光环补给落选的克蒂斯,维护了对方的面子。这样的人谁会不喜欢,谁又会去与她争斗什么呢?

低调不只是一种姿态和修养,更是一种智慧。真正有德之人,如香兰芷草,不必张扬,其芬芳自能吸引人;真正做好事的人,从不宣扬自我,而是生怕有人知道。因为他们的所作所为,在他们看来都是很自然的。

"是以圣人为而不恃,功成而不处,其不欲见贤。"老子用圣人的所作所为来向世人做示范。圣人绝不会把自己推到满溢的地位,他们会将自己多余的部分分给不足的人,不但绝不炫耀,反而会适当地贬损自己,始终保持谦和、恭敬、卑下的操行。

圣人有所作为而不据为己有,有功而不居功自傲,不喜欢显山露水、被人夸耀,这是因为他们明白"有余者损之,不足者补之"的天之道。遵从天道,便可长久,而违背天道,则必有灾殃。

现在的某些富人,做些慈善,便高调宣传。更有甚者,给自己冠以"世界首善"的名头。其实,他们不是在做慈善,而是在作秀。他们的表演,跟跳梁小丑没什么区别。

另一些人,靠着自己作为公众人物的名气,建立某某慈善基金会,吸引大量社会赞助。通过慈善基金会用很少一部分资金给不发达地区没有医疗条件的孩子做一些表面上成功却留下不可修复的后遗症的手术,以维持慈善基金会的运转,继续吸收企业赞助,自己在其中赚取大量金钱。其实,他们不是在做慈善,而是在作恶。他们的行为,是赤裸裸的丑陋。做善事应不怀个人私利,这才是正道。

好坏善恶只在一念之间。社会治理应该做到令做好事成为一种正常的行为和一种自然的习惯,而不是树立高高在上的典型。

路漫漫兮其修远兮,道德构建之路,深矣,远矣。

七十八　弱之胜强，柔之胜刚

天下莫柔弱于水，而攻坚强者莫之能胜，以其无以易之。弱之胜强，柔之胜刚，天下莫不知，莫能行。是以圣人云：受国之垢，是谓社稷主；受国不祥，是谓天下王。正言若反。

天下没有比水更柔弱的东西了，然而，穿透坚硬岩石的力量没有能够比得过它的，也没有能够代替得了它的。弱胜强、柔胜刚的道理，天下人都知道，然而却没有人能够照着做。因此，圣人说："能够担负国家的屈辱，这才算是天下的主宰；能够承担国家的灾难，这才算是天下的君王。"这些正面的话听起来就像反着说一样。

本章与第七十六章可以看作姊妹篇，老子都是在阐述"柔"的作用。在第七十六章老子通过对比人和植物的生死状态阐述了"兵强则灭，木强则折。强大处下，柔弱处上"的道理，本章更进一步用水的柔与刚的品性告诫统治者要刚柔并济，担负起国家的屈辱和灾难。

水，在方为方，在圆为圆，染红则红，染蓝则蓝，去高就下，顺其自然，可以说是柔之至、弱之极。然而，水斩关夺道，决堤冲坝，穿石毁物，无坚不摧，无所不至。水的体性至柔，其用至刚；体性至弱，其用至强。然而，虽然人们都知道"柔弱"的妙用，却很少有人以此修身、治国、行万事。

能承受全国的屈辱，才配做国家的君主。大禹为天下人民生息治水，三过家门而不入，千辛万苦，百姓拥戴。他去世的时候，百姓悲伤得如同自己的父母故去了一样。周武王为天下共怨征讨，将自身生死置之度外，罹受无数艰难，方才四海投归，天下共服。柔能够克服刚，弱可以战胜强，能承受屈辱、灾患的人才配做天下王。老子好像是在说反话，好像是在颠倒黑白。其实,这才是符合实际的至理名言,是颠扑不破的真理。

洪水泛滥时,什么东西能抵挡住它呢?再看,屋檐下的点滴雨水,日复一日,就能把一块坚石滴穿。由此证明,水是世界上最柔弱的东西,却能摧毁世界上最坚强的东西。这不就是柔弱的作用吗?

老子的老师常枞得了重病,自知将不久于人世。老子匆匆赶来问候老师。他先询问了老师的病情,然后对老师说:"先生的病确实很重了,有什么教导要嘱咐弟子的吗?"

常枞张开嘴给老子看,说:"我的舌头在吗?"

老子说:"在。"

常枞又说:"我的牙齿还在吗?"

老子说:"不在了。"

常枞说:"你知道这是什么道理吗?"

老子说:"舌存而齿亡,这是说刚强的东西已经消亡了,而柔弱的东西还存在。"

牙齿比舌头硬,所以先消亡。无为而作,才能完成应当所为之事。坚强的东西能战胜不如自己的东西,柔弱的东西则克服超过自己的东西。因此,强大的东西处于劣势,柔弱的东西居于上风。积弱可以为强,积柔也就变成刚。欲刚必以柔守之,欲强必以弱保之。

在柔弱与刚强的对立中,甘愿居于柔弱的一端,正是因为"柔弱"的实质,由于它的含蓄内敛,往往较富韧性,而"刚强"的东西,由于它的彰显外溢,往往暴露而不能持久,所以人应该追求的是内在的坚韧,而不是表面的刚强。由此可见,"弱之胜强,柔之胜刚"之道在现实生活中是普遍存在的现象。

康熙以弱胜强除鳌拜就是这一规律的典型案例。

康熙皇帝继位时才8岁。按照当时的规矩,"皇帝年幼,由顾命大臣辅政"。在当时由顺治帝临终时指定的四个辅助小皇帝的顾命大臣中,鳌拜最为专权,他并不把康熙放在眼里,贪赃枉法、自行其是。

康熙5岁就会写诗,才华出众,他觉得鳌拜处处与自己作对,是个心腹大患,就早做准备。他把一些满洲贵族的子弟招来宫中练习武艺,作为自己的亲信侍卫。

鳌拜大权独揽,谨防有实力的大臣接近皇帝,并不断派人观察宫中的动静,不让康熙羽翼丰满,要使他成为一个名副其实的"孤家寡人",这样自己就可以"挟天子以令诸侯"。他看见康熙和一些孩子们在玩摔跤的游戏,并不觉得对自己有何威胁,反而认为康熙胸无大志,只知玩耍,便放松了警惕。

一次,鳌拜称病,好久不来上朝,康熙便亲自来到鳌拜府中探听虚实。他径直来到鳌拜的卧室,发现鳌拜在席子下面藏有利刀,知道鳌拜心怀叵测。但他很能沉得住气,不但不加以责怪,反而安抚说:"满洲勇士,身不离刀,乃是本色。"鳌拜听了,觉得康熙是个小糊涂,更加为所欲为了。

康熙探病回宫,就把那帮孩子们找来,说:"大清朝已处在危急关头,你们听我的,还是听鳌拜的?"那些孩子们平时都受到了皇上的优待,自然是愿意听皇上的了。于是,康熙就设下了陷阱。

康熙将鳌拜召进宫来,鳌拜不知是计,便大摇大摆地来见皇上。康熙便命那些孩子们玩摔跤游戏给鳌拜看。孩子们玩着玩着,一个个跌打翻滚到了鳌拜身前,这个抱腿,那个抓头,顿时将鳌拜掀翻在地。但鳌拜也不是省油的灯,他号称"满洲第一勇士",力大无穷,他猛一挣扎,那些孩子都被他绊落在地,但这些孩子们都忠于康熙,尽管敌不过鳌拜,仍死命纠缠住他不放。正在危急关头,康熙拿出藏在袖中的匕首,一刀刺进鳌拜的胸中,众孩子蜂拥而上,将鳌拜擒住,康熙当即宣告:鳌拜谋反,令监禁听审。

康熙解除了权臣鳌拜和他的党羽,开始亲政。他文能治国,武能安邦,平息三藩叛乱,收复台湾,威震华夏,在位60年,是中国历史上最成功的帝王之一。

柔能胜刚,刚处下而柔处上,这个道理人人都懂,可人们就是无法照办,这是由于在人类心中都争做刚强、顶天立地,把柔看成胆小、懦弱。

其实,老子也并非完全排斥刚。完全排斥似乎也不通情理,老子是叫我们做人不能太刚直了。人太刚直会走向反面,这种人往往固执己见,不知退让,不会变通,没有半点柔弱的气象。

人生在世,无一点刚直之气是不行的,尤其是应该心有所主,拥有一些确定的做人准则。这样,人们可勇气倍增,可与恶人抗争,与社会黑暗的东西抗衡,凸显出自我的个性和风貌。

但是,刚直并不是赌气,不是去追求无益的个人"胜利"。仅仅为了一些微不足道的小事,就与人对着干,不管其他的事,这就由刚直走向了蛮干。久之会引起别人的厌恶,最终会在生活中碰得头破血流。

《道德经》以水喻"道",用水的柔弱与顽强来形容"道"的特征。我们总是强调要无私奉献,无私就是私心欲望要柔弱,奉献就是付出的愿望与力量要强大。无私奉献的精神是源于万物本原的"道"的特征。

为什么那些有着无私奉献精神的人做起事来总是会焕发蓬勃的朝气和无穷的力量呢?因为他们的精神状态符合了万物本原"道"的特性。因此,人生要成功,就必须把柔弱的道性变成自己内在的品质,永远铭记要使自己物超所值,永远想到自己所做的比想得到的要多得多。这样,人就不会离成功太远。

"受国之垢,是谓社稷主;受国不祥,是谓天下王。"这是老子引用圣人的话来说明真正的君主应具备的品德。配得上做一国之主的人能够承受得了国家的耻辱,比如汉文帝刘恒,不以自己的荣辱为荣辱,为了国家忍辱负重,他像水一样柔弱、能屈能伸,而不是穷兵黩武。爱惜民力,知道尊重老百姓的生命,只有这样的人才配称为国家的君主。

"正言若反"是老子对整部《道德经》中那些相反相成的言论的高度概括,比如大成若缺、大白若辱、大巧若拙、大智若愚、大辩若讷等。正面是成,反面是缺,正面是一套而反面又是一套,正面和反面是矛盾的统一体。老子在此说"正言若反",这与原文并不是割裂的,它是承接上文所说的水的柔弱和刚强而来的。

七十九 天道无亲,常与善人

和大怨,必有余怨;报怨以德,安可以为善? 是以圣人执左契,而不责于人。有德司契,无德司彻。天道无亲,常与善人。

即使调解了仇恨,也一定还有余怨;用德来回报怨恨,怎么能算是妥善的办法呢? 因此,圣人即使握有讨债的契约,也不向人讨要欠债。具有高尚品德的人握有借据,也不向人索取,而没有高尚品德的人会像收税的人一样苛刻。天道对谁都不偏爱,它总是帮助以善行事的人。

人生最难的就是不责于人,即不责备他人,这是很高的修养。老子强调,为人宽善,即使我们占尽优势,也不能咄咄逼人。老子认为只有这样才能称为"为善"。当处于劣势的时候,不责于人是大多数人能做到的。一旦占了优势,还能做到不责于人,这才是真正的善。

契者,是借财物的文约,一张分为两半,左半张由债权者持留,右半张由债务者收存。债务按期还债时,必持右半张与债权的左半张相对以求信。始借时借债者必然感激出借者,还债时仍由借债者自行持约偿还。不论借与还,均非出借者有意求和,如此岂有致怨之处。

因此,有德者好比债权者持左契一样,先施惠于人,使人在无形中感恩感德,不求合而自合。无德者,如同收税者,原未施于人,却向人索取,必致万民恨之在心、怨之在口。

老子描述的是圣人的世界,在现实生活中,每个人都难免有对生活或他人抱怨的时候。一个人如果把自己所受的怨气全部翻出来,结果就会越想越气,越气越想,最后搞得自己怨气冲天、愁云翻滚。这样也就无心去做善事了,因为他的心里在想:"人善被人欺,马善被人骑。好人总是吃亏,今后我再也不那么傻了。"结果是不再去做善事,本来他是固守柔弱的,结果心里满是怨恨,就变成了刚强,也就可能招致大灾了。

明白了这一道理,就尽量化解自己与他人的怨恨,尽量不去责备他人,就像老子说的"别人跟他借钱,他也不去要求别人偿还,一切顺其自然"一样。"有德司契,无德司彻。"有德的人真心帮助别人,所以像圣人一样对待欠债的人,而无德的人就要彻底索还,结果与人结怨。

综观有德与无德、怨与善,就在于一个人怎么想、怎么去做。

其实,世间万物既有好的一面,也有坏的一面,关键在于你从哪个角度去看,"怨"与"善"、"有德"与"无德",仅在那一念之差。

圣人总是能够看到事物的好坏两个方面,并用世界美好和光明的一面来使自己保持愉快、向上的心态,用世界丑恶和黑暗的一面来警醒自己。我们应学习圣人,多看社会的光明面,多想别人对自己好的一面。对于别人的过错和对自己的伤害,要善于忘记,而对于滴水之恩,要以涌泉相报。

"积善之家,必有余庆;积不善之家,必有余殃。"日积小善,终成大德。任何无私的充满友善的举止行为,都将会给人带来不可预想的喜悦。人世间日常生活的点点滴滴,都可以显现出人心中的真假善恶与正邪美丑,因此,人生中的一思一念都是非常重要的。

有这么一则童话故事:一只小蚂蚁在河边喝水,不小心掉进了河里。它用尽全身的力气想靠近岸边,但游了一会儿就没有力气了,只能在原地打转不动,小蚂蚁近乎绝望地挣扎着。这时正在河边觅食的一只大鸟看见了这一幕,它同情地看着这只小蚂蚁,就衔起一根小树枝扔到它旁边,小蚂蚁挣扎着爬上了树枝,终于脱险回到了岸上。

当小蚂蚁在河边的草地上晒身上的水时,它听到了一个人的脚步声。原来是一个猎人轻轻地走了过来,手里端着猎枪,准备射杀那只大鸟。小蚂蚁迅速地爬上了猎人的脚趾,并且钻进了他的裤筒,就在猎人扣动扳机的瞬间,小蚂蚁拼命地咬了他一口。猎人被咬后一分神,子弹就打偏了。枪声把大鸟惊起,振翅高飞逃走了。尽管蚂蚁是比大鸟弱小许多的小动物,但它却用自己的力量帮助大鸟躲过了一次杀身之祸。

宇宙中的万事万物,即使是一种比较弱小的动物,它们的善行也绝不会白费。做人的道理也是一样,积小善可成大德,积小成可成大功。

俗话说:"千里之堤,溃于蚁穴。"不管是善心还是恶念,都是积少成多,积小成大。勿以善小而不为,勿以恶小而为之,这也是做人的正理。

一个人如果凡事斤斤计较,耿耿于怀,不能吃亏容人,也不能原谅人,宽己严人,那么他不会讨人喜欢,也不会有大的发展。因为他太自私狭隘,人品修养都不能让人尊重。

一个人有无修养,最大的体现就是他的胸怀。有广阔胸怀者能涵养万物,宽容豁达,善解人意,博爱大众。这样的人,往往成就更高,这也是伟人与庸人的区别之所在。

寒山寺的慧闲和尚由于医术高超,常常为附近的村民乡亲免费治病。

一次,他到一位危重病人家诊脉,病人枕头下的十两银子不见了。那银子是病人的儿子刚刚借来,预备给老人请医买药救命的。病人的儿子听信了其他郎中的谗言,怀疑是慧闲拿了,便捧了一炷香,跪在他家门前。慧闲很奇怪,问他干什么。病人的儿子吭哧了半天,委婉地将疑情说了出来。没想到,慧闲痛痛快快承认了,说:"确有此事。本来我有急事需要用银子,手头不方便,就悄悄拿了你家的银子应急用了。我本想今天去给你父亲诊脉时,再神不知、鬼不觉地放回去,完璧归赵。"

说完,慧闲拿出十两银子,交给了他。本来大街上的围观的人们都说:"慧闲道德高尚,不相信他会有如此污浊的行为。"然而,等病人的儿子如数拿到了银子,人们简直惊呆了。没想到,慧闲竟然是个假惺惺的伪君子!人们七嘴八舌,议论纷纷,惊叹人心难测。一时间,对慧闲的非议之声传遍大街小巷,然而,他却神态自若,毫不在意,活像什么事也没发生过一样。

半个月以后,病人痊愈。在彻底清扫病床时,在褥子底下发现了那十两银子。于是,羞愧难当的父子俩双双捧香,跪倒在慧闲大门前。

慧闲笑着问:"这次又是为什么呢?"

病人磕头如捣蒜,痛哭流涕说:"我们家的银子没有丢失。是我的儿子诬陷了先生,使您蒙受了不白之冤。今天一则送还银子,二则特地向您请罪来了。"

慧闲将他们拉了起来,真诚地说:"没关系,没关系。事情都过去了。"

病人的儿子十分不解,追问道:"先生,我那天听信谗言诬赖您,您明明没有拿银子,何必甘愿蒙受骂名呢?您究竟为什么宁可名誉被污也不说明呢?"

慧闲说:"我去给你父亲看病时,知道你们家境贫寒,那银子是借来看病救命的。你父亲的病情正在紧要关头,若是知道救命的银子丢失了,一定会伤心、绝望。邪火上攻,病情会急剧加重,很可能因此而一命呜呼。所以我甘愿背上污名,说银子是我偷的,使你的父亲知道银子失而复得,无望之心得到安慰,病情立刻减轻,自然会好起来。"

病人父子两个再次双膝跪倒,磕头不止。

道最伟大的作用就是使人的生命实现质的飞跃,获得真正的自由、幸福和圆满。在寻常的角度看来,世间充满了苦恼:疾病、衰老、死亡、内心的冲突、外在的纷扰……所有的这些似乎都是必然的、无法克服的。但是,在老子看来,一切问题都可以得到解决。道给予人的东西是充足的,远远超乎人的想象。

世间有各种各样的契约,如商业的契约、政治的契约、社会的契约等,但是毫无疑问,与道立约是一件非常美好的事情,因为这完全出乎爱。我们紧紧地守住这个约定,就定然不会让生命虚度。

八十　鸡犬之声相闻，
民至老死不相往来

　　小国寡民。使有什佰之器而不用，使民重死而不远徙。虽有舟舆，无所乘之；虽有甲兵，无所陈之；使民复结绳而用之。甘其食，美其服，安其居，乐其俗。邻国相望，鸡犬之声相闻，民至老死不相往来。

　　国家要小，人口要少，即使有各种功效很全的器械也不使用，使人民珍爱生命而不随意迁移。即使有车船，也无须乘坐它们；即使有铠甲兵器，也没有机会去使用它们；让人们回归结绳记事的原始状态之中。要使百姓食物丰盛，服饰华美，居住安逸，舒适自然。邻国互相望得见，鸡狗之声互相听得到，而人们直到老死也不往来。

　　本章描述的是一种自给自足的自治体。在这种自治体中，没有贫富之分，没有贵贱之别，各尽所能，各得其所，人与人之间和睦相处，国与国之间相安无事，只闻见鸡鸣狗叫的自然之音，永无战马嘶鸣之声。天下太平，万民康乐。中国的邻国不丹在某种程度上可以说达到了这样的一种状态。

　　老子在本章讲的是奉行了道德之后的社会状态，是理想的人间社会模式。

　　有人认为老子的"小国寡民"思想反文明。这是每个人的理解不同，但从人生意义上来说，这种生活方式也真正体现了人类生命的价值。这种社会的状态与千百年来古今中外哲人们所追求的桃花源、大同世界、乌托邦、理想国等一样，可以说是一种向往、一种高的境界。

　　老子的幻想将我们引领到了没有压迫、没有剥削、结绳记事的远古时代。自给自足，没有战争和掠夺，没有心智和欺诈，没有凶悍和恐惧，人民生活富足，这些都是这一社会的特点。这种单纯质朴的社会为当时处在压迫和剥削下的饥寒交迫的人们所神往。时隔两千多年后的今天,我们在读老子理想生活图景时依然感受到它的美好,这与共产主义的世界大同极其相似。

老子的幻想并不是毫无根据的,这种理想的社会曾在人类历史上存在过相当长的时期,最后随着阶级的出现而灰飞烟灭了。那时的理想社会虽不像老子所描述的那样富足,但也并不十分匮乏,那时没有压迫,也没有尊贵卑贱之分,人们虽然没有太多的知识,但人们没有狡诈、虚伪,没有你争我夺的心智,人和人之间以诚相待、以心交心,大家生活融洽、和谐幸福。

"甘其食,美其服,安其居,乐其俗。"老子用一连串的排比来叙述心目中理想社会的真实场景:有味道甘美的食物可供人们食用;有色泽华美的衣服可供人们穿戴;有安定的住所可供人们栖居;有令人愉快的风俗可供人们享受。这些在现代人看来都是极其普通的生命需求,正是这种普通而简单的生活需要,才让人类生命的价值得以提高和升华。

唐太宗李世民经常说:"好的国君,是要让百姓过上好日子。如果为了自己而损害百姓,那就像割下大腿上的肉去喂肚子,肚子饱了,人也死了。"

贞观二年,关中大旱,饥荒甚重,许多人家卖儿卖女。李世民听说后,对大臣们说:"由于国君丧失了德行,导致水旱不调,百姓受苦。我自认德行不够,上天应该惩罚我,不要让百姓遭受这样大的痛苦啊!"

于是,他派大臣去灾区巡察,拿出皇家府库中的钱去赎回那些被卖的贫家的儿女,然后将他们送还父母。

由于李世民的仁政和让百姓安居乐业的施政方针,全国的经济、政治、文化得到迅猛发展,空前强盛,人民安居乐业,从而开创了我国历史上的"盛世"——贞观之治。

李世民的行为,正是他顺道而行,施行无为而治,使百姓"甘其食,美其服,安其居,乐其俗"的结果。

我们都知道人的欲壑难填,老子在超越人类欲望的基础上,平静地提出自己的"理想天国"的情景。老子在前面的章节中曾经指出真正的富足就是知道满足,在此,老子以"小国寡民"来提醒统治者不可贪婪地掠夺别国的土地,这也是他反战思想的另一种表达方式。

老子鉴于当时的统治者的贪婪本性提出自己的政治见解,对统治者而言起到了敲警钟的作用。他所描述的理想社会给生活在压迫和战乱中的劳苦大众提供了丰盛的精神佳肴,使人们有了对美好生活的向往和追求,这无疑也具有重要的意义。

在老子生活的时代,战乱频繁,社会动荡不安,人们是多么希望生活在一个和平的地方,不受打扰,没有压迫,平静安逸。当今,在信息爆炸的社会中竞争更加激烈,人心都绷得紧紧的,人要不断地去面对、去改变、去适应变化的环境才不会落后,才不会被淘汰。这种生活的压力与老子所处的动荡环境带给人们的压力在某种程度上是有共同之处的。

田园乡村是人们可以让诗意栖息的地方。都市文明是现代的、工业的、商业的,却是竞争的、压迫式的,人的心灵和身体在其中会受到拘迫和束缚。古朴淳厚的农村田野生活则是乐园,虽然它对今天的人们而言是遥不可及的,或许只存在于臆想之中。

让我们试着幻想一下老子所描述的理想世界。

老子的世界,天空必湛蓝幽深,偶尔有几朵带状白云,信步高天,却也常爱探头俯瞰人间景致,留恋这天下山光水色中天人合一的无边祥和。

有湖面烟波浩渺处,隐隐现渔翁轻摇桨橹。扁舟上歇着三五只鱼鹰,或曲项以喙搔痒,或静伫待命,睒巡水底。

辽阔的水面,不时有鱼儿争相跳跃,如镜的大湖便瞬间不断凸现大圆套小圆的图画,涟漪处处,时兴时寂……

湖的四周叠翠拥黛,推岚出岫,间或有红墙绿瓦,沿山势若隐若现。

此岸有群鸟投林,噪声喧天;彼岸忽狐兔竞逐,惊鸦飞凤。

却又不知又出自何处篱墙,有铮铮琴音飘忽,余音袅袅,弥散于世界深处……

老子的理想世界,或许便是这般清平无为的净土。国人若要步入这处处如画的圣境,尚须继续艰难地演化。且让我们回眸一瞥这已进化多年的历程。

在今天,老子所描绘的这幅简单朴素的民俗画卷,我们是再也无法实际体会了。现代人的生活,行有高速公路,食有快餐鸡腿,说有疯狂英语,聊的是中西合璧的语言,用的是畅通无阻的电子邮件。

我们终日忙碌于城市之间,有形无形中总是活在不断起伏的心绪和不断增加的欲望中。或许原本是想过简单朴素的生活,谁知事情的演变却不由着自己的本意,而是随着现实的驳杂,只顾在这流失般繁忙的世界里匆匆赶路,却忘记了生活的真正意义。

在繁忙的生活中,我们忘了停下脚步来考虑这个根本的问题,我们中的很多人都在忙着用生命去赚钱,却很少有人去规划一个值得拥有的人生。

也许,我们不必逃离,去刻意寻找什么乡村田园,因为真正的桃花源恰在我们的心中。

八十一　圣人之道，为而不争

信言不美，美言不信；善者不辩，辩者不善；知者不博，博者不知。圣人不积，既以为人，己愈有；既以与人，己愈多。天之道，利而不害；圣人之道，为而不争。

真实的话并不好听，好听的话不全是真话；朴实的人不善辩，善辩的人不一定是什么好人；明白道的人不一味地追求知识的广博，知识广博的人不一定会有深刻的见解。圣人从不积攒财物，他总是倾尽全力帮助别人，由此，他自己却愈发富有；把一切给予了别人，他自己反而更加充实。天的运行规律是施利于万物而从不伤害它们，圣人的处世准则也是只帮助别人而绝不与人争夺。

老子对美言有着独到的见解，他认为，语言本身的表达能力很有限，如果还要加上过多修饰美化，就更是掩盖了真实的情况。说话要干净利落、实事求是，不要在语言修饰上下太多工夫，不然，语言就变假了，就变成了纯粹的讨好。甜言蜜语越多，越空洞无味，真情实感就不存在了，这就是"信言不美，美言不信"。

"善者不辩，辩者不善。"孔子在《论语·里仁》中说："君子欲讷于言而敏于行"。在《论语·学而》中又说："君子食无求饱，居无求安，敏于事而慎于言"。由此看来，在人生中应该少说多做，这一点孔子与老子的主张是完全一致的。

因此，不管是人生的修行还是一般的社会活动，做任何事情都应该脚踏实地，不能只说动听漂亮的话而没有实际行动。

细思之，善良而有能力的人不需要去与别人辩论什么，不会只用言论证明自己的正确,即使面对诽谤或人身攻击,他也能用行动来证明自己的无辜和清白。

忍辱不辩的人往往都是在埋头做事,他必定有一颗与世无争的心。与此相反,那些天天与别人辩论的人并不是真正有能力的人,尽管他们在与别人辩论时处处表现自己的能力。然而,真正善良的人不需要用花言巧语赢得别人赞许,空谈而没有实际行动的行为将一事无成。

修口德就要先远离高谈阔论,不对他人评头论足;真诚待人,与人为善,遇到磨难时忍辱不辩,才是正人君子之所为。

"圣人不积,既以为人,己愈有;既以与人,己愈多。"世上的人都在不断积聚财富,老子告诉我们另一种富有。真正有智慧的人,不追求空虚的名誉,不会为自己过多地积累财富。行善帮助别人,与人而愈有。

圣人的生命就像回声,你送出什么就送回什么,你播种什么就收获什么,你给予什么就得到什么。希望获得别人帮助的人,首先要帮助别人。

一年冬天,年轻的哈默随同伴来到美国南加州一个名叫沃尔逊的小镇,在那里,他认识了善良的镇长杰克逊。正是这位镇长,对哈默后来的成功影响巨大。那天,天下着小雨,镇长门前花圃旁边的小路成了一片泥淖。于是行人就从花圃里穿过,弄得花圃一片狼藉。哈默不禁替镇长痛惜,于是不顾寒雨淋身,独自站在雨中看护花圃,让行人从泥淖中穿行。

这时出去半天的镇长满面微笑地从外面挑回一担煤渣,从容地把它铺在泥淖里。结果,再也没有人从花圃里穿过了。镇长意味深长地对哈默说:"你看,帮助别人就是帮助自己。我们这样做有什么不好?"

帮助别人就是帮助自己。那些想在竞争中出人头地的人如果知道关照别人需要的只是一点点的理解与大度,却能赢来意想不到的收获,那他一定会后悔不迭。帮助别人,是一种最有力量的方式,也是一条最好的路。

如果处处只想到自己的利益,就会众叛亲离;若过于孤立,则成功的缘分就渐渐疏离;处心积虑想拥有不该得的财富,到头来会失去更多的回报和机会。

其实,想明白了就会发现,给予的同时也就是在获得,坚持不断地给予,就一定会有大收获。正所谓"助人者,人恒助之"。奉献不求回报,施舍不求得到,坚持广种福田,一定会"愈有愈多"。

"天之道,利而不害,圣人之道,为而不争。"在现代社会,我们满耳充斥的都是竞争、竞争、竞争。殊不知,天地间万事万物的规律恰恰是相反的,你不争,而是谦让、给予,一心一意地去做事,反倒会得到更多。小人锱铢必较,争而不为,一天到晚争来争去,常常什么都得不到。就算一时得到,也终有一天"落了片白茫茫大地真干净"。

无论在自然界,还是人类社会,还是商场竞争,还是体育竞技,到处都充满各种对手,存在激烈的竞争,这是自然的,无可非议,重要的是我们该如何面对?我们真正的对手是谁?应与之竞争的是谁?要战胜的是谁?

明确这一点,最后胜利的法宝是"不争而善胜"。我们都知道,胜利的获得需要一种振奋精神,而促成持续进步的振奋来自人对自己的有效控制,即"自胜者强"。因此,真正的对手是自己,要战胜的就是自己的弱点。

一门心思地想战胜对方,这就是"有为",这绝不是明智之举。风云突变就会使人的精神处于紧张之中,从而导致心身内耗、患得患失,这反而不利于客观地看问题和正常发挥能力。不想去战胜对方,而是视自己为对手,不断地让自己内心保持清醒的状态,这就能有效克服自己的弱点,能冷静地与客观变化相适应,从而"无为而无不为"。

因此,要想在竞争中成功,一定不要把注意力盯在成功和战胜对方上面,而是注意保持自己内心的清静无为,对是否成功与胜利无所谓,以"无为"的心态去面对,这样才能最大限度地发挥自己的能力,因而能"无不为。"

成功者的风范并不是以胜利为唯一标志,就是处于下风,或失败了,仍然有着出自内心的坦然。"夫莫之命,而常自然",其实这样的心态是更成功的心态。很显然,这样的心态是建立在慈善和爱的基础上的,所以"不争而善胜"的本质还是人的内心慈善使然。

在我们每天的生活图景中,为一职称,同事之间明争暗斗、尔虞我诈;为一荣誉,朋友之间勾心斗角、反唇相讥;为一蝇头微利,兄弟刀枪相争,亲人相斗。还有沽名钓誉,还有邀功请赏,还有诽谤诬陷、打击报复,甚至置之死地而后快。好像世间的一切,都是在"争"。

当人的两眼一闭,一把黄土覆身,所有的一切烟消云散,你还争个什么劲?

后记

采菊东篱下，悠然见南山

寻一处清幽，静静地欣赏音乐，欣赏蓝天白云，欣赏高山大河，心，总会在放松中豁然开朗，神思也会在欣欣然中恬淡。

"枯藤老树昏鸦，小桥流水人家，古道西风瘦马。夕阳西下，断肠人在天涯。"这是一种对生活的欣赏。

"昨夜雨疏风骤，浓睡不消残酒。试问卷帘人，却道海棠依旧。知否，知否？应是绿肥红瘦。"这是一种对人生的欣赏。

静静地欣赏，是一种习惯，一种态度，一种修养。

静静地欣赏春花秋月，你便会感叹造物主的神奇，让山如黛、水如练。你亦会懂得，云卷云舒，只不过弹指一挥；花开花谢，常常是一种心境。

站在红尘之外，静赏繁华，素笺心语，只做自己。欢乐也好，忧伤也罢，都于静静的欣赏中淡作云卷云舒，化为回眸一笑。

我们都曾渴望远离都市的喧嚣，没有车水马龙，没有霓虹闪烁。山下有一栋小房子，一条溪水流过，花开四季，云淡风轻。

"采菊东篱下，悠然见南山。"清风过耳，嗅泥土的芬芳，在心灵的绿洲上，看万物生长，将孤独与寂寞化作静美付与时光。山下的生活好像慢了很多，曾经是江湖策马，现在是天涯看花。

我们持酒对斜阳，看鸟还山林，见山是山，见水是水，门窗斑驳，阳光依旧。

人生不过几十年，总要留给自己一些田园牧歌的时间，不然你或许永远不知道山有多清秀、天有多蔚蓝。

人生最忌"乱"字。心乱了，对外紊事，对内打扰血气，使失正常。凡恼怒、恐怖、喜忧、昏疑，都是乱，为多病短寿的根源。不但养病时不应乱，平居时亦忌心乱。

干干净净做人，规规矩矩做事，理应是条底线。有了这条底线，才能托起为人的更多的本真，才能远离更多的虚浮。守住这样的底线，说难也难，说不难也不难。正如老子所言："吾言甚易知，甚易行。""大道甚夷，而民好径。"

"飘风不终朝，骤雨不终日。"人生一世，即便能够轰轰烈烈，也不会持久，平淡是最后的绝唱。平平淡淡才是真，人生的意义，也深深蕴含于平凡的生活中。

无论如何的轰轰烈烈，无论如何的丰功伟业，最终必将归于平淡。平平淡淡是一种归宿。我们用平平淡淡的心享受生活，快乐地度过人生。世间万物都处在平平淡淡中。

平平淡淡是一种境界。无论我们干什么，还是平淡一些的好。对人，对事，都用一颗平常之心，就会轻松得多。当你拥有了一颗平平淡淡之心，就拥有了宁静、淡泊、从容和美好。诸葛亮说："夫君子之行，静以修身，俭以养德，非淡泊无以明志，非宁静无以致远。"平平淡淡就是有所求而亦无所求，平淡鄙弃庸俗的功利目的，追求的是精神的升华和灵魂的涅槃。

别想太多，我们只有一次生命。闭上眼睛，就再也看不到光明。让烦恼与风去远行，让痛苦陪云去流浪。哼一曲好歌，也许心情就会轻松许多……

"夫物芸芸，各复归其根。"那些爱过的、怨过的、哭过的、笑过的，毕竟都是生活。在经历中成长，在成长中成熟。挫折、沧桑，何尝不是一笔财富？用浅笑回眸去解读风花雪月，用宽容理解去诠释真诚祝福。原来爱与恨，也可以云淡风轻。

"澹兮其若海，飂兮若无所止。"生命很重，所以生活要轻；生命很脆弱，所以心灵要坚强。追求的过程，从来需要千回百转。做自己能做到的事，过自己能过的生活。如此，就好。很多时候，简单，就是快乐，也是幸福。

"知足之足，常足矣。"人活着就很美好。总就一辈子，活一次，别让自己活得太累。让好的心态、平衡的心理，还有那美好的心情陪伴着每一天。知足一些，快乐就会多出许多。

"多言数穷，不如守中。"明天的一切虽然不可知，但你沿途会遇到许多美丽的风景！读罢本书，《道德经》中的智慧，必将带给我们不一样的恬淡与风景。

或许有人说，《道德经》教人消极避世，无为、不争、知足，对一部分由于社会、生活的压力而产生心理问题的人或许有用，但从整体和长远角度看，让人不再拼搏和积极向上，对国家和社会的发展没有促进作用。这一说法实际是误解了老子的本意，《道德经》有助于人们的心理健康这一点是毋庸置疑的，对社会发展而言，《道德经》同样提供了有力的思想工具，其思想是彻底的入世，而不是出世。更确切地说，老子思想是以出世的态度和方法来入世。

"有之以为利，无之以为用。"社会发展强调有形的利，而无形的空才是用。如果把能力、技能看为有，无则是那些看不见的品行、道德、节俭、诚信等，这些方为促进社会发展的大用。

"无为而无不为"，此句落脚在"为"，而不是"不为"；"夫唯不争，故天下莫能与之争"，此句落脚在"争"，而不是"不争"；"无为而治""治大国，若烹小鲜"，此两句落脚在"治"……这些"为""争""治"不但不消极，而且是以不争而争、以无为而为、以无为不争而治，是一种更高层次的进取和竞争，或者说是超越竞争。

"上善若水""知其雄，守其雌，为天下谿""知其荣，守其辱，为天下谷"，刚健勇为的本领能克敌制胜，但若肆意刚勇、贪于妄进，则必遭天下厌恶。既知如此，应持守柔弱不争，虚心谦下，犹如天下低的溪涧一样。老子所讲的柔弱雌静，其中含有刚健勇为的意思，而不是纯粹的懦弱。老子所说的愚昧，不是纯粹的蠢笨无知，而是有其明而内含，外用其愚以自谦。

"知足之足，常足矣""功成身退，天之道"，老子教人随遇而安，适时进退，安享田园生活，这不是消极地不思进取，而是成就功业后的大智慧。也只有经历过风雨，才能体味到此中意境。正如同样是在海边晒太阳，一直安于贫困的渔夫与退隐山林的富翁，其心境必然是不同的。凡世间之事，经历过与没有经历过，尽管表面状态相同，又岂能同日而语。曾经是江湖策马，方能天涯看花。

因此，看《道德经》，一定要遍览全貌，切不可一叶障目，只见树木，不见森林。否则，便要误解乃至曲解、歪解老人家的人生智慧了。

参 考 文 献

[1] 老子.道德经[M].长沙：岳麓书社,2011.

[2] 李耳.道德经[M].南昌：江西人民出版社,2016.

[3] 金望久,梁素娟.道家经典智慧故事全集[M].北京：中国时代经济出版社,2008.

[4] 杨国庆.品悟老子[M].北京：中国长安出版社,2012.

[5] 叶自成.以百姓心为心：老子政治哲学[M].上海：上海远东出版社,2018.

[6] 冯海涛.道德经智慧日用贯通[M].北京：中国纺织出版社,2011.

[7] 曾仕强.道德经的奥秘[M].西安：陕西师范大学出版社,2012.